# 有馬正髙ものがたり

## 小児神経学から障害児医学への66年

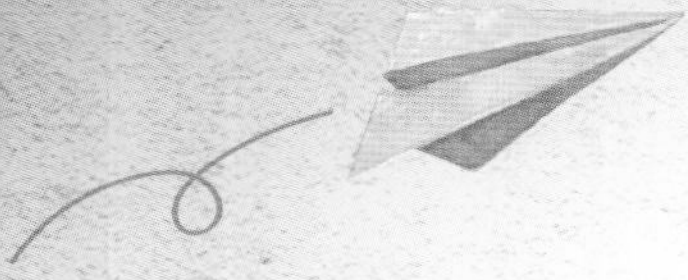


編集

加我牧子
岩崎裕治
水野　眞


診断と治療社

**菊村到著　提督有馬正文**
**新潮社　1970年刊**

有馬先生の父上有馬正文中将の一生を史実と照らし合わせながら小説風に書かれた書

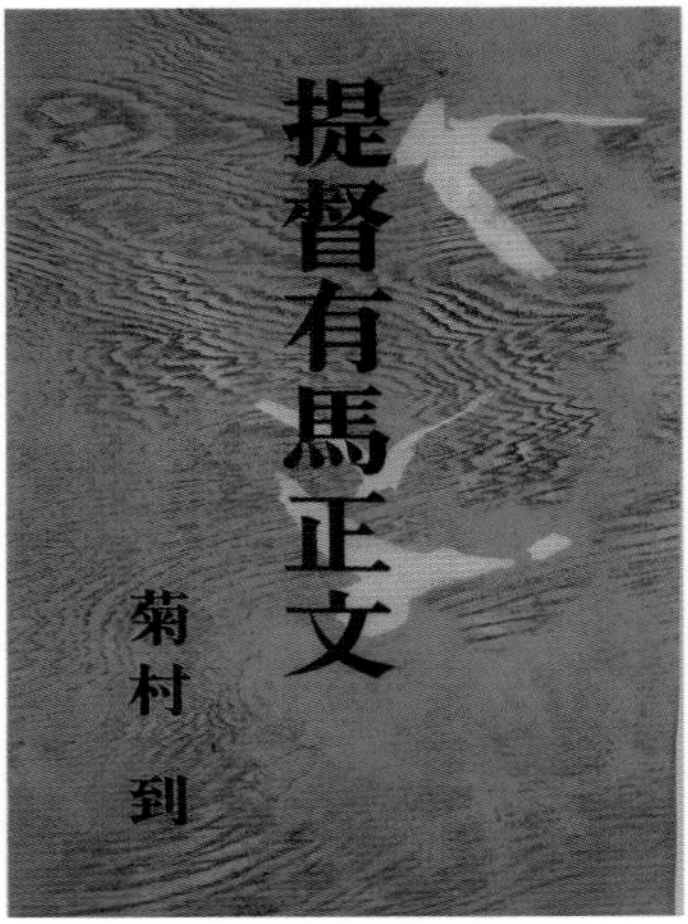


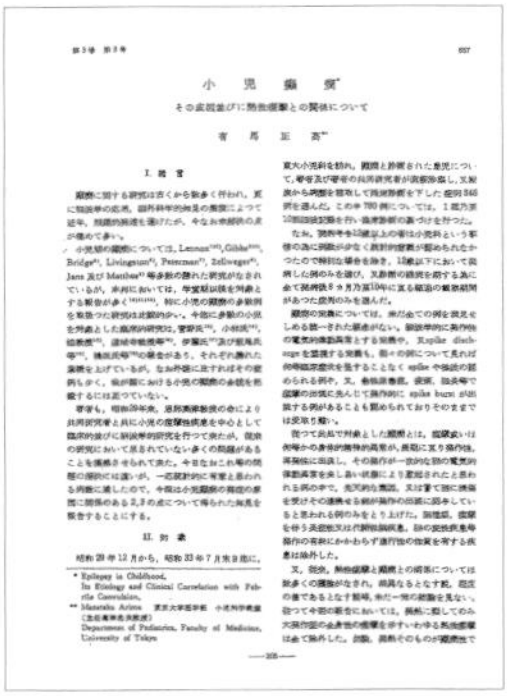

657

小児癲癇*

その成因並びに熱性痙攣との関係について

有馬正篤**

I. 緒言

II. 対象

* Epilepsy in Childhood, Its Etiology and Clinical Correlation with Febrile Convulsion.

** Masataka Arima
Department of Pediatrics, Faculty of Medicine, University of Tokyo

**有馬先生の学位主論文第１ページ**

小児癲癇-その成因並びに熱性痙攣との関係について.
神経研究の進歩3(3):657-674,1959

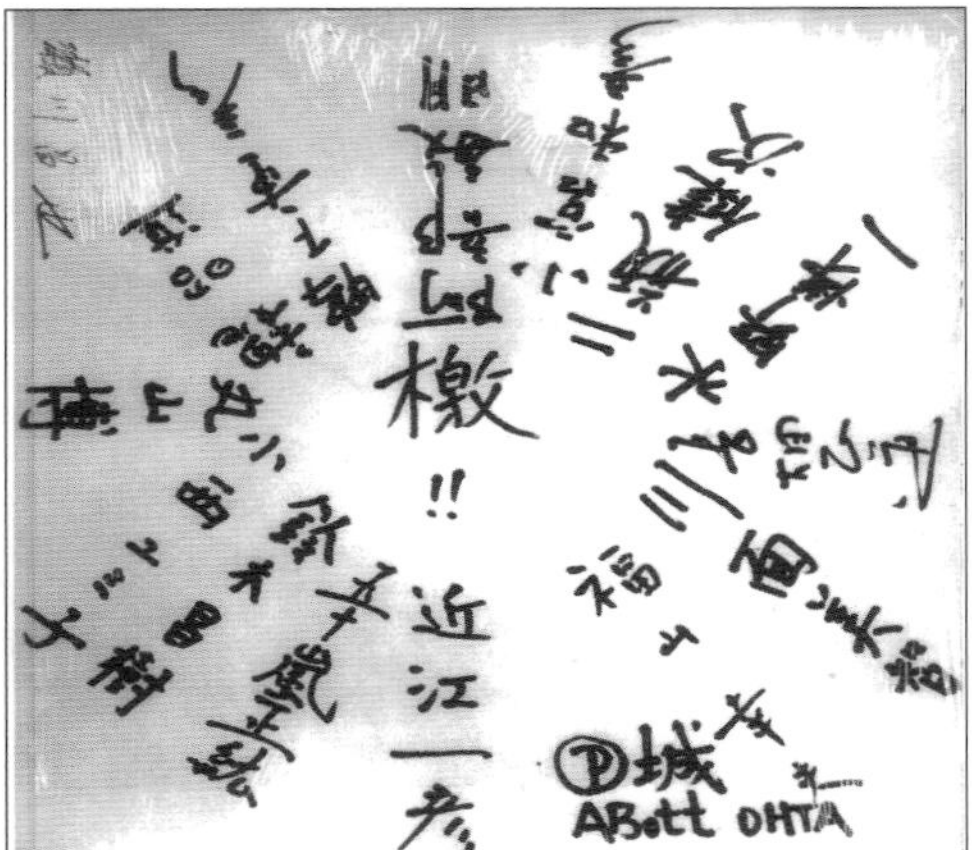


**有馬先生に贈られた色紙**

東大小児科神経班による鳥取大学教授就任祝賀会において
1970年11月21日

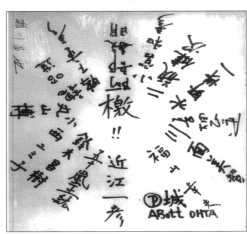

**東京都立東部療育センター開所式**　2005年11月24日

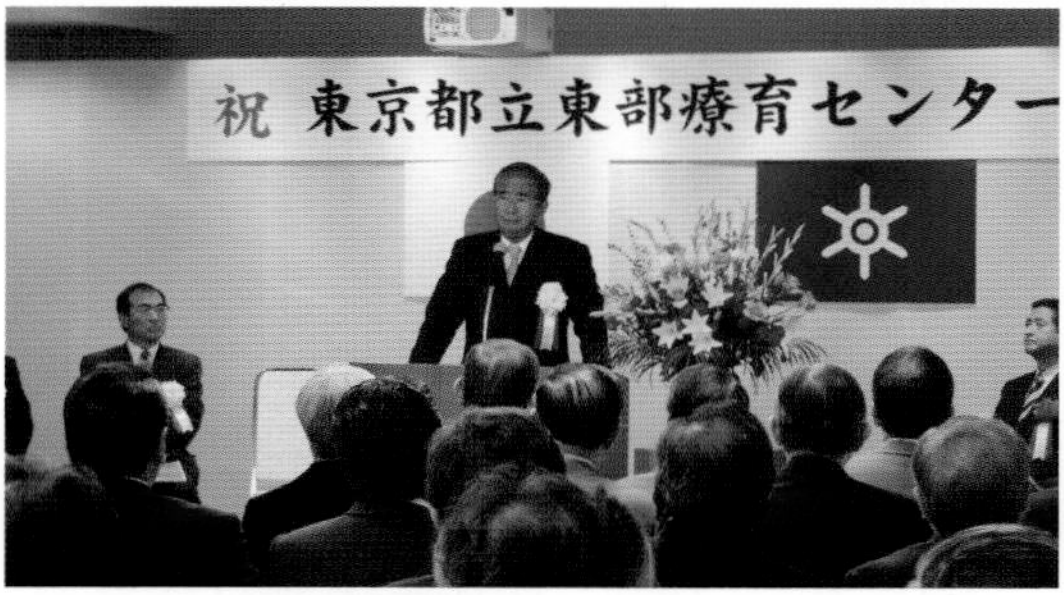


開所式での石原慎太郎都知事のご挨拶

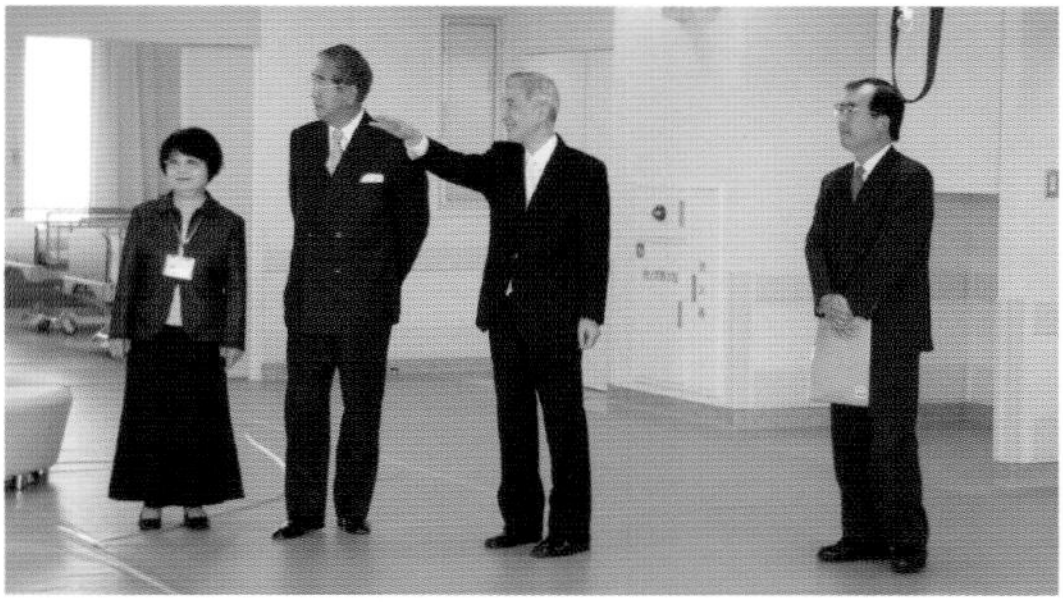

石原都知事の院内視察のご案内

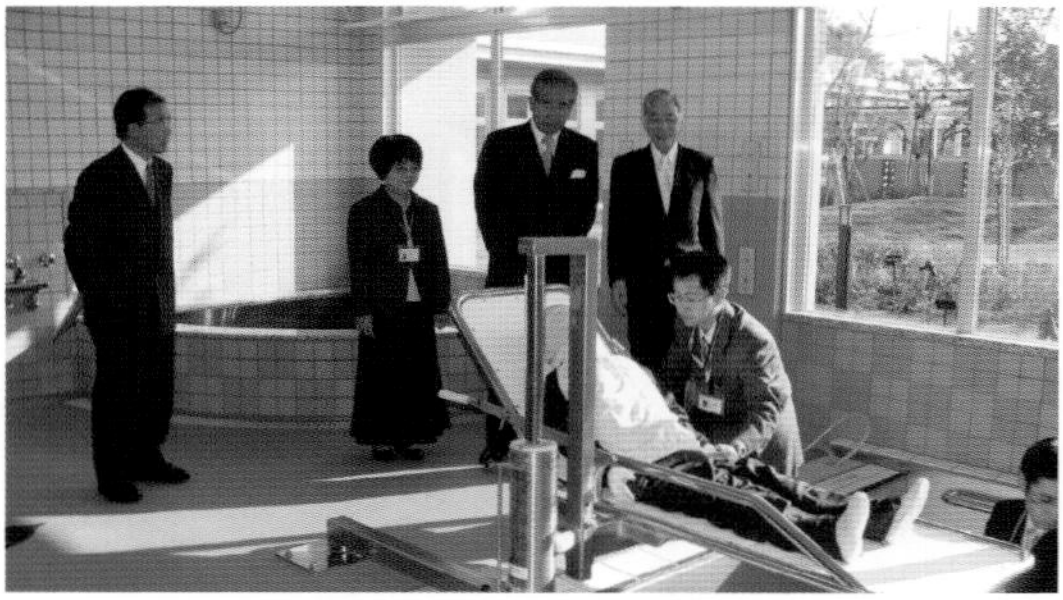

リハビリテーションプールの視察

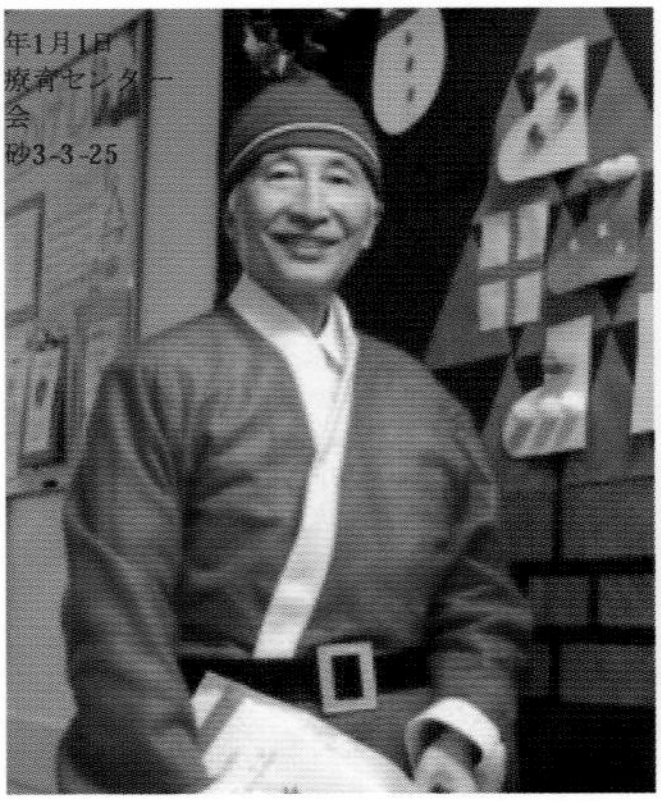


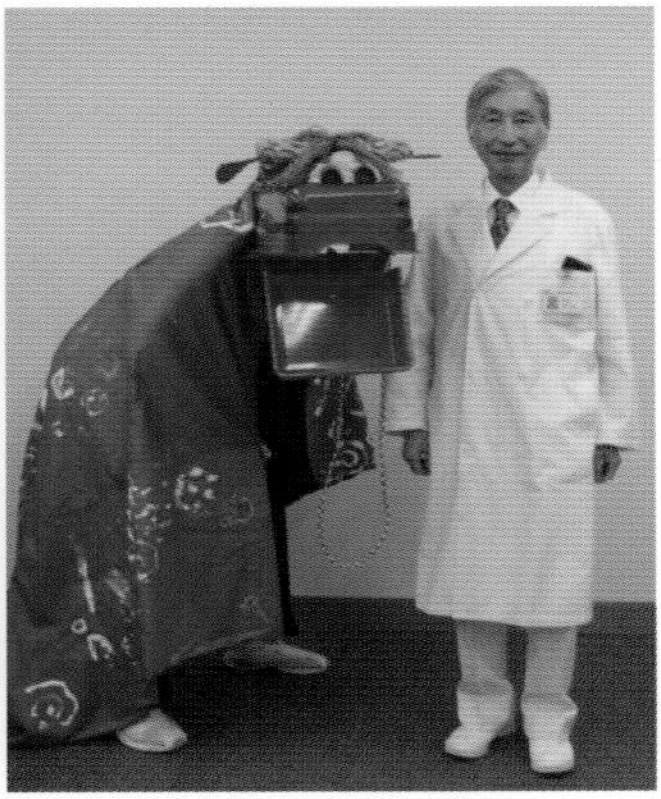

**東京都立東部療育センター院内報　わか草　表紙**
左：2009年1月号
右：2010年1月号

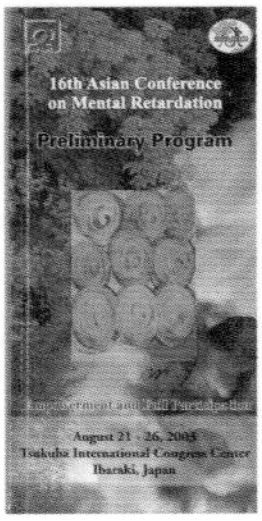


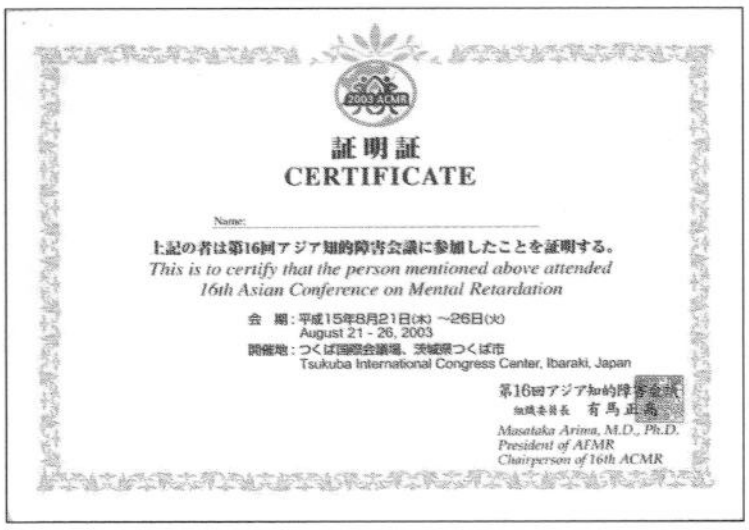

証明証
CERTIFICATE

Name:

上記の者は第16回アジア知的障害会議に参加したことを証明する。
*This is to certify that the person mentioned above attended 16th Asian Conference on Mental Retardation*

会　期：平成15年8月21日(木) ～26日(火)
August 21 - 26, 2003
開催地：つくば国際会議場、茨城県つくば市
Tsukuba International Congress Center, Ibaraki, Japan

第16回アジア知的障害会議
組織委員長　有馬正高
*Masataka Arima, M.D., Ph.D.*
*President of AFMR*
*Chairperson of 16th ACMR*

**第16回**
**アジア知的障害会議**
**プログラムと参加証**
2003年
8月21日～ 26日

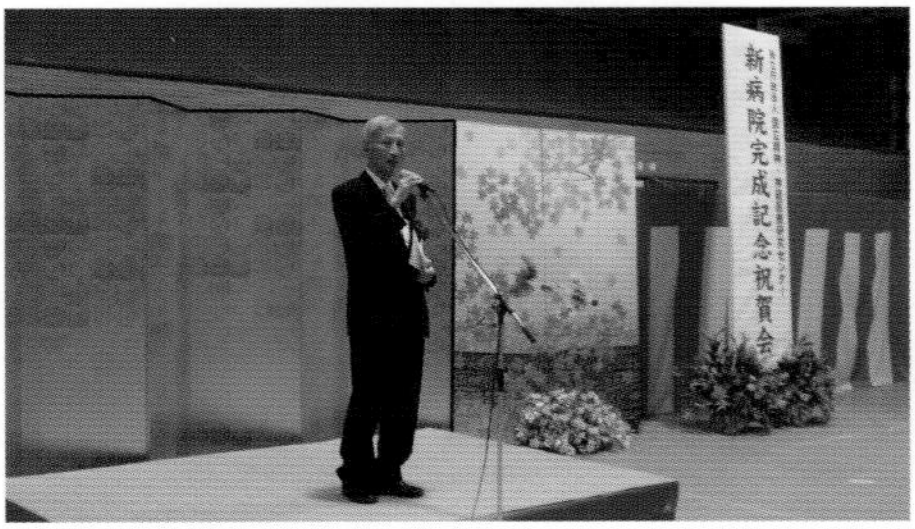


**国立精神・神経医療**
**研究センター**
**新病院完成記念**
**祝賀会ご挨拶**
2010年9月12日

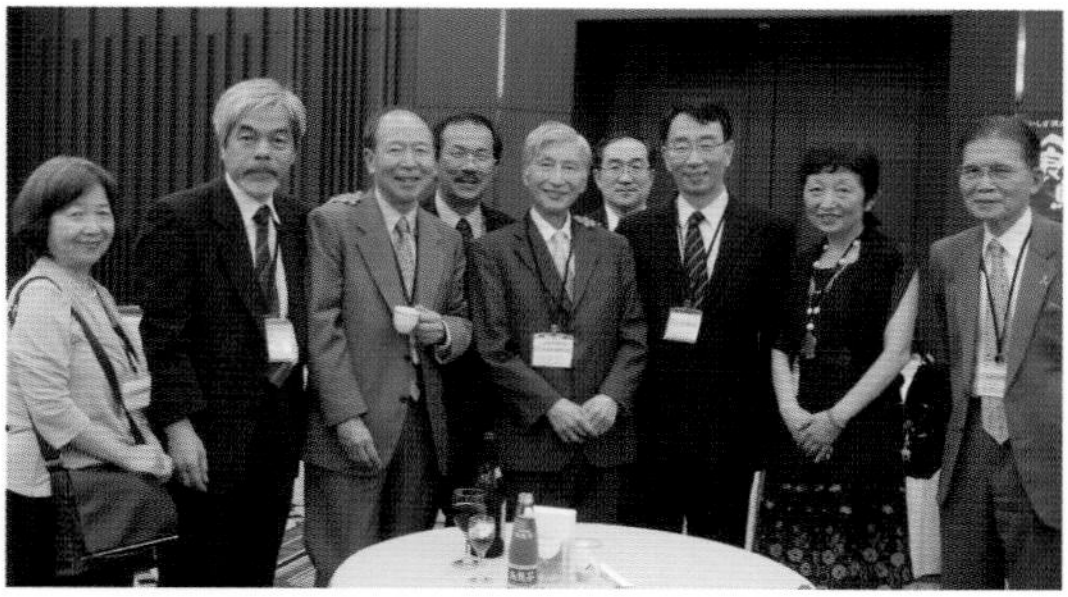

**第51回日本小児神経学会　米子にて**
第51回日本小児神経学会（会長　大野耕策）　米子にて
鳥取大学脳神経小児科有馬正髙初代教授（左から5人目）、竹下研三第二代教授（同3人目）、大野耕策第三代教授（同7人目）、日本小児神経学会第二代理事長鴨下重彦先生（右端）らとともに　2009年5月28日

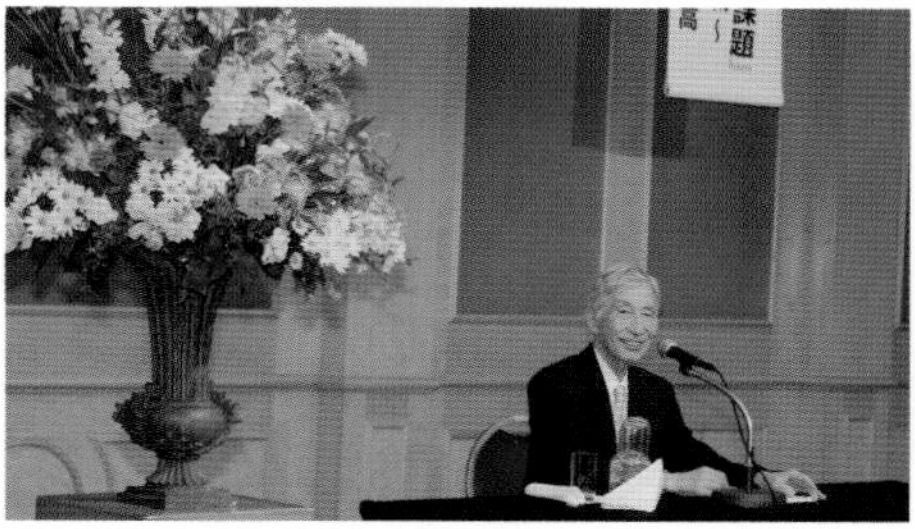

**都立東部療育センター開設5周年記念講演会　ホテルイーストにて**
講演タイトル　有馬正髙「私たちが成し遂げたこととこれからの課題　超重症児療育の挑戦」2010年12月1日

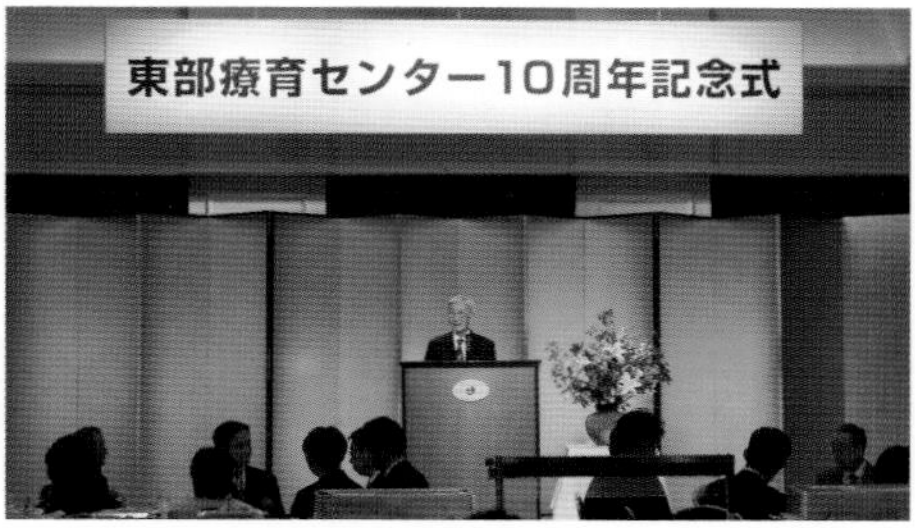


**都立東部療育センター 10周年記念式典　有馬先生のご挨拶**
**ホテルオークラ東京ベイにて**　2015年12月11日

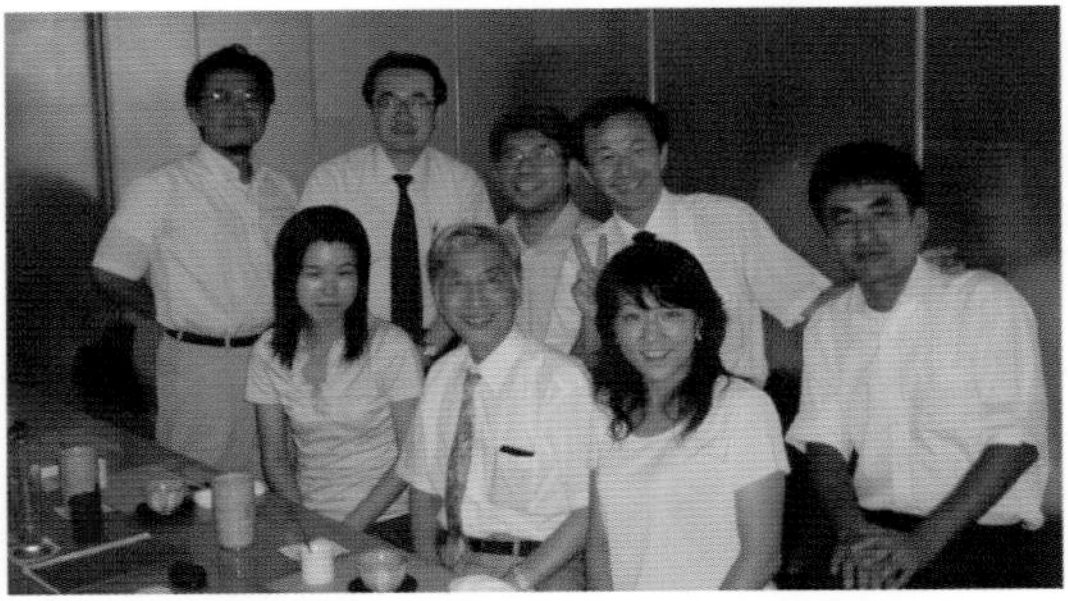

東京都立東部療育センター　はじめての医局納涼会
2005年8月16日

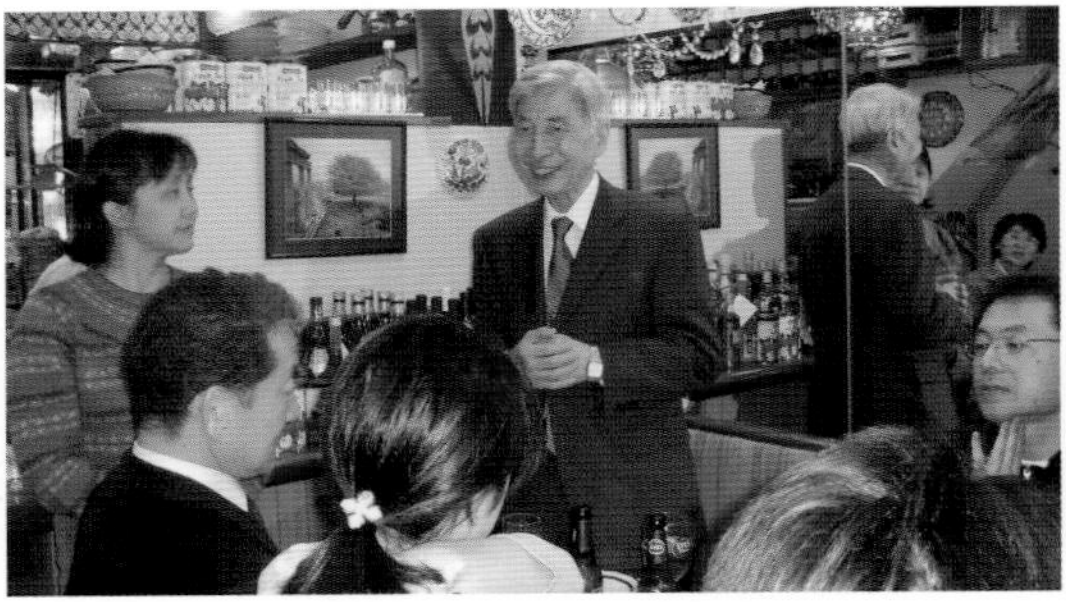

有馬先生を囲む会
2007年4月26日

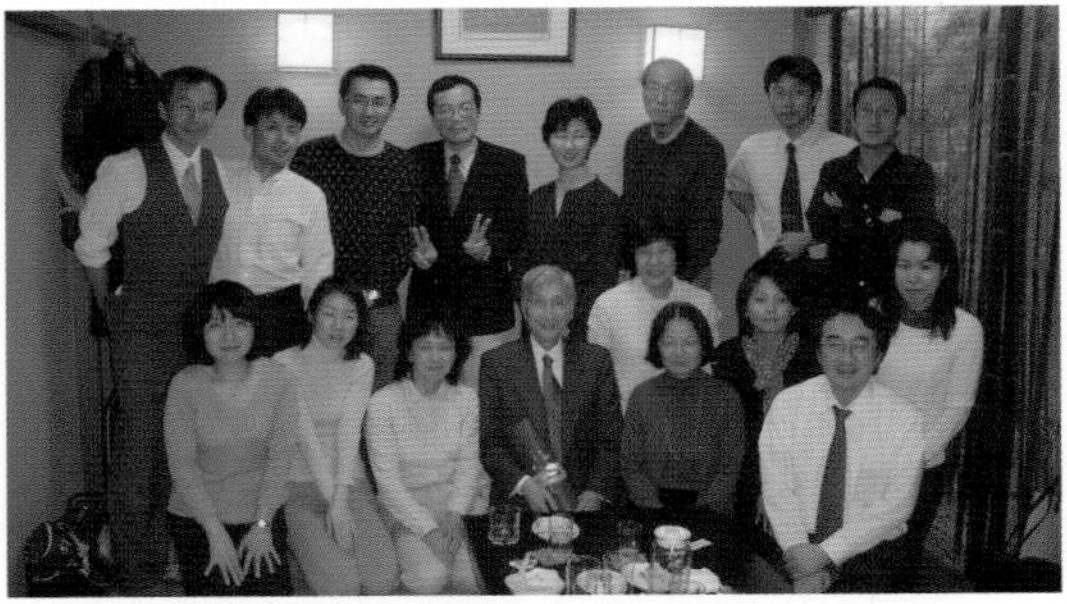

有馬先生のお誕生日を祝う会
2008年3月12日

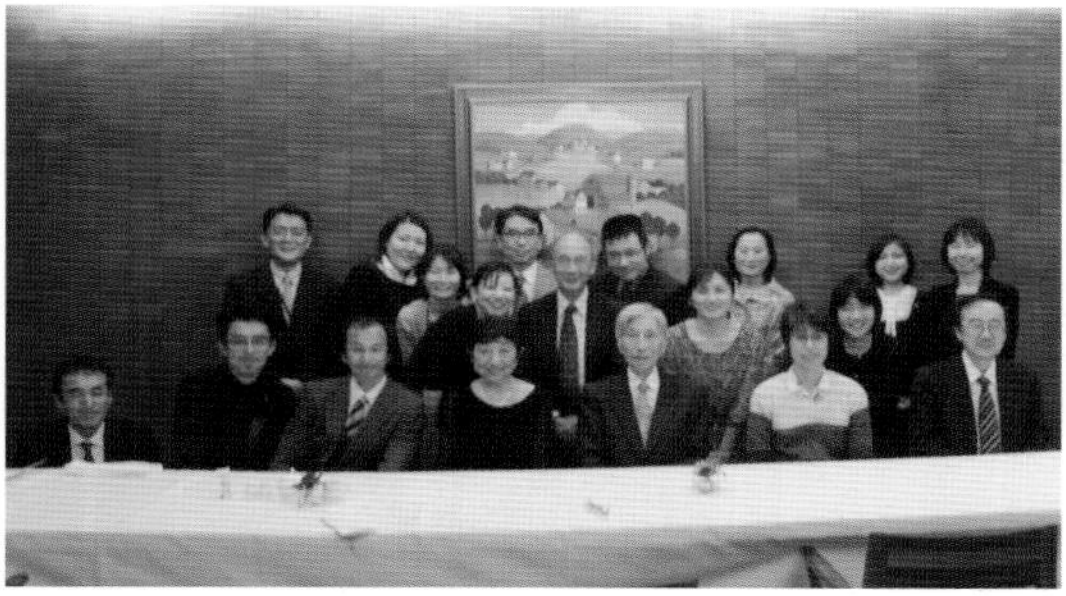

**医局忘年会　東京会館にて**
2013年11月29日

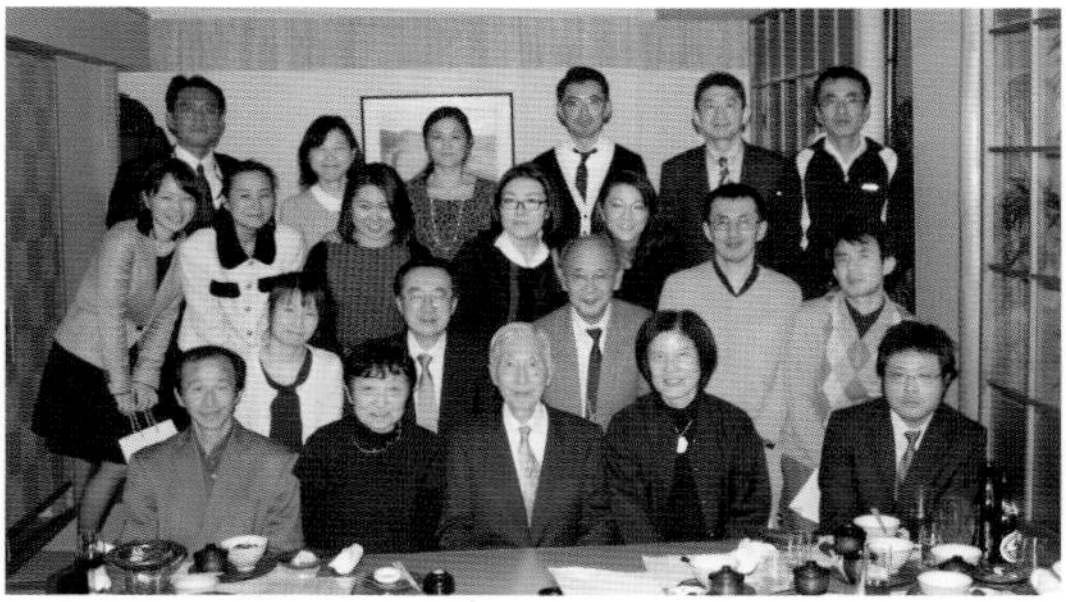

**医局忘年会**
2014年12月5日

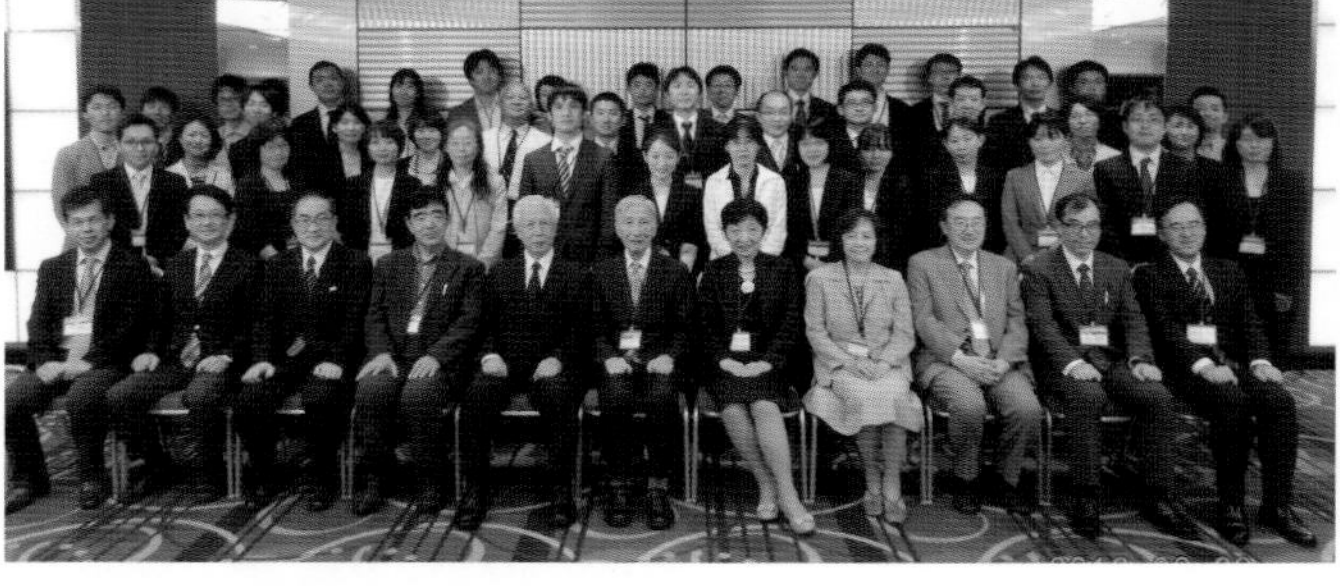

**国立精神・神経医療研究センター小児神経科同窓会**
**ホテル新宿ワシントンにて**　2016年6月3日

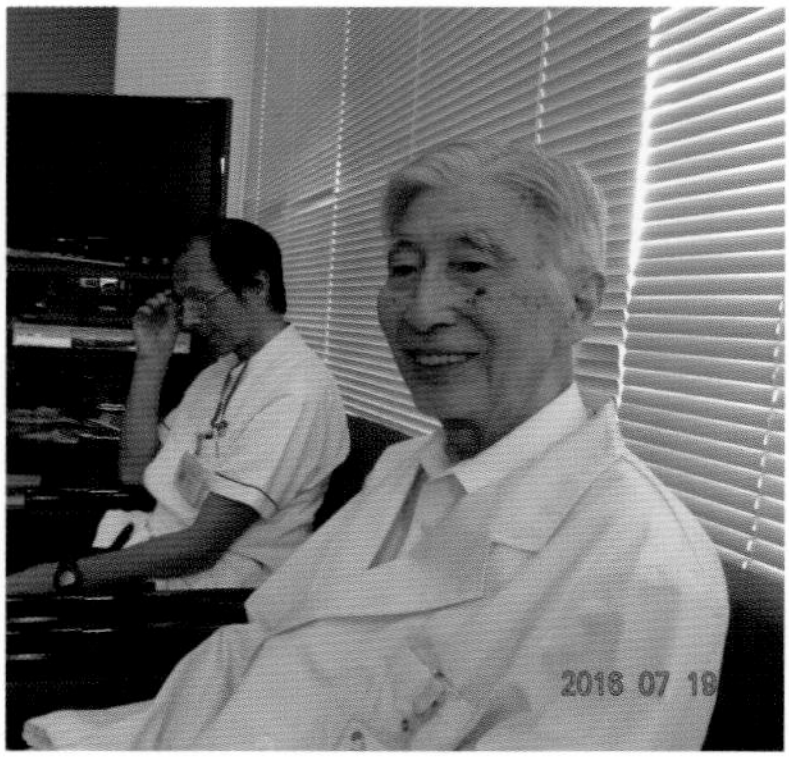

医局でくつろぐ有馬先生
2016年7月19日

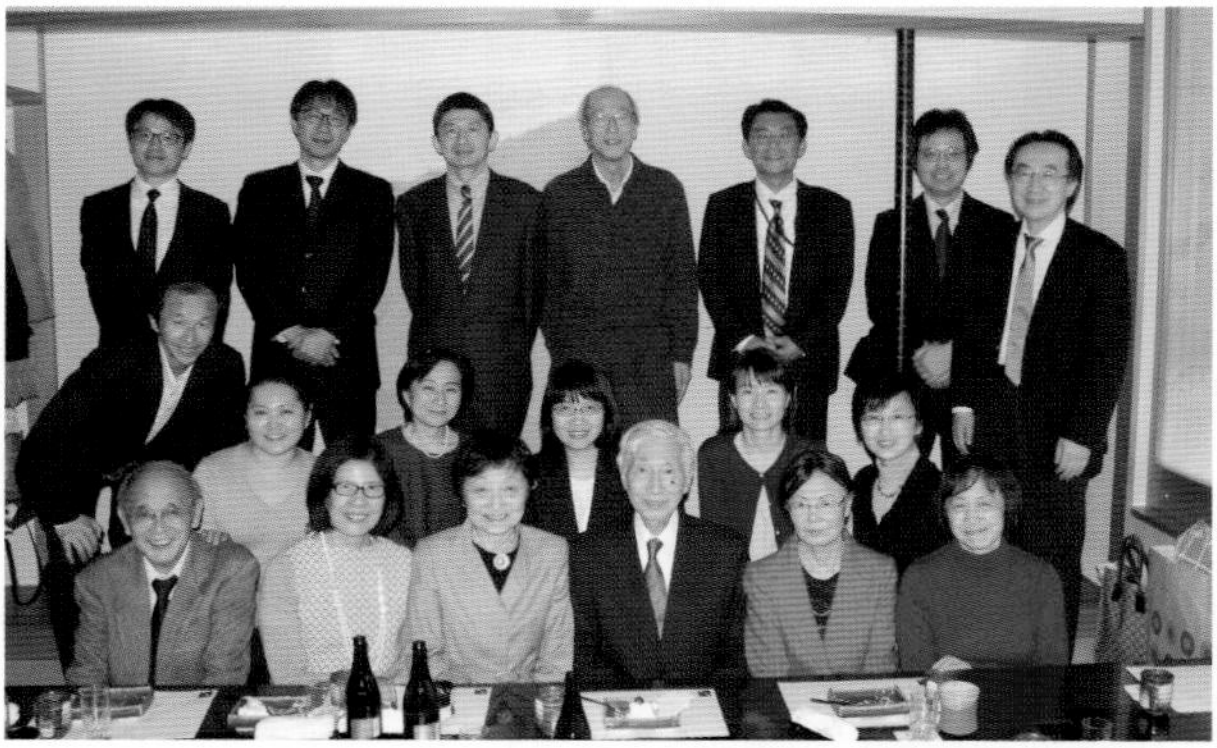

有馬先生の米寿を祝う会
新宿茶寮にて
2017年3月3日

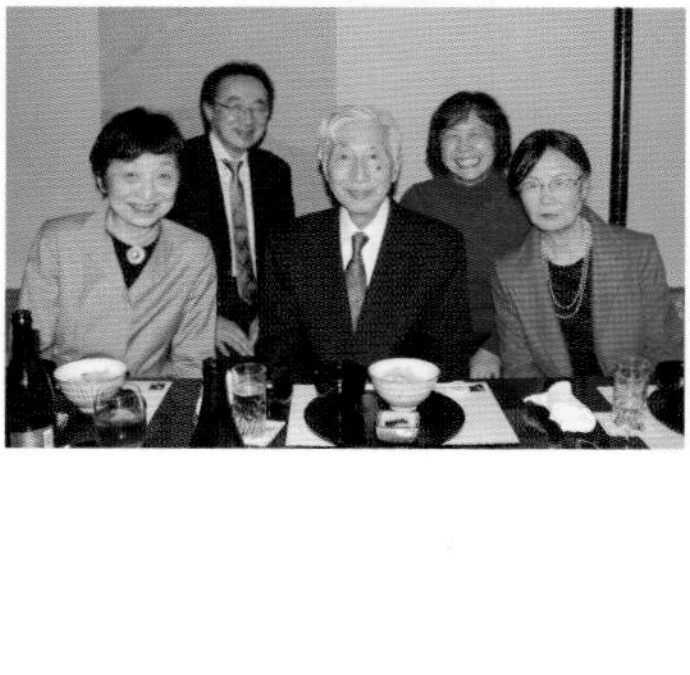

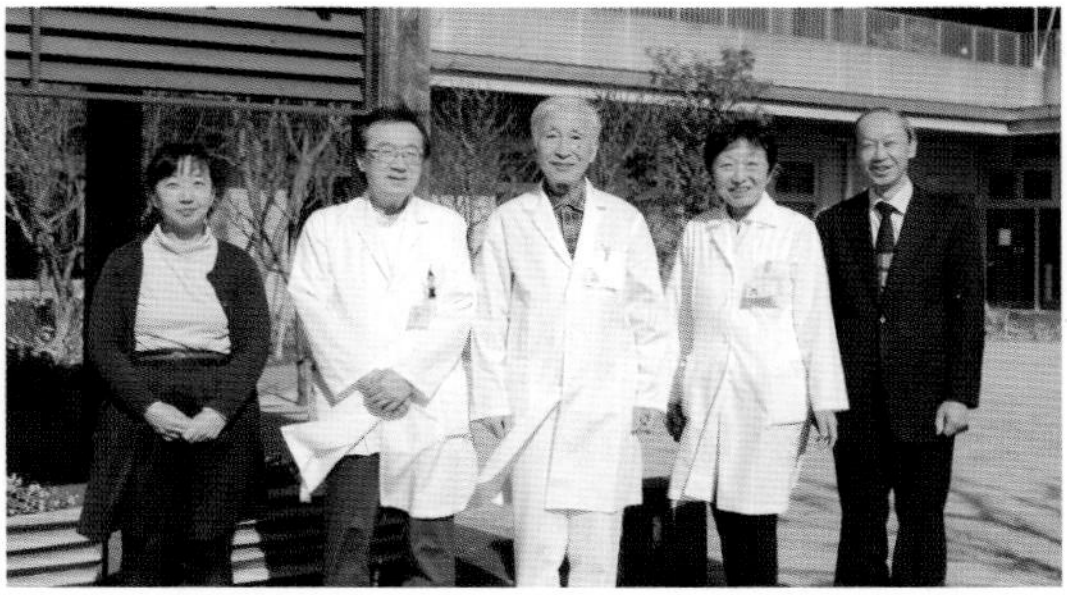

**都立東部療育センター中庭にて**（ものがたり作成直接関係者）
左から片寄美和　岩崎裕治、有馬正髙名誉院長
加我牧子　水野眞　2017年2月8日

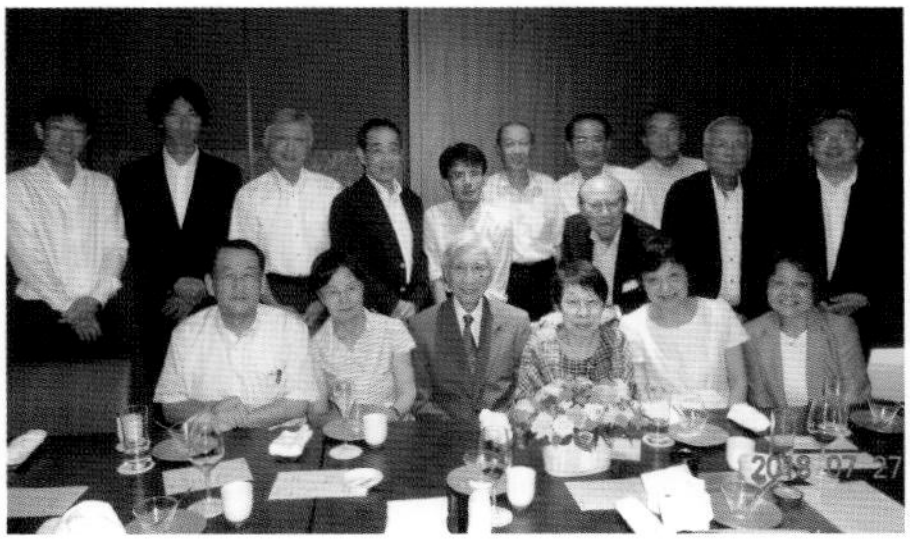



**重症心身障害児（者）を守る会　理事長退任／名誉理事長就任記念祝賀会 施設長会議　渋谷にて**
2018年7月27日

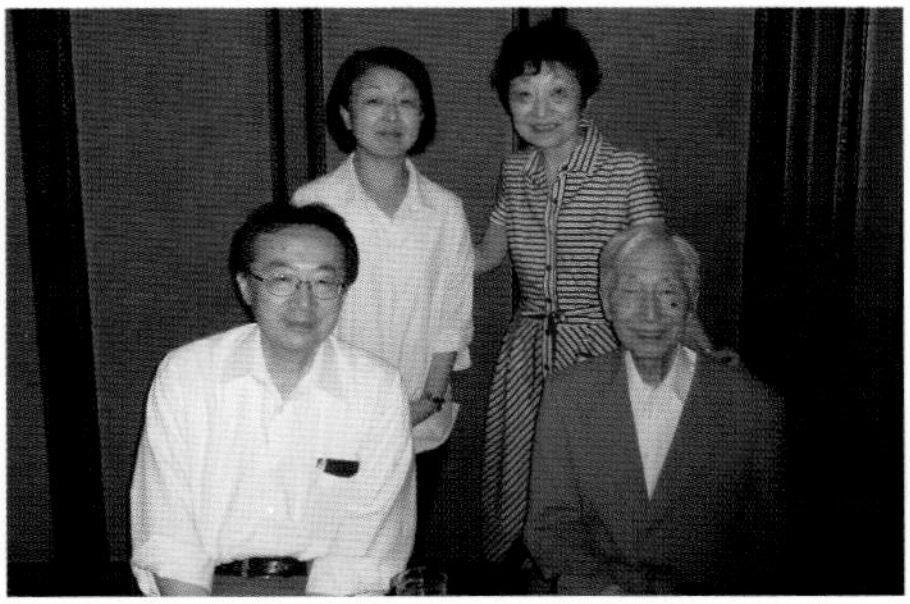

**重症心身障害学会総会準備会　学士会館にて**
2018年9月6日

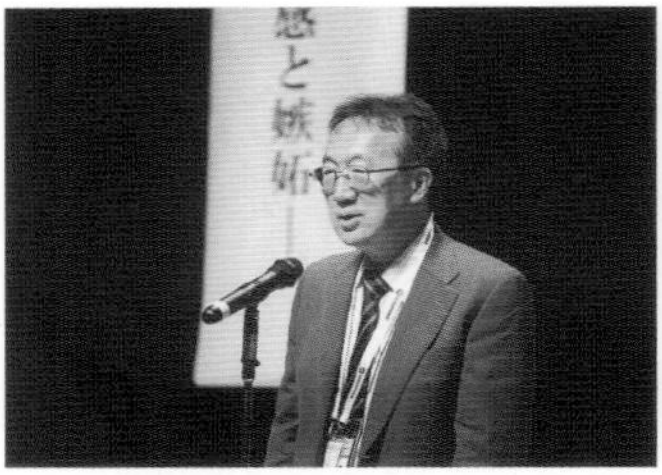


岩崎裕治会長　開会挨拶

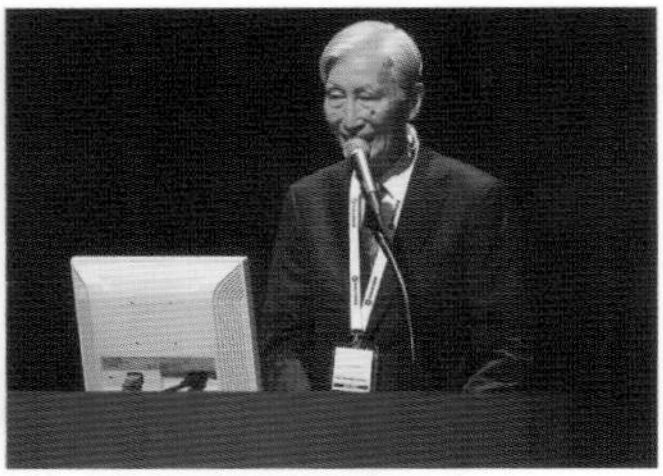

有馬正高理事長　挨拶

**第44回　重症心身障害学会（船堀）**
2018年9月26日～ 27日

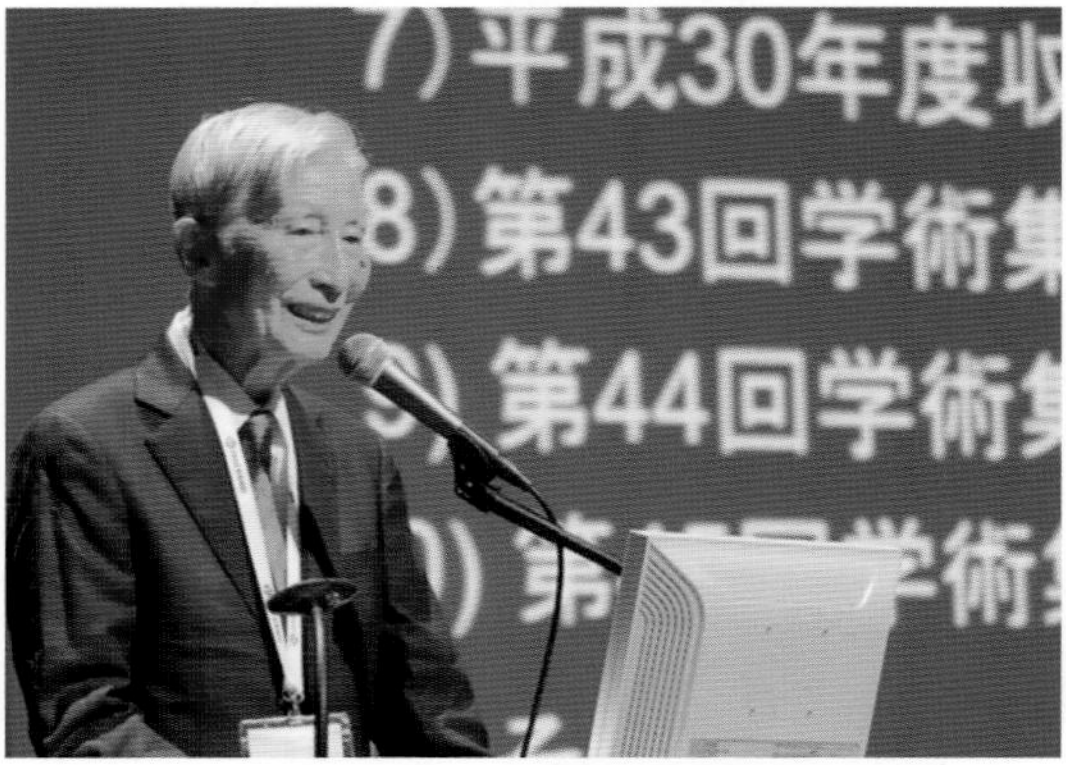


**理事長退任ご挨拶　第44回　重症心身障害学会（船堀）**
2018年9月26日

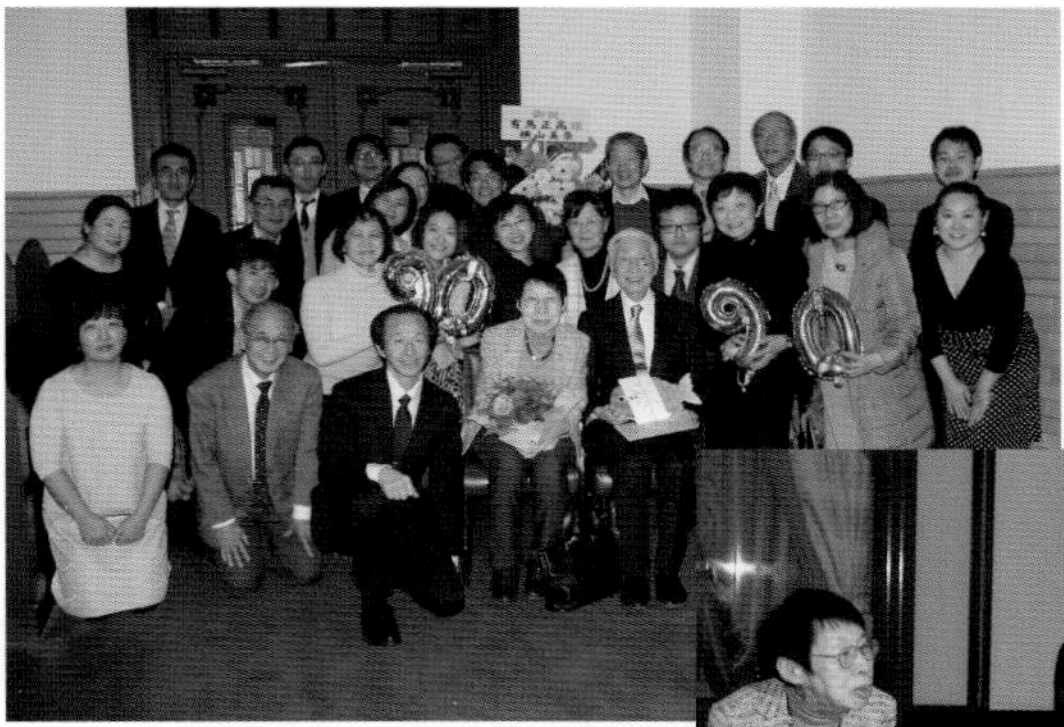

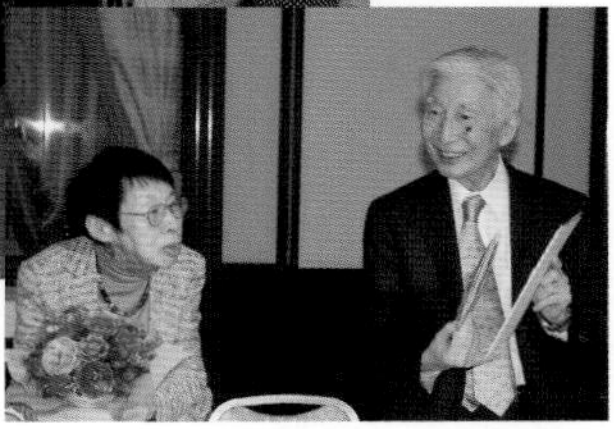

卒寿の祝い　学士会館にて
2019年3月2日

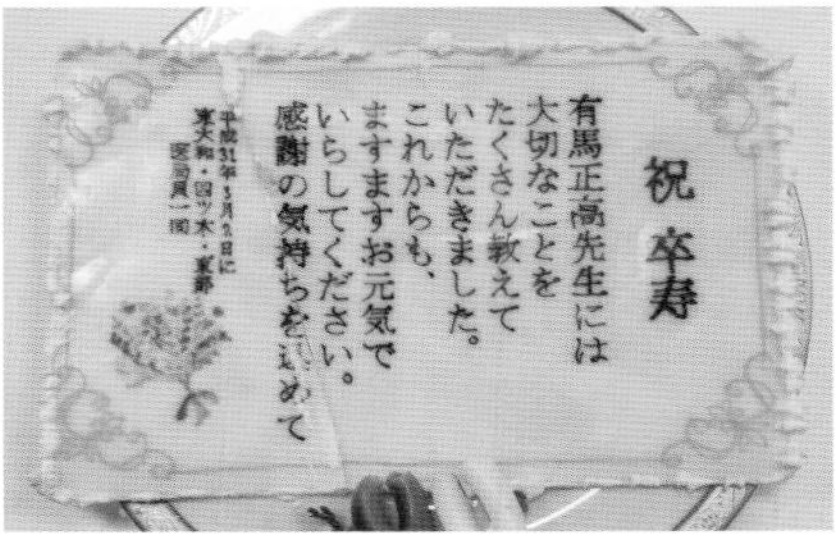

祝 卒寿
有馬正高先生には
大切なことを
たくさん教えて
いただきました。
これからも、
ますますお元気で
いらしてください。
感謝の気持ちを込めて

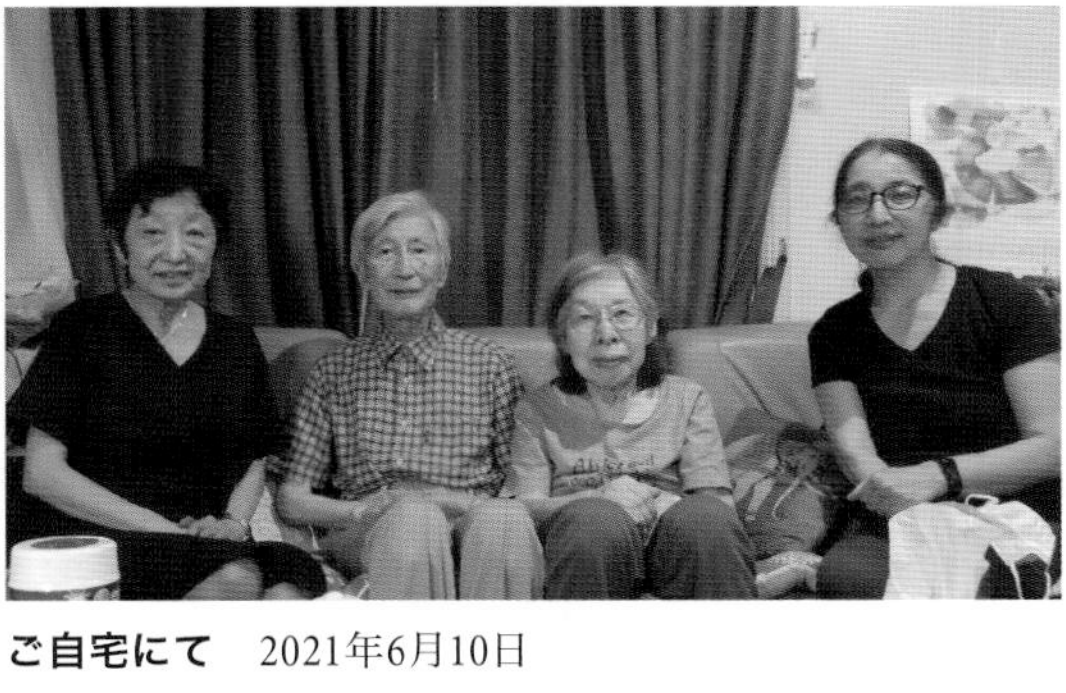

ご自宅にて　2021年6月10日

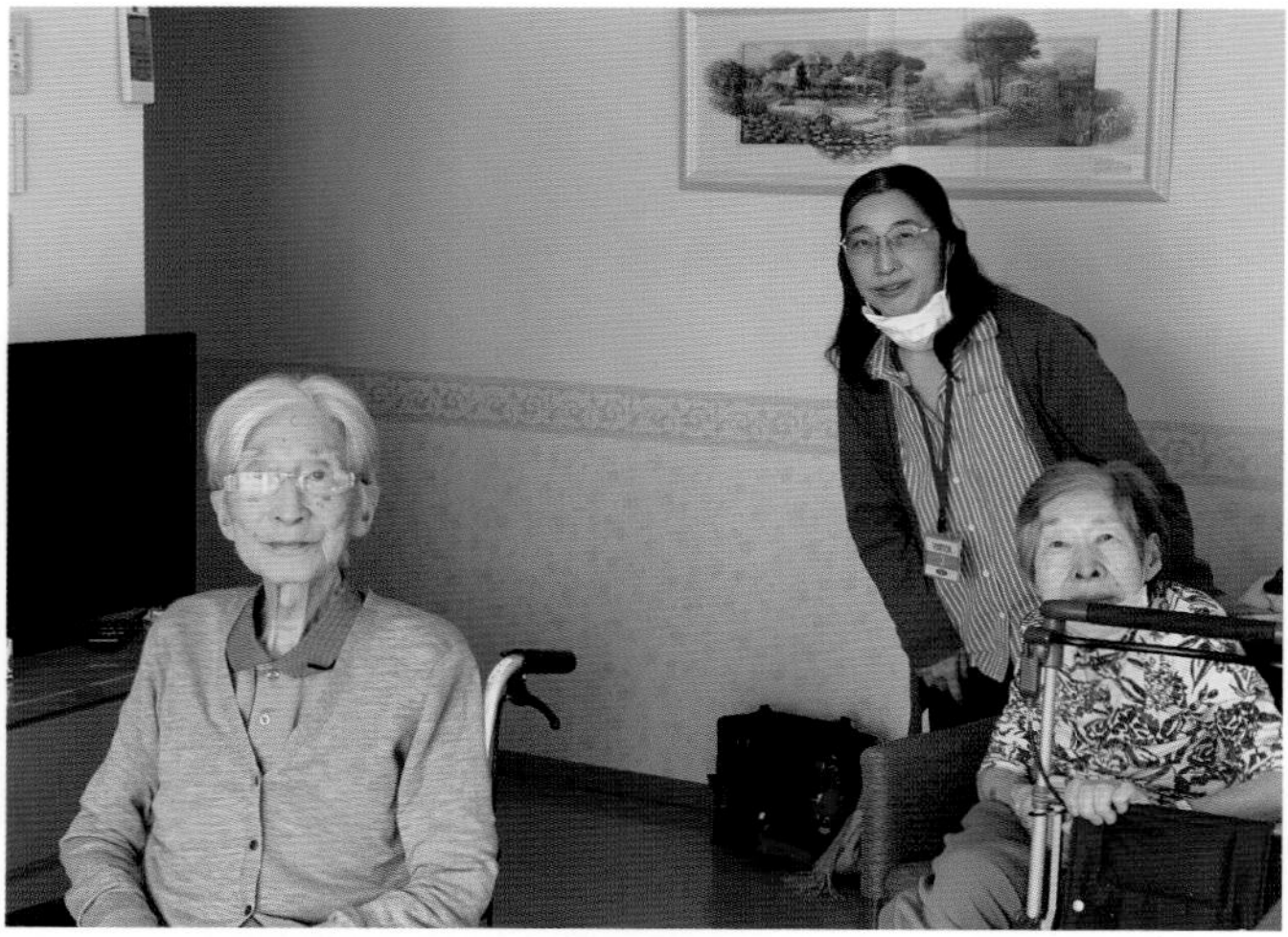

**先生と奥様 道子様、次女 中島邦様**
2022年11月11日

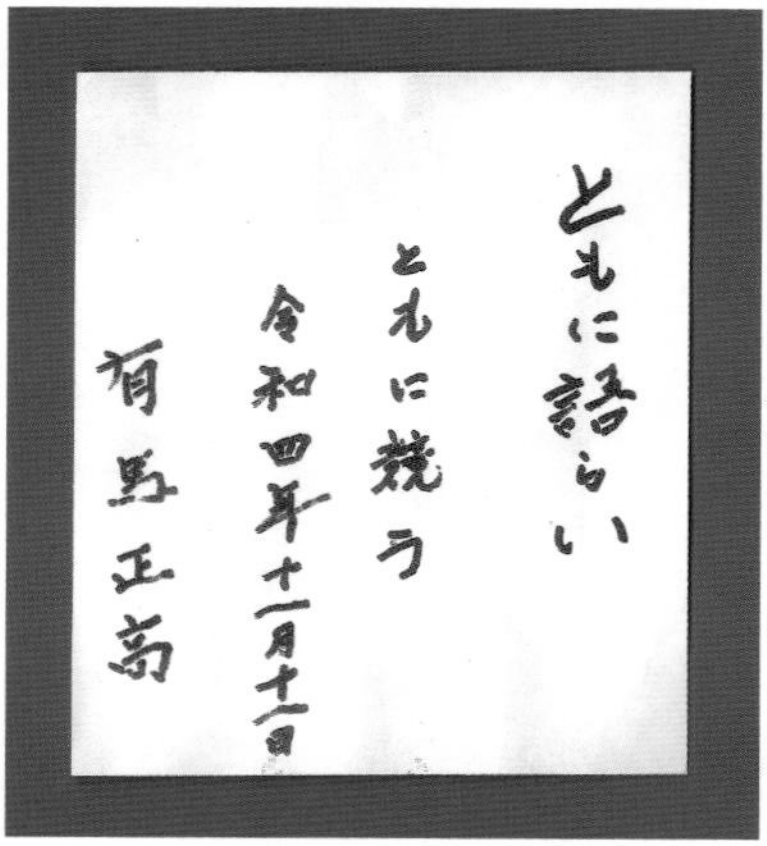


**絶筆**
2022年11月11日

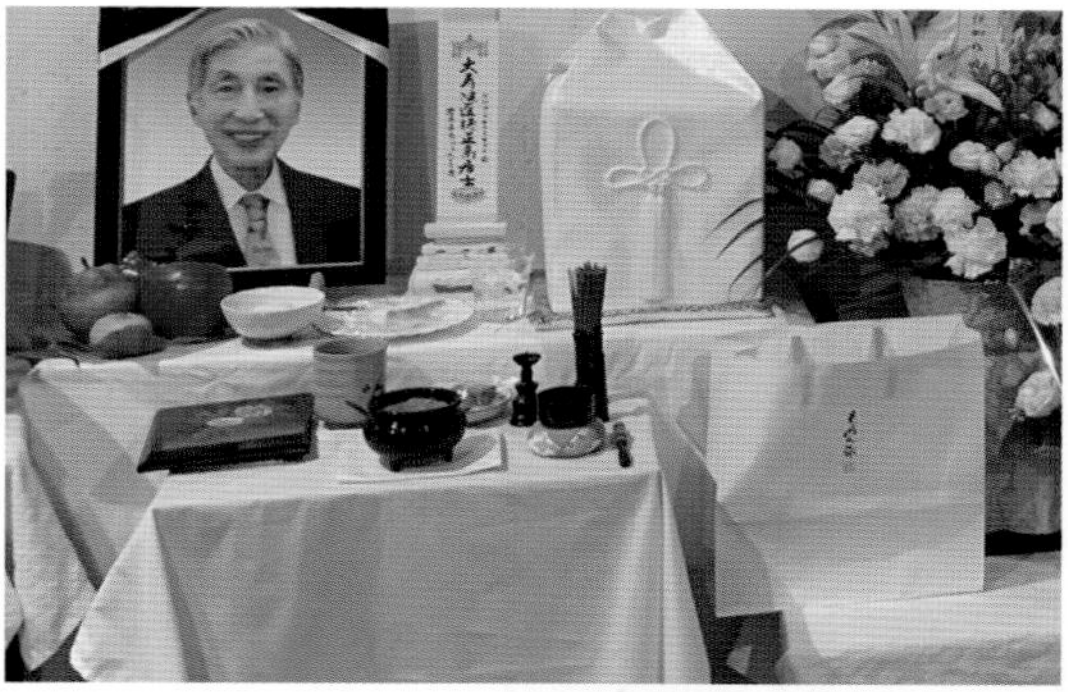

ご自宅の祭壇
2022年12月23日

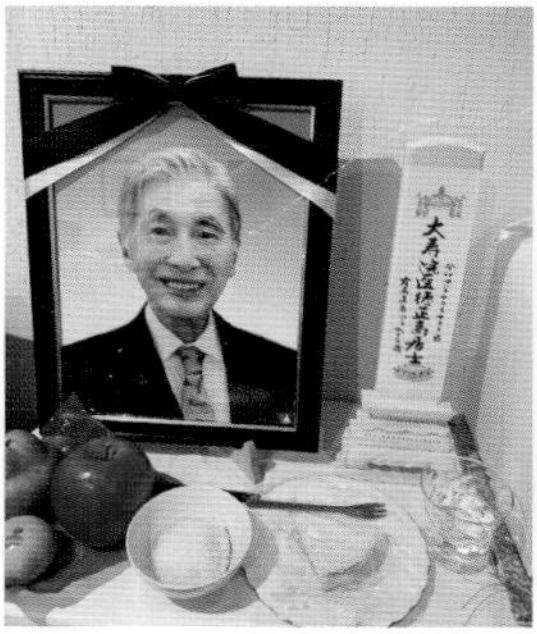

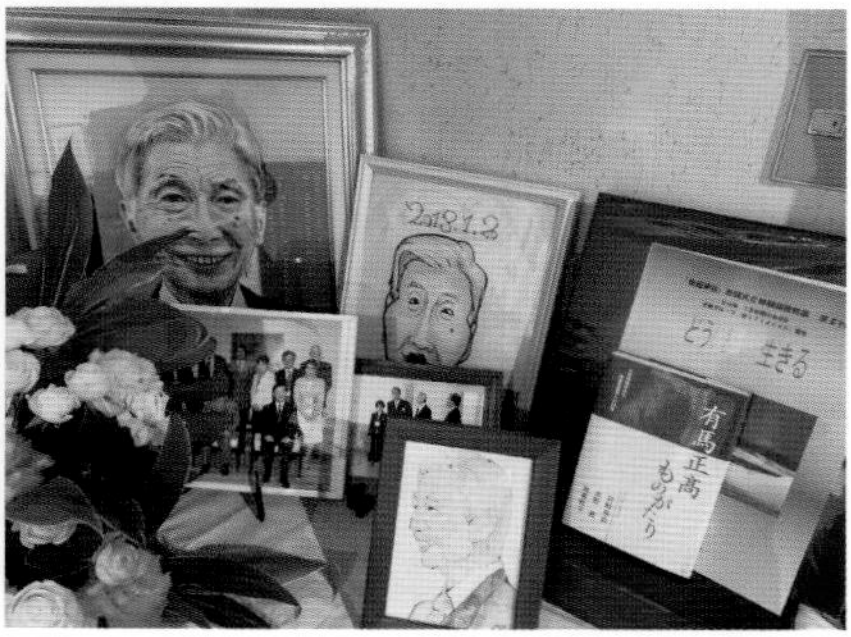


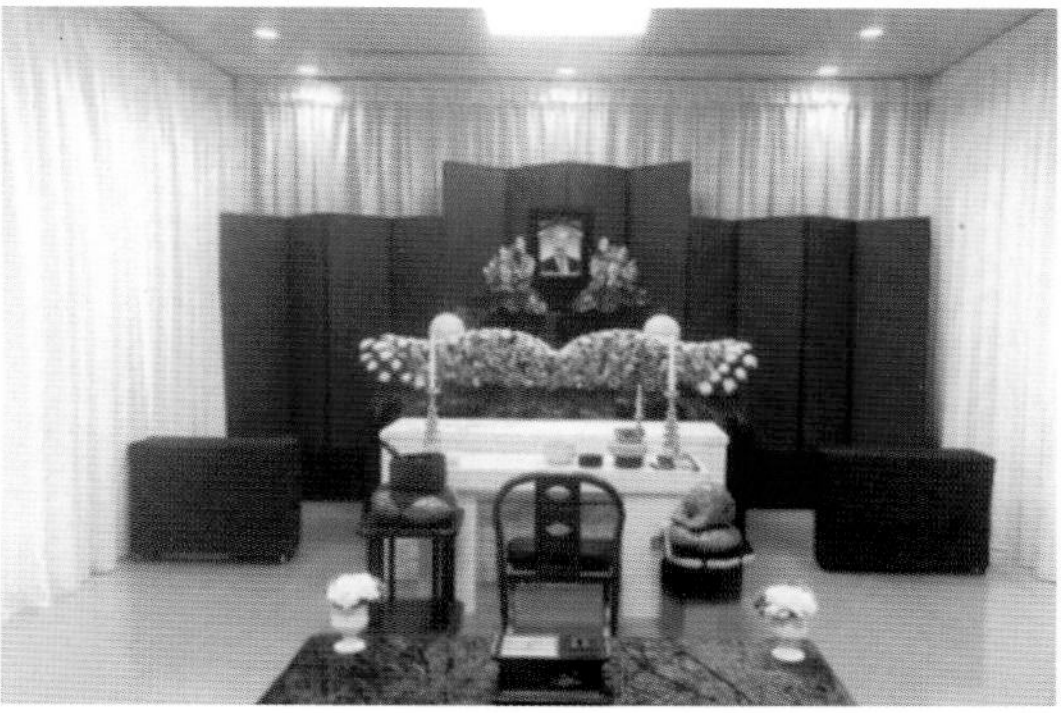

葬儀祭壇
2022年12月17日

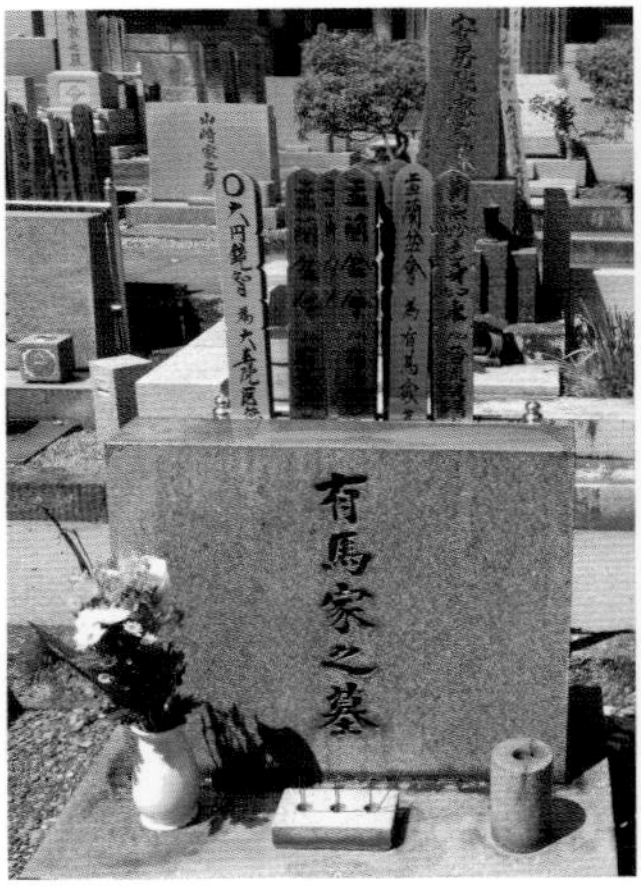


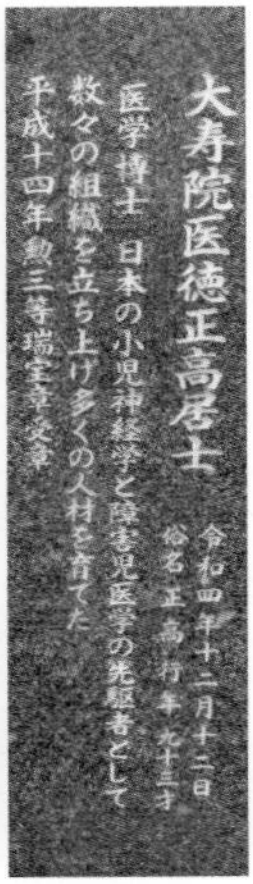


**有馬家の墓と墓碑**
**(鎌倉瑞泉寺)**

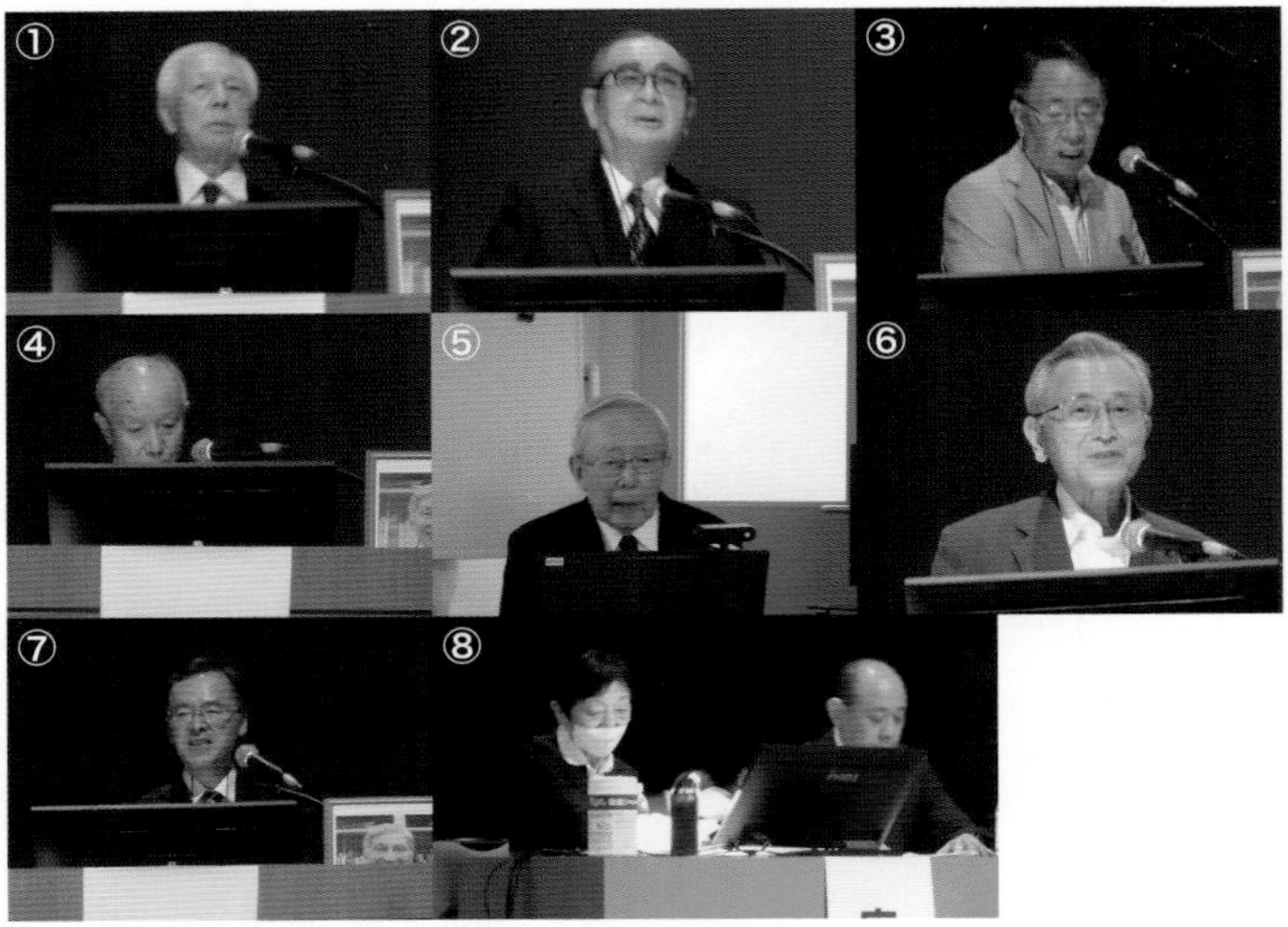


**有馬正高先生　追悼記念講演会**　2023年5月26日
①鈴木義之先生、②青木継捻先生、③大野耕策先生、
④黒川　徹先生、⑤埜中征哉先生、⑥高嶋幸男先生、
⑦須貝研司先生、⑧座長：加我牧子、中川栄二先生

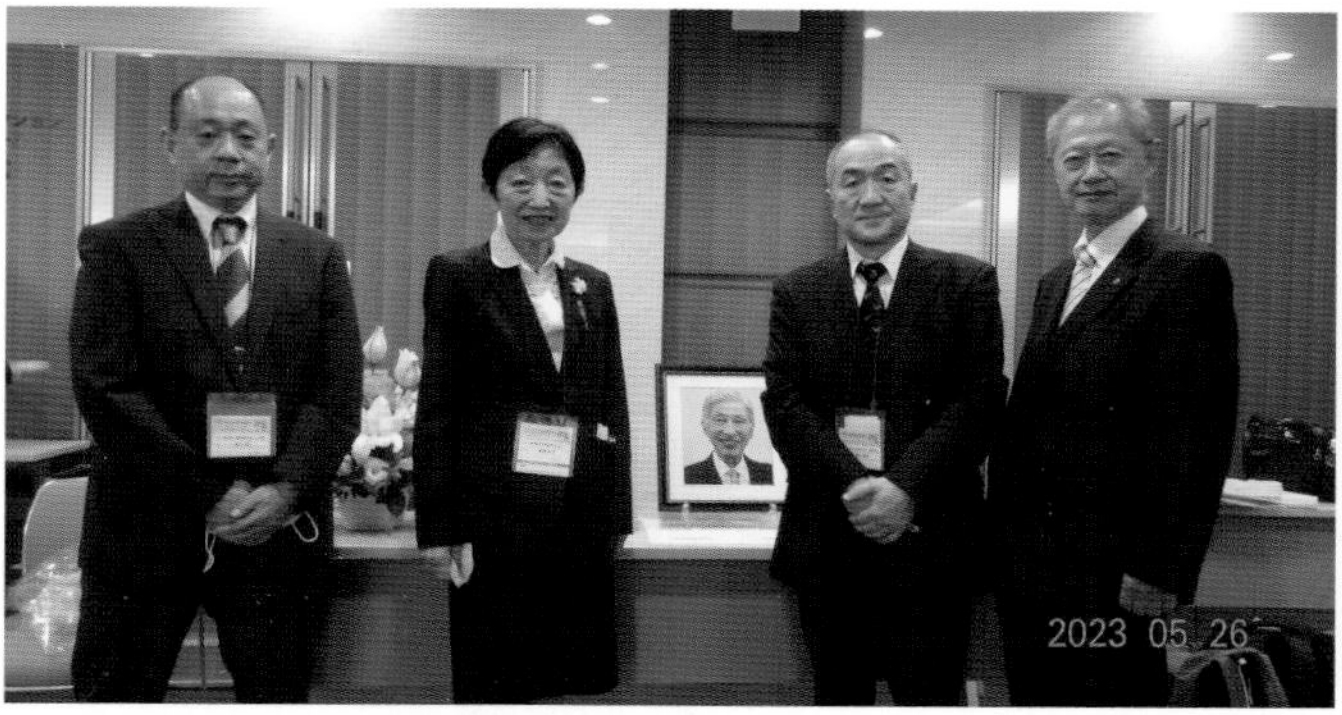
2023 05 26

**有馬正高先生　追悼記念講演会　会場入り口にて**
**岡山コンベンションセンター**
2023年5月26日

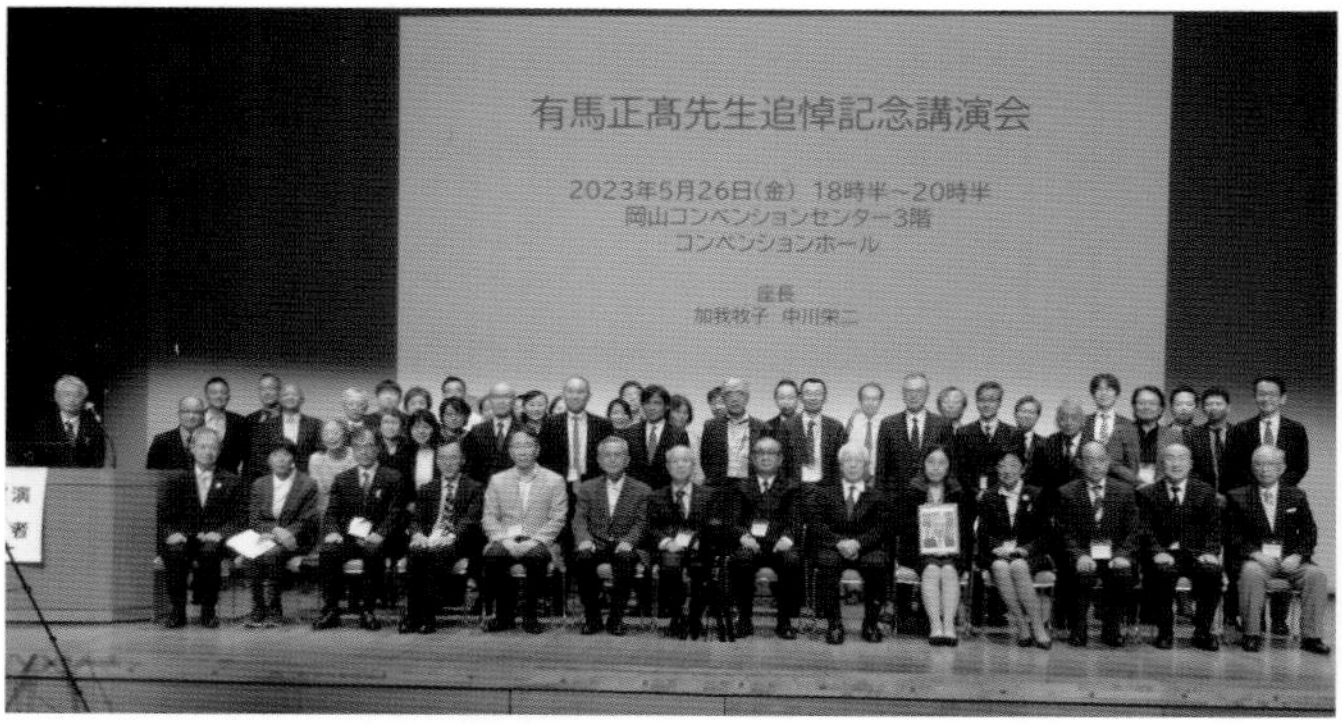
有馬正高先生追悼記念講演会
2023年5月26日(金) 18時半～20時半
岡山コンベンションセンター3階
コンベンションホール
座長
加我牧子 中川栄二

**有馬正高先生　追悼記念講演会　会場にて**
**岡山コンベンションセンター**
2023年5月26日

# 有馬正髙ものがたり

# はじめに

有馬正高先生が東京大学、東邦大学、鳥取大学、国立精神・神経センター（現国立精神・神経医療研究センター）、都立東大和療育センターなど多くのご活躍の場を経て、２０１４年３月東京都立東部療育センター院長を退任され名誉院長となられました。これを記念して私たちは「有馬先生の本」を作りたいと考えました。先生は、都庁内に設けられた東京都立東部療育センター開設準備室長として計画を進められ、当センターの基礎を築かれた大院長というだけでなく、日本の小児神経学、障害児医学のパイオニアであり、つねにこの領域の先頭に立って臨床・研究・教育を牽引してこられました。

有馬先生はこれまで存在していなかった組織をゼロから築きあげ、仕事を確立し、人を育てるという難事業を、一見したところでは、かるがると成功させてこられました。たとえば日本初の小児神経学の講座である鳥取大学医学部脳神経小児科学講座開設、国立高度医療専門センターである国立精神・神経センター神経研究所で発達障害医学の研究部である疾病研究二部を同じく国立精神・神経センター武蔵病院における小児神経学部門を立ち上げ、国立精神・神経センター精神保健研究所知的障害研究部再編にも関わり、それぞれの場を本邦有数の場に育て上げ、多くの人材を輩出してこられました。重症心身障害児施設については、東京都立府中療育センター設立準備に関わり、１９６８年の開設に際しては医長として病棟の臨床の第一線に立って子どもたちの治療管理を指導された実績がありますし、1966年に開設が始まった全国の国立療養所の重症心身障害病棟の臨床や研究には直接・間接に大きな力を発揮してこられました。さらに都立東大和療育センター、都立東部療育センターについては、重症心身障害児医療拠点のひとつとして開設準備から関わり、高い志をもって運営を軌道に乗せました。これら先生が開いてこられたすべての場は、現在も国内トップクラスの施設としてだれもが認める場となっています。その上、それぞれの場から有為の若者たちが育ち、日本の小児神経学、障害児医学の実践と研究のメッカとなっていることは驚くべき奇跡です。これらはその一つを新しく作り上げるだけでも大変な大事業ですが、これらの大事業の数々を有馬先生は一見かろやかに、活き活きと成長する活動体として完成させてこられました。

私たちは折に触れ、先生の生い立ちや学生時代、戦争をはさんで移り変わる時代の中での生活や、医学と医療の歴史を含めてさまざまなお話を伺う機会がありました。それは私たちの記憶の中だけに留めておくには、あまりに貴重なお話なので、多くの方々にも知っていただきたいと思いました。そして有馬先生のかろやかさの秘密を解き明かすことができればとの思いもあり、あらためて私たち3人（加我牧子・岩崎裕治・水野　眞）が聞き手となって先生のお話をうかがい、一巻の書として残したいと思いたちました。有馬先生は快く了承してくださり、2015年5月からほぼ1週間に一回のわりで1時間から1時間半のインタビューを12回にわたってお引き受けくださいました。インタビューに際しては先生の思い出を、時代背景に懐かしさをこめて、実にスマートに正確に語ってくださり、先生の記憶の確かさ、豊かさ、そして若き日から今日まで長年にわたって新しい情報に迅速にアクセスし、かつ昇華してこられたことを知って、聞き手である私たちは驚嘆し、とても幸せな時間をいただきました。とはいえ素人集団によるインタビューということもあり、お話の時代が前後したり、重複したりする場面も多くありましたがインタビューの形式をとどめた出版ということでお許しいただければと思います。

本書を読んでくださった皆様が有馬先生のお言葉の中から、先生のお人柄に接し、先生のすぐれた視線を通して小児神経学、障害児医学の過去・現在・未来に思いをはせていただければ幸いです。

2017年3月2日　有馬正髙先生の米寿のお祝いの日に

加我　牧子
岩崎　裕治
水野　眞

以上が2017年3月2日に本書の前身である「私家版有馬正髙ものがたり」に記した前書きです。「私家版」は先生が最後の公職である東京都立東部療育センター院長を退任され、名誉院長となられたことを記念して、先生ご自身に2015年5月から2016年1月までの8か月間に12回にわたるにインタビューをさせていただいた記録を出版したものです。合計

500部を印刷し、関係の方々に読んでいただきました。

インタビューの後も先生は引き続き、都立東部療育センターに定期的にお越しになり、先生の卓越した知性と情意、態度をさまざまに私たちの記憶の中に残してくださいました。

そして2022年12月12日ご逝去になりました。93年のみごとなご生涯でした。

先生がご自身や患者さんご家族のご経験から、もっとも避けたいと一貫して考えていらしたことは「子どもは親より先に死んではいけない」という信念でした。にもかかわらず、インタビュー終了後、そして前書発行後に、先生ご自身がご長女の死というお辛いライフイベントを経験なさいました。お嬢様をなくされた後の先生のご様子は、はたの者にとっても心痛む体験ではありましたが、外にお見せになるご様子は、かつての生死を超越した、あるいは超越しようと努めたもののふ（武士）のように、と努力しておられるのがわかりました。若き日、先生が船医に応募なさったことごとを話してくださったとき、「私は海軍ですからね。」とさらっとおっしゃったことを思い出しました。有馬正文中将のご子息であったこと、終戦直前に海軍兵学校予科の学生になったこと、青年に至るまで生粋の軍国少年であった時代のことすべてが頭をよぎるご発言でした。ふだんからの姿勢正しい立ち姿は多くのみなさまの記憶に残っていると思います。それだけに先生のお辛い内面をいっそう想像できてしまうということもありました。

この後、2018年に、先生は長期にわたり担当なさった重大な役職であった重症心身障害児（者）を守る会理事長と、日本重症心身障害学会理事長を退任なさり、後継者にゆだねるという決断をもみごとな形で実現なさいました。これはかつての日本人の美意識にかなうものであったように思います。

有馬正高先生は小児科医として第二次世界大戦後の小児医学の革命ともいうべき大発展、大変革の中で、小児神経学の基礎を築き、育て、現在に花開かせた巨人であり、臨床医として、研究者として、教育者として卓越したご功績を残されただけでなく、日本の障害児医学の基礎を築き、重症心身障害児（者）のための医学をも定着させ、世界に類を見ない大輪の花を開かせた偉人でした。

お亡くなりになった12月12日は、奇しくも終戦から2年後に「児童福祉法」が公布された日付であり、「我が国の子どもたちすべての事を忘れないように」という、先生からの最期のメッセージのようにも感じられます。

私たちは、前書、私家版「有馬正高ものがたり」に記載された後の有馬先生について、そしてそれ以後の有馬先生について、より多くの方々に知っていただきたいと強く考えるようになりました。幸い、中川栄二先生、稲垣真澄先生、トーキョーアートならびに診断と治療社のご協力を得て本書の刊行ができることになりました。

本書を手に取ってくださった多くの方々が、有馬先生のご生涯の中からご自身にとっての心に残ることごとを感じとっていただければと思います。

2023年8月10日　猛暑の夏の終戦の日を前に

加我牧子

# もくじ

●はじめに……18

## 第1章　生い立ち～医師への道

**第1回　有馬先生インタビュー**
**生い立ち**
＝生い立ち＝……32

**第2回　有馬先生インタビュー**
**旧制高等学校から大学へ、そして医師への道**
＝旧制高等学校から大学へ、そして医師への道＝……46

# 第2章　新人小児科医　小児神経学に向う

第3回　有馬先生インタビュー
東大小児科入局、けいれん外来、船医の経験
＝東大小児科入局、けいれん外来、船医の経験＝ ……… 68
＝船医の経験＝ ……… 83
＝ウィルソン病との出合い＝ ……… 87

# 第3章　伊勢湾台風支援・医学の革命的進歩　そして日本小児神経学会誕生秘話

第4回　有馬先生インタビュー
自衛隊中央病院、医学の進歩、小児神経学研究会の誕生へ
＝自衛隊中央病院と伊勢湾台風支援＝ ……… 96

＝昭和30年代の医学の進歩＝　……100
＝小児神経学研究会の誕生へ＝　……110

第5回　有馬先生インタビュー
東邦大学へ、サリドマイドベビーとの関わり
＝東大小児科時代＝　……119
＝東邦大学へ＝　……123
＝府中療育センターのはなし＝　……126
＝原爆小頭症＝　……137
＝サリドマイドベビーとの関わり＝　……139

# 第4章　鳥取大学脳神経小児科学講座
# 外因性脳障害への更なる関わり

第6回　有馬先生インタビュー
森永ヒ素ミルク事件とその後

＝鳥取大学脳神経小児科誕生秘話とその発展＝……144
＝医学部学生運動はなやかなりしころの学会で＝……157
＝森永ヒ素ミルク事件とその後＝……160

## 第7回　有馬先生インタビュー
## 重症心身障害学会のはじまりのころ

＝ヒ素ミルク事件ふたたび＝……170
＝国立武蔵療養所神経センターへ＝……172
＝国立武蔵療養所小児神経科の誕生＝……177
＝トリエンチンのはなし＝……182
＝国立精神・神経医療研究センター武蔵病院での院内改革＝……184
＝国府台病院院長から武蔵病院院長へ＝……187
＝知的障害＝……188
＝重症心身障害学会のはじまりのころ＝……191

# 第5章　重症心身障害の医学と医療・国立精神・神経センター研究所及び病院から東大和療育センターへ

第8回　有馬先生インタビュー
治らない病気の子どものお母さんへの思い

＝国立武蔵療養所神経センターと病院＝ ……… 198
＝有馬症候群の患者さんとの出会い＝ ……… 205
＝治らない病気の子どものお母さんへの思い＝ ……… 207
＝新しい治療法について＝ ……… 208
＝胎児性アルコール症候群＝ ……… 212

第9回　有馬先生インタビュー
東京都立東大和療育センターのこと

＝北浦雅子 重症心身障害児（者）を守る会名誉会長との出会い＝ ……… 220
＝東大和療育センターのこと＝ ……… 222
＝よつぎ療育園＝ ……… 235

## 第6章 都立東部療育センターのこと 国内学会との関わり、国際交流について

第10回 有馬先生インタビュー
東京都立東部療育センター
＝東京都立東部療育センターができるまで＝ ……… 240
＝開設準備室時代＝ ……… 247
＝いよいよ開設＝ ……… 255

第11回 有馬先生インタビュー
知的障害について・学会との関わり

=重症心身障害学会のこと= ……… 266
=小児精神神経学会のはじまり= ……… 273
=小児神経学会と機関紙「脳と発達」の命名= ……… 275
=知的障害との関わり= ……… 278
=重症心身障害学会= ……… 285

第12回　有馬先生インタビュー
海外との交流について
=海外との交流について= ……… 292
—知的障害のはなし— ……… 292
—重症心身障害のはなし— ……… 302
●私家版「有馬正高ものがたり」の後に ……… 310

付録　有馬先生の系図ならびにご経歴
●「有馬正高ものがたり」後書きに代えて ……… 352

# 第1章

# 生い立ち～医師への道

第1回　有馬先生インタビュー

# 生い立ち

平成27年5月19日
聞き手　岩崎裕治

**岩崎裕治**（以下岩崎）　平成26年3月末日で有馬先生が東京都立東部療育センター（以下、当センター）院長を退任されて1年になります。

有馬先生は当センターを基礎から築いてくださった方ですが、日本の小児神経学・重症心身障害医学の基礎を築かれ、牽引されてこられた先達です。私たちは日頃からそのような先生のお話をうかがってきたのですが、私たちの記憶の中だけでとどめておくのにはあまりに貴重なお話しなので今回、記録に残させていただければと思っております。

## ＝生い立ち＝

今回は、先生の幼少期やご家族のお話、また戦争の時代があって、敗戦も経験されました。戦後の状況などのお話もうかがえればと思います。

**有馬正高**（以下有馬）　時間をとっていただいてありがとうございます。せっかく時間をとっていただきましたので、自分の心に残っている事、思い出といった事を少しお話させていただきたいと思います。

私が生まれた所は、九州、鹿児島です。私の父（有馬正文）と母（文子《ふみこ》、戸籍名はフミ）は共に鹿児島の伊集院町出身で、父親は、有馬家の3人兄弟の長男でして、弟と妹が1人ずつおります。両親が結婚したのは、同じ鹿児島県人同士という事もあったんだろうと思います。

父は海軍の軍人でした。船に乗っていたので、船が長崎県の佐世保港に着いて、一週間位、休暇が取れたとき、伊集院にもどってきて、お見合いしました。そして、なんとその翌々日か翌々日に式になってしまったという事です。ですから、一週間の間に、伊集院に住んでた母親を佐世保に連れて行ってしまったという事です。母方の祖母が、あれは略奪されたとよく言っていたという話を聞いております。

母親は10人兄弟の一番上で、20才位下まで兄弟がいるんでしょうか。母親の両親は、わりと早く亡くなったと聞いております。そんなこともあったのでしょうね。私が小さい頃は、いつでもこの10人兄弟のうちの誰かしらがうちに住んでいて、出たり入ったりという、そんなような家庭でした。それを、うちの母親が叱咤激励しながらみていたという事です。

私は3歳未満の時の事は、全く覚えていません。伊集院に母の父親がいるんですが、4歳位の時に「おじいちゃん。」と言って、たまに遊びに行った事もあったように思います。

**岩崎**　有馬家のルーツはどのくらいまでさかのぼれるのですか？

**有馬**　はっきりとはわかりませんが、うちに家系図があります。これは、私の父か祖父の時代に書いたようです。家系図は、どこでもそうらしいですが、一番最初に桓武天皇とあります(笑)。要するに、当時の日本人はみんな天皇の子孫だという思想があったんでしょうね。トップは桓武天皇で、桓武天皇は平家ですよね。その何代目かに、鎌倉権五郎景正というのがありました。武士の家系であった事は確かなようです。

そのうち島津家がでてきました。島津家が鹿児島を領地として栄えた時、そこの中間管理職だったようです。家老とかそこまではえらくなかったようですが、古い島津家の代々の家臣の中の一人だったであろうと思います。伊集院っていう所には、うちの曽祖父の時代からいたんだと思います。昔は広い土地を持っていたそうですが、父の叔父さんか誰かが、事業で失敗してしまい、土地はもうほとんどないという風に聞いています。有馬家は財政的に没落してしまったらしく、そういう事もあって、父は大学ではなく、軍の学校に入ったんだろうと思います。

**岩崎**　お母様を訪ねて行かれるなんて、当時としては、とても行動力があったお父様とお見受けしますが、どんな方だったのでしょうか?

**有馬**　真面目な父親という印象はあります。母は怖かったですけど、父親は帰ってきたときに、私たちが首っ玉にしがみつくような事を許してくれるようなひとでした。大きな声で叱られた記憶がないです。その分、母に叱られてましたね。なるべく母親に近づかないでおこうというのはありました。

**岩崎**　お母様のご助言があって、小児科を選ばれたとうかがった事があります。

**有馬**　父親がフィリピンで昭和19年に戦死しまして、母は未亡人になりました。それで、遺骨をもって、といっても、さらの箱ですけど、とにかく箱を持って鹿児島に引き揚げてきました。戦死した直後は、軍人の年金・恩給があったんですが、終戦後は、一切無くなりまして、母親としては、子どもを育てるのに必死でした。私は4人兄弟で、一番上が7つ年上の長男（正宏）、その次が5つ上の姉（百合子）で、そして私です。そして、昭和17年に私と13離れた弟（孝禮《たかのり》）が生まれました。この弟は父が亡くなった時は時は赤ん坊だったので、父の顔を知らないんですね。

終戦後、生計をたてるために母は行商をしながら、着物をお米に替えたりといった事をよくしていたようです。それでも、私の学費だけは、何とかしなければという考えがあったようです。親に言わせれば、一番出来の良かった長男が結核性の腹膜炎で亡くなってしまいました。私はその時、小学校2年生で結核になったんですけど結核を生き延びることができました。

父親は海軍の軍人なので、船に乗ってて1年の半分は家にいなかったですね。基地になる軍港が、佐世保になったり、横須賀になったり、呉になったりする。なので私たちは、父親の船が着いたら、すぐ帰れるように、よく父が戻る軍港の近くに引っ越していました。

**岩崎**　転校が非常に多かったわけですよね。

**有馬**　はい。小学校の転校は5回。中学校でも、2回転校してます。

**岩崎**　それだけ転校が多いと、なかなか友達ができなかったり、大変だったのではないですか？

**有馬**　んー。これはある程度私の性格に影響してると思うんですが、仲の良い友達って、記憶に残ってる友達がほとんどいないんです。小学校は東京都杉並区の大宮小学校で1年生の時は男女共学で、とにかく慣れるのに精一杯でした。

2年生の夏に、結核性肋膜炎になり、同時に兄も結核性腹膜炎になり、兄は4ヶ月後に亡くなってしまったんですけど、私の方は助かったということです。その時、1年休学して、大宮小学校に戻るという話も当然あったんですが、治りかけで学期末に行きましたら、算数や漢字の書き取りが全然できなくて、私がぽろぽろ泣いたそうです。私は憶えてないんですけど。授業参観の時にも泣いて、これはもういっぺん同じ学年をやらせた方がいいという事になりまして、世田谷の方の学校に転校させたんだそうです。

ですから、家は変わらず、学校だけ転校し、しかも、1年落第したということです。幼少期の私は、4～5歳の時ですが、当時は自家中毒って言ってましたけど、一月に一回くらいゲーッと吐いてしまう、そういうのを繰り返してたんですね。母がこれはおかしいと思って、よく小児科のドクターに往診にきてもらっていました。ある時、夜は普通に寝たのですが、夜中にふっと目が覚めて、ムカムカっときて、吐きたいなと思ったときには、もう小児科のドクターが往診にきていて、脈を取って、あーまた例のやつだというような思い出があります。当時の治療というと、大量皮下注射だけでした。生食かリンゲルか。それを、股に打ったり、背中に打ったり。あれは痛かったと今でも思い出しますが。「お医者さんのばかー」と言って、泣き叫んでいたという事もありました。そういう事を乗り越えて、小学校に行きました。

私よりは丈夫だと思っていた中学生の兄の方が先に亡くなってしまったので、母としては、この子を亡くしては大変だという事になって、かなり神経を使ったんじゃないかと思います。小児科医になってから思うんですけど、まあ良く子どもを見てた母だとは思うんですけど、栄養をつけなきゃだめだという事で。昔から私は痩せてるし、弱いし。うなぎだとか、卵やコロッケなんか、当時としては、ごちそうだと思うんですけど、私の為に、母は良く買ったり、作ったりしてくれました。

小学校1年・2年、休学して、まもなくの頃ですね。ところが、強制されると、食欲って湧かないんですよね。今思うと、あの頃、「食べろ、食べろ」とあんまり言われたんで、余計食べる気にならなかったんじゃないか、そういう風に思いますね。母が見ていない所で、うなぎの切れっ端をネコにちょっと食べさせたりっていうのは、時々やってたように思います。

兄が亡くなったという事が、両親にとって人生最大の打撃だったように感じてます。子どもっていうのは、たとえ弱くても、親よりも先に死んではいけないなというのが、私の子ども心に感じた印象です。

**岩崎**　お父様が亡くなられたのは、終戦前ですか？

**有馬**　そうですね。終戦が昭和20年8月で、父が昭和19年10月にフィリピンで亡くなりました。

**岩崎**　お父様の資料が靖国神社の資料館（遊就館）に展示されているそうですが。

**有馬**　はい。遊就館といいますね。私も一度拝見したことがありますが、靖国神社から何か資料があれば、展示しますというお話をいただいて、写真やうちに宛てた最後の手紙や日記みたいな物を提供しました。

**岩崎**　先生がお生まれになったのは、戦前ですね。それから、日本は戦争に進んでいくわけなのですけれど、当時の雰囲気というか、どのような時代だったのでしょうか?

**有馬**　私は、昭和4年（3月2日）の生まれですが、昭和11・12年くらいから、戦争が始まりました。戦争と言わずに日支事変と言いましたね。その前に満州独立があって、満州の軍閥というのがいましたけど、日本軍が汽車を爆破したか何か（奉天事件）で、そこの軍閥のボスを日本軍が殺したという話はあります。それで結果として、満州を独立させて、日本の薦める皇帝をおいて、満州を支那から独立させたという事です。

日支事変が始まったのが昭和12年でしょうかね。日本が戦争に入っていく時代ですね。支那は弱いという印象で、満州をいい国にしてあげるのが良いんじゃないかという風に、子どもたちはしつけられてましたからね。

その頃、国際連盟では日本を非難していましたね。満州を侵略していると、勝手に取ってしまったと、清の王様の末裔（愛新覚羅溥儀）みたいなのを形だけの皇帝にしてると、国際連盟は日本をかなりきつく非難していたようですね。当時の子どもたちには、日本人は満州で鉄道を造ったり、昔よりずいぶん満州を豊かにしたんじゃないかと、それぐらいの感覚しかなかったですね。

それから、ドイツ礼賛という雰囲気でした。ヒトラーは素晴らしい、ドイツは素晴らしいという様な文章がずいぶんありましたね。ドイツがユダヤ人に対して、あれだけひどい目にあわせても、ユダヤが悪いんだというような感じで、子どもの読み物にもそんなのがありました。

それから、日独伊三国同盟というのができましたね。アメリカとの大東亜戦争が始まる直前、ドイツが勝っている頃ですね。私の身内で大学に行っていた者が一人だけ、あんな同盟なんか結んだら、戦争せざるを得なくなっちゃうじゃないかと言っていましたね。

うちの父は海軍ですから、イギリスの海軍を非常に崇拝していました。海軍の方はイギリスを一つの手本にしていましたね。戦争が昭和16年12月に始まったとき（真珠湾攻撃）には、父親は陸に上がってて海軍省にいたんですけど、「帝国陸海軍は西太平洋上において戦闘状態に入（い）れり」と、大本営発表というのがラジオで流れて、初めて「あっ、本当に戦争なんだ」と思ったんですね。

うちの父が海軍省にいたので、勝てるの？と聞いたら、父は勝てるとは言わなかったですね。「どちらもヘトヘトだろうね」と。「イギリスとアメリカとどっちが強いの？」と聞いたら、父はアメリカだろうと言ってましたね。海軍の一つの一般的な流れだったんじゃないかと思いますね。アメリカと戦争したら、ひどい目にあうという事は、海軍の上層部はある程度予想はしてたんじゃないかなと思いますね。

**岩崎**　先生は小さい頃に、大きくなったら軍人になると思ってらっしゃったのですか？

**有馬**　そうですね。私は、逗子の小学校から県立の湘南中学校（現在の神奈川県立湘南高校）に入ったんですが、そこが、横須賀に近いせいもあって、海軍の子が非常に多い学校でした。

海軍士官の養成校だった海軍兵学校を受けた者も非常に多かったし。鹿児島県でも兵学校、陸軍士官学校を受けてるのがずいぶん多かったですね。

昭和20年に海軍兵学校に予科というものが新しく作られたんですけど、私の時は4000人入りました。それまで、大体中学校の4年生とか5年生が兵学校の受験資格があったんですが、それより2年若くても採るという海軍兵学校の予科というのが作られたんです。それが終戦の年でした。旧制の高等学校から大学に入るコースをとる人と、体力もあり、比較的成績のいい者は兵学校も受けると、ま、そんな雰囲気でしたね。第2次世界大戦が始まったのは、小学校6年生の頃です。

**水野眞**（以下水野）　そうですか。それで中学校の時、昭和19年にお父様が亡くなられて、兵学校に行かれたのは、その後の話なのですね？　当時は（旧制）高等学校もあったのですね。

**有馬**　はい。当時、兵学校予科に行って、兵学校にいる時に日本が降伏したという事で、すぐに、8月17日か18日に兵学校は解散となりました。だから、すぐに帰る家族がある人は、帰りました。4000人がいっぺんに解散という事になりました。

4月に入ったのは、長崎県の今、ハウステンボスが建っている辺りだと思うんですが、4月に入学して、6月には、九州に相手が上陸するかもしれないという事で、山口県防府に移ったんですね。針生島。バラックみたいな所に移りました。

**岩崎**　それから、鹿児島県立第二中学校3年生に編入し、昭和21年9月に（旧制）第七高等学校（現在の鹿児島大学）に入学されたという事ですね。第七高等学校（七高）というのは、どこにあったのですか？

**有馬**　元々あったのは、鹿児島市なんですが、空襲で鹿児島市はほとんど焼けてしまったので、熊本県との県境の出水にバラックの兵舎みたいのがあったんで、そこに七高が移ってたんです。ですから、七高の授業はそこのバラックでやったんです。在学中に鹿児島市の元あった所に、やはりバラックみたいなものでしたが、七高が建って、全員、鹿児島市内に戻ったわけです。そこを卒業して、大学に進みました。

**水野**　話が戻るんですけど、ご質問してよろしいですか？　一時は軍人さんになろうと思ってらっしゃったという事ですが、お父様が戦死された中で兵学校への道を選んだその辺の気持ちというのはどうだったのでしょうか？　戦争というのは、やはり命を落とす事があるのではないかという心配はなかったのでしょうか？

**有馬**　それは、もう。私の同級生でも父親が亡くなったのはたくさんいましたから。湘南中学でもですね。特に海軍の軍人の子どもが多かったから。戦わなきゃしょうがないっていうのがありましたね。どうやったら勝てるかっていう事を考えて、亡くなるのはしょうがないかもしれんと思っていました。中学生でもそういう気持ちになっていたということですね。

**岩崎**　小学生2年生の頃の当時、結核の死亡率はかなり高かったのですか？

**有馬**　結核と言われたのは、2年生の時で、兄は7つ上で、中学生でした。兄は腹水が溜まって、腹膜炎になりました。当時、結核性の腹膜炎ていうのは100％近く治らないと言われたんですね。肋膜炎ならまだ治る可能性があると言われました。当時の小児科医あるいは内科医の一つの常識だったのかもしれません。国民の死亡率のトップは結核でしたからね。ですから、母は10人の兄弟で、妹1人は結核だったんですが、幸い回復しています。その弟は結核で亡くなっています、鹿児島で。

子どもだと疫痢で亡くなるか、細菌性脳膜炎で亡くなるか、大人だと肺結核で亡くなるかと、そんな感じですね。

**岩崎**　国立療養所の結核病棟が昭和40年頃少し空き、余裕ができてきたので、それらを重症心身障害児の病棟に転換したと聞いてます。当時は全国に結核の療養所がたくさんあったという事ですね。先生が治療を受けたのはそういう病院でしたか？

**有馬**　私は自宅で往診でした。あの頃、結核性の肋膜炎と診断をつけたのは慶應出の小児科の先生でしたね。「自分の先輩がいるから、あの人に聞いてみるから」と言って。それから、兄も診てくれ、「腹膜炎ですね、難しいですね」と言って、その先生が慶應に連れてって、入院させたんですけど、兄は慶應大学病院で亡くなったんです。薬がまだ無かったですから。

戦後に抗生剤でペニシリンができて、肺炎球菌性の肺炎なんか治るようになって、ストレプトマイシンができて子どもでも肺結核が抑えられるようになった時からですね。結核が減ったのは。

私が学生の間、昭和24年か25年の頃は、ちょうどストレプトマイシンができた頃で、結核が治るか治らないかという瀬戸際の時期でした。28年位になった時には結核性髄膜炎にストレプトマイシンの注射とパスやヒドラジッドを一緒に使うことで結核を抑えられるようになったと、そんな臨床講義がありました。

**岩崎**　医者になった当時もまだ結核性髄膜炎っていうのは、死亡率が結構高い病気だったのですね。

**水野**　先生はどちらで終戦になったことをお知りになったのですか？　その時のお気持ちも教えて下さい。

**有馬**　当時、私は赤痢みたいのになって、病原大腸菌の大腸炎かもしれませんが。海軍兵学校（の予科）４０００人のうちの１割に当たる４００人の患者が出て、隔離病棟に転換した兵舎に入院してたんです。その時、何か特別な放送があるって聞いてたんです。スピーカーで話が流されるんですが、ほとんど聞き取れなかったですね。何時間か経って誰かが「無条件降伏さ」と言ったんです。「えっ」と思いましたが、中には「切腹でもするか」と言っていた人もいたらしいですけどね。幸か不幸か私は寝てふらふらしてましたから、そんな元気はなかったですね。生徒や教官で自殺したのはいなかったようですけど。軍人なんか、特に指揮官などは、自殺した人もいたようです。戦争に赴く軍人の心得っていうのが出てるんですが、その中に「生きて虜囚の辱めを受けず」という言葉があります。捕虜になった時に生きてちゃいかんという事でね。それは恥ずかしいことだと。指揮官になるような人の中には、降伏と同時に自殺して亡くなった者が結構あったんだろうと思いますね。

うちの父は戦死してますが、生きてたら、その時どうしただろうかって思います。海軍の山本五十六っていう司令長官が、飛行機で飛んでいる時に、暗号が向こうにキャッチされて、途中で撃ち落とされて亡くなったんです。その次の司令長官も撃ち落とされて、南の島に落ちて原住民に捕まったんですが、別に敵の軍隊に捕まったわけじゃないんで、いろいろ説得して取り返したんです。戦争してる相手じゃないから。だけど、その人は戻ったら自殺しました。そういう、負ければ死ぬという様な雰囲気が、軍には強かったと思います。

**岩崎**　先生のお父様が戦死された経緯というのは、おわかりになってるのですか？

**有馬**　父は、もとは航空母艦の艦長をやってたんです。少将だったのが、戦死して一階級上がって中将になりました。ですから、中将っていえば、少将だったんだなと思いますけどね。軍艦の艦長ってのは、大体、大佐なんですよね。「将」になると、ちょっと管理職的な仕事が多かったんだと思いますけど。フィリピンのマニラのそばで、日本軍のクラークフィールドという飛行場で航空隊の司令官をしていました。アメリカ軍がフィリピンに来る前ですね。アメリカの艦隊がきて、日本の軍艦を攻撃しようとして、その話を聞いて、うちの父は、残ってる数機の飛行機で指揮を執ると言って、出てったんですね。敵艦の所まで確かに行って、写真見ると、向こうの大きな船のそばで大きな水柱が上がってるのがあるんですね。これは、おそらく父がそこまで行って、爆弾ごと突っ込もうとしたけども、その直前に落ちて海で亡くなったんじゃないかなという想像ですけどね。アメリカ軍が撮った写真でそんなのがありましたから。日本の新聞では、うちの父が相手の軍艦に突っ込んで、相手を沈めたという様な書き方をしてるんですけど、そこまで実際は行ってなかったんだという話を戦後に書いてる人もいます。

湘南の時の同級生でももっと上級の軍人の父親が戦死してました。ミッドウェー海戦の時には、あれの親父も、これの親父も亡くなったという感じで。海軍はサイパンが落ちた時には、もうダメだという雰囲気になったんじゃないでしょうかね。原爆が落ちるまで頑張ってたわけですけど。新型爆弾ていうのは、兵学校にいても、我々はその情報は全然耳にしませんでしたね。新聞には新型爆弾って出ていたようですけど。

**岩崎**　今回は幼少期のお話を伺いました。

**水野**　私のこれから伺いたい事は、軍人さんを目指していた先生が、なぜ医学の道を選ばれたのかという辺りを詳しくお聞きしたいです。

**有馬**　大学受験の時からです（笑）。

**岩崎**　次回は、高等学校から大学にかけてのお話と、当時の医学は現代のものとはかなり違っていたと思いますので、そのあたりも伺いたいと思います。また先生が小児神経の外来、てんかんの外来を福山先生と一緒に立ち上げた頃のお話なども次回お伺いできればと思います。ありがとうございました。

追記：終戦後の昭和21年　第七高等学校理科乙類入学　昭和24年卒
昭和24年４月　東京大学　医学部医学科入学

第2回　有馬先生インタビュー

# 旧制高等学校から大学へ、そして医師への道

平成27年6月2日
聞き手　水野　眞

## =旧制高等学校から大学へ、そして医師への道=

**水野**　前回は終戦後、中学校に入学されたというお話がありましたので、今日はその後、高等学校、それから大学へ、そして卒業されてインターンになられたという辺りまで、昭和28・29年頃でしょうか、それぐらいまでのお話を伺えればと思っております。終戦で海軍兵学校が閉校になり、鹿児島県立第二中学校の3年生に転入されたという事ですね。それで4年生になった時、旧制の高等学校、第七高等学校の理科乙類の1年生に入学されたという事ですね。中学校でどんな勉強をされたか、それから、第七高等学校の理科乙類に進まれた経緯などを教えていただければと思います。

**有馬**　現在の中学、高校と、昔の中学、高校は制度が違うので一般的な事を申しますと、小学校は6年生まで、中学校というのは1年生から5年生、それから高等学校と専門学校っていうのがありました。旧制の高等学校は第一高等学校から第八高等学校まであり、これは3年間で

す。当時は、中学の4年までいってれば、高等学校の受験資格がある。4年修了で高等学校が受験できるという事でした。

私は、兵学校から戻って湘南中学（現在の湘南高校）の3年生に編入したんですけど、4年生になって旧制高等学校の受験資格があったので受験しました。それで、鹿児島に第七高等学校っていうのがありましたので、鹿児島だったらよそに行かないで通えるという事で、第七高等学校を受験しました。

旧制の高等学校というのは、大体、今の大学の教養学部と同じ様なものと考えていただければいいんですが、理科と文科系に分かれてました。私は理科の方に進んだという事です。文系っていうのは法学部、これは政治家とか裁判関係、ま、法学部に進むのが文科のⅠ類ですね。文学部に入りたいというのはⅡ類って言ってたんだと思いますね。どうして理科に進んだかというと、私は母親が非常に忙しく働いて、お金がほとんどないという事がありますから、理科系に進んだ方が、早く職につけそうだと、そんな感じがあったので、理科を受ける事にしました。

理科系というのは理科のⅠ類・Ⅱ類。あるいは、理科の甲乙というのがありまして、ま、どっちでも同じものなんですが。理科の乙というのが、今の医学系、農学部、薬学部系で。そちらの大学に進むのが、理科の乙。甲が工学部、理学部系統、理論物理も含めまして、そちらが甲ですね。

私は、うちの母の薦めもあったんだと思いますけど、医者にでもなる方がいいんじゃないかと、あるいは農学部でもいいかもしれないという事で、理科の乙という医学系の人が入る方を受けると、まあそんな事だったんですね。

**水野**　先生のお近くには、お母様が薦められるようなお医者さんがいらしたんですか？

**有馬**　身内には少しおりました。ただ、国立の大学を出たのは身内にいませんでした。母のいとこに昭和医専と日本医大を出たのがいましたので、その辺がどういう生活なのかっていう事はある程度知ってたという感じです。

それから、何より私と兄が非常に大病していたので、医者がいつでもうちに出入りしている感じだったんです。東京にいた頃、私の診察をしてくれたのも、兄が亡くなった時も、慶應出のドクターでしたので。そういう事もあって医者には馴染みの多い家庭だったという事だったと思います。医者なら食いっぱぐれがないだろうと思ったんです（笑）。

**水野**　旧制の第七高等学校の理科乙類に入ったという事は、何となくお医者さんという道を薄々感じながら、勉強されてたという事ですかね。

**有馬**　そうですね。それで卒業する前、大学受験の時、医科を受けるか、薬学科を受けるかちょっと迷いました。それで、私がいた伊集院にたまたま東大の医科を出た人が休み中にちょっと帰ってきてたんで、医学科がいいか、薬学科がいいか聞いてみました。そうしましたら、その本人はやっぱり自分が医学科を出てるものですから、「そりゃもう、医学科の方がいいですよ。」とあっさり答えたものだから、じゃあ、もう医学科を受けるかとそんなことでした。

**水野**　旧制高等学校というのは、3年間でしたね。そこでの勉強の事とか、何か、思い出になるようなお話はありますでしょうか？

**有馬**　七高は元々鹿児島市にあったんですが、戦争で鹿児島市自体がほとんど焼けてしまっていたので、熊本県に近い出水町の軍の兵舎か何かに移ったんです。ですから、高等学校の思い出っていうのは、広々とした田園の中にポツンと建ったみすぼらしいバラックみたいな兵舎で、教室だけがあるような、そんなところにいたっていう事です。

ただ、そこに行って、私は、近くのお百姓さんの家に下宿させてもらいました。そのお母が工面していたわけですよね。それで時々農作業のお手伝いみたいなのをしたり、畑を作るのをちょっと手伝ったり、そんな事をしながら、高等学校に通っていました。

最後の1年だけ鹿児島市に戻りました。七高が鹿児島市に戻ったという事になりましたね。その戻るっていう過程で学生が大分働きました。少しでも我々で復興資金を稼ごうという事で、映画祭をやったり、ちょっとした催し物をしたりして私たちは資金集めをしました。

高等学校の思い出というと、農村にいて農家の手伝いをしたという事と、学校の復興支援。元々、学校が焼けてしまっていたので、理科の実験なんかも、天秤一つ満足になかったんですね。焼けなかった高等学校に比べて非常にレベルの低い授業しかできない学校に通ってたという事ですね。

五高っていうのが、熊本にありまして、途中で編入試験があったので、受けて、私は落っこちたんですけどね。あ、これは大分違うなという気がしました。

**水野**　では、その時に農作業というかそういう経験もされたんですね。それで、今度は大学という事になるんですけど、先程のお友達のお話で医科がいいだろうというお話がありましたが、実際に東京大学の医学部に入学されてますね。この辺も先程の友人の助言とかそういう事が影響してるんですか？

**有馬**　そうですね。鹿児島では、九大が日本で一番いいんじゃないかという、そういう意見はあったんです。それで東大の先輩がたまたま近い所にいたもんですから、九大と東大とどっちがいいのでしょうね、と聞いたら、「まあ好き好きだけど、自分たちはやっぱり東大が一番上だと思ってる。」と言ってました（笑）。

私は、福岡には住んだことがなかったですけど、東京は住んだことがありましたから。小学校も東京でしたし、そういう事で、東京はまあ、知ってたという事がありますね。福岡っていうのは、いつでも通過する所でしたから。博多っていう駅は知ってましたけども。むしろ、長崎医大の方が知ってましたね。親類が長崎にいましたから。九大ってものに、あんまり縁がなかったっていうのは確かですね。

非常に勉強しにくい高等学校だったので、本当に受かるかどうか心配でした。2月か3月に受験だったんですけど、先生は受験準備して学校には来なくていいと言われました。自分達で受験勉強しなさいと。

それで、おそらく年末から高等学校には行かずに、伊集院の実家に帰って朝から晩まで受験勉強しました。理科系ですから、物理、化学、英語、生物そういう理科系のものと、あとは、語学ですね。一生のうちで一番座って勉強したのはあの3ヶ月でしたね（笑）。
2月の下旬に東京に来て、鹿児島から来てる友人宅に少し住まわせてもらって、東大の試験を受けたんです。

**水野**　東大を目指して受験されて、いわゆる一発合格という事ですか？

**有馬**　そうですね。英語とドイツ語の2カ国語で試験ですから。フランス語も選択にあったかもしれませんけど、私は英語とドイツ語で受けました。理科乙類というのは、英独が受験の（必修の）語学でしたから。英語とドイツ語の読む力は同等で。辞書なしでも、「グリムの童話」や「湖」なんていうドイツ語の小説は読めましたから。受験勉強で、一番多く勉強したのはドイツ語かもしれません。

**水野**　実際に大学に入学されたのが昭和24年4月で、東京大学医学部医学科ですか？

**有馬**　はい。医学部医学科と医学部薬学科がありましたが、医学科の方に入学しました。

**水野**　生活の方は、鹿児島のお友達と共同生活しながら通われたという事でしょうか？

**有馬**　そうです。

**水野**　ご実家は鹿児島の伊集院で、前に東京に住んだことがあるという事でしたけど、この時、お身内は東京にいらっしゃらなかったのですか？

**有馬**　身内は東京にはもういなかったですね。

**水野**　では、単身といいますか、お一人で東大で勉強されたという事ですね。

**有馬**　ちょうどいい具合に東大のすぐそばに島津の殿様が、島津奨学会という寮を造っておられたんですね。鹿児島県から来て大学に入った人達がそこで生活できる様に同学舎っていうんですけど。島津奨学会同学舎っていってましたね。

東大のすぐそばで歩いて15分ぐらいの所に、追分っていう町がありまして、そこに私もうまく入れたので、４年間同学舎に住んでました。

学生寮ですが、いろんな大学が交じって文化系も理科系もいました。鹿児島県出身で東京の大学に通ってる人だけが入る資格があり、２食付きで部屋を提供するっていう、そういう所を島津の殿様が造って下さいました。

**水野**　お部屋は何人かで？

**有馬**　最初の1年間だけ2人でした。四畳半くらい。２年目から1人部屋です。

**水野**　2食付きで当時でおいくらぐらいですか？

**有馬**　月２０００円ぐらいだったと思いますね。奨学資金を借りられたので、当時、やっぱり奨学資金が月２０００円ぐらいだったと思います。

**水野**　この奨学資金というのは国のですか？

**有馬**　はい。ある程度、枠があったと思いますけど、うまい事もらえたので。あと、やっぱりどうしても月に３０００円から４０００円かかるんですよ。寮費に２０００円全部持って行かれますので、それで最低限の生活はできるんですけど、本も買わなくちゃいけないし、そんな事であと２０００円ぐらい欲しいなと思いまして、家庭教師の仕事を紹介してもらいました。

ですから、３年間は中学、高校生の家庭教師をしてました。駒込の方に割合、裕福な家庭があって中学生と高校生、男の子だったと思いますけど。

**水野**　今の学生は実家からの仕送りをあてにするんですが、先生の時はご自身で、家庭教師をしながら、全部生活費に充てられたわけですね。

**有馬**　幸い、奨学資金というものがあったからですね。

**水野**　大学の中の事も少しお聞きしたいんですが、大学というのは当時はやはり4年ですか？

**有馬**　４年制です。４年プラス１年間のインターンですね。インターン制度っていうのがありました。

**水野**　今は原則６年で２年が教養ですが、その２年間の教養は高等学校３年でもう終わっているという事ですね。４年間で卒業して、１年インターンをやって国家試験を受けるわけですね。

**岩崎**　教養課程のようなものはあったのですか。

**有馬**　教養課程は旧制高校が教養みたいなものです。

そこで語学を２カ国語はやってるんですね。英仏か英独かという様な。

**水野**　そうしますと、もう大学１年から４年まで専門課程という事ですね。

**有馬**　そうです。

**岩崎**　国家試験は学部を４年終わったところで受けるんですか？

**有馬**　４年プラス卒後１年のインターンの後です。

**水野**　１年のインターンっていうのは、いわゆる無資格ですか？

**有馬**　無資格ですね。見習いです。ただインターンはちゃんと指導する人がいて、指示があって動くので、医療行為をしてもいいという、そういう規則でした。

**水野**　いわゆる実習ですね。

**有馬**　そうです。実習です。それで、内科、外科2ヶ月ずつとか回る事をしてましたね。産科と小児科もあったのか、ちょっとわかりませんけども。

内科が2ヶ月か3ヶ月、外科2ヶ月、産科、婦人科1ヶ月とか、そんな縛りはありましたけど、あとは、自分で選べて、1年間インターンをして、それで国家試験を受ける資格ができるという事でした。

**水野**　東京大学医学部は場所は本郷なんですね、当時から。

**有馬**　そうです。インターンは東大の附属病院でやりました。近いからですね。

**水野**　今の東大附属病院ですか？今と同じ場所の。

**有馬**　そうです。

**水野**　そこで1年間インターンをなさったという事でしょうか。

**有馬**　はい。

**岩崎**　インターンの場所は選べるんですか？どこでやっても大丈夫だったんですか？

**有馬**　はい。インターン指定病院というのがありました。これは、ちょっとほんとは違法なんですがね、途中である開業の医院に住み込んだ事があります。葛飾の方にある病院なんですけど、仲間から、そういう飯を食わしてくれるとこあるよ、お金もくれるとこあるよっていう話があったもんですから、手伝いながら、時々泊まったりしました。
**水野**　まあ、そこの所はオフレコなんでしょうかね（笑）。
**加我牧子**（以下加我）　いいんじゃないですか？　時効で（笑）。
**水野**　インターンはいろんな科目をやらなければいけないんですよね。
**有馬**　そうです。
**水野**　大学の時には、お医者さんになるのに、どういう方面の、どういう分野のお医者さんになるかというのはある程度決めておられたわけですか？
**有馬**　そうですね。インターンの時に、いろいろ、例えば手術の手伝いをさせられるという事があるわけですね。
　私が一番、外科系には向かないなと思ったのはインターンの時でしたね。例えば、腹部の手術の時、インターンの仕事というのは、腹部を開けて、手術する場所をできるだけ広げて、そこを外科の執刀者が切ったり縫ったりするのを助けるわけですよね。その時にとても怒られましてね（笑）。「もうちょっと協力的にやれよ！」なんて言われましてね。そこで力が足りないのかな?と思って、ギュッとやると「力入れろって意味じゃない」と、もう言われっぱなしなんですね。まあ、それで俺はメスを持つ方には向かないなと思って内科系に行くと決めましたね。
**水野**　それはインターンの時の経験で、ですね。
**有馬**　はい。それでですね、最後にどっちにしても経済的には困ってるから、早く有給になれるところがいいなと思ったんですが、田舎からポンと出てきて東大病院でインターンをやって、他の病院がどんな所か知らないんですよ。

東大病院は各科回りましたから一応雰囲気はわかったという事で、ただ、大学病院、特に東大みたいな所は人がわんさかいろんな所から来ますから、有給のポストってのはまずないですね。内科だったら4～5年は無給だと。そんな事であんまり無給が長いとやっていけないなという事で、ま、1年ぐらいは我慢できるにしてもと思った時に、比較的、関係がありそうな一つは皮膚科、一つは小児科だったんです。

そこの医局の先生が1年ぐらいで食うには困らないようにできるよ。とそう言ったんで、まあどっちかを選ぼうという事にして。皮膚科っていうのは、ちょっと魅力があったんです。当時コラーゲン病っていう、発疹が出るような病気で、新しい医療というか、原因が盛んに研究されてるって事もあって。見ればわかる病気ですよね。あんまり難しい事は言わなくても。そんな事で皮膚科ってのは良いかもしれないと思いましたね。

もう一つは小児科なんですけど、医学部に入ってから、うちの母親に相談した事もなかったので、ちょっと母親の意見も聞いてみようと思って、聞いてみましたら、「皮膚科？　小児科？　皮膚科ってのは何だか汚いわね…」って（笑）。まあ、うちの母の一言がありまして、おそらく、あの当時の皮膚科っていうと、性病っていう感覚があったんじゃないかと思いますね。

それで小児科ってのはうちの母親もしょっちゅう見てたので。子どもが病気をしてましたから、親近感があったんだろうと思います。だったら、まあ、皮膚科は拒絶されたという事で、じゃあ小児科に入りましょうかという事で入ったと、ま、そんな程度の事なんですよね。外科系がまずだめで、それから皮膚科は母親の意見で。

**水野**　お母様のお話が出ましたけど、４年間、先生は東京に出てこられて、ご家族は鹿児島にいらしたわけですけど、時々は実家に帰られたんですか？

**有馬**　冬休みは短いので、帰れませんでしたけど、夏休みは4年間のうちに何回か、…２・３回は帰ってますね。その時は家の手伝いをしたりしてましたけどね。

**水野**　伊集院のご実家ですか？

**有馬**　はい。ただ卒業後には、母は関東に出てきていたんです。姉が旧海軍の軍人と結婚していまして、義兄が、お母さん大変そうだからと言って、母親をみてやろうという事で、姉にくっついて義兄も鹿児島に帰ってきてくれてたんです。それがまた自衛隊ってのができて、元軍人に声をかけるようになって、うちの義兄も、海軍でしたから、海上自衛隊に来ないかと誘いをかけられて、じゃあ出ましょうという事で、神奈川県に出てきたんです。その時にうちの母も一緒に連れてきて、母は姉の所で一緒に暮らすことになりました。つまり鹿児島から移住することになったんです。母が13年下の弟も養わなきゃいけないというので、たまたま姉がみてくれるというので、一緒に鹿児島から出てきて、義理の兄のまわる所にくっついて動くという事になったんです。

母親とは、前は年に何回かしか会わなかったんですけど、割合と近い葉山や鎌倉にいたんで、相談はしやすかったですね。

**水野**　大学時代にお勉強はしっかりされたと思いますが、大学時代の思い出といいますか、何かお話はございますでしょうか？

**有馬**　同学舎には各学部の人がいました。東大が近かったので東大の学生が多かったですけど、文学部、法学部、それから私立の早稲田とか中央大学の学生も少数でしたけどいました。そんな人達のふるまい、話題、趣味などいろんな人間の生態っていうのを見ました（笑）。

**水野**　例えば？

**有馬**　軍人で、中国や太平洋で戦い、大学に入り直した政治や経済の学生などいたし、寮に彼女を連れてくる人もいるし。人には見せないで、こちらから出かけて行くのもいるし。男女関係ってのは、それまであんまりチャンスがなかった。人をいろいろ見る機会がありましたから、これは面白い発見でしたね。私はまだ恋愛、恋をするほどの所までいかなかったんですけど。未熟だったんだろうと思いますけどね（笑）。

**水野**　じゃあ、先生はデートしたりとか、そんな事はなかったんですか？（笑）。

**有馬**　まあ、ちょっぴりは（笑）。

**水野**　これが昭和25・26年から28年頃でちょうど、私が生まれた頃なんですが、この頃の世相ってのはどんな感じだったんですか？　学生さんとしての目から見て。サンフランシスコ平和条約が確か26・27年頃だったと思うんですが。

**有馬**　それまでは、例えば鹿児島に帰るのもお米を持って歩きました。25時間ぐらい汽車に乗るわけなんですけど、飯盒飯を炊いて梅干しと味噌をいっぱい入れて腐らないようにして。二十何時間の間、その飯を食いながら帰るというような、そういう経験をしましたね。

24年くらいの頃は、まだ配給だったんじゃないですかね。ですから、例えば旅館に泊まろうとしてもお米を持って行かないと飯を食わせてくれないと、そういうのは、25・26年まであったと思います。それまで、22・23年まではみんな腹いっぱい食うというのは難しい時代でしたね。

旧制の七高の頃は、食べさせてくれる所を下宿として探すという、豊かな農家をどうやって探すかというような事で下宿する所を探しましたね。

**水野**　大変な時代でしたね。27・28年くらいはどんなだったのでしょうか?

**有馬**　その頃には大分、お金を出せば、飢えなくて済むという事でしたね。本郷の同学舎でたまに、映画の脇役のアルバイトが来ることもありましたね。東大のキャンパスは銀杏の並木があって、いろいろ撮影をやるのにいい場所だったんでしょうね。「今日何時頃、誰々が出るらしいよ」とか、「アルバイトを探してるよ」「じゃ行こうか」なんて。雨を降らすのはホースからこうやってやるんだ、なんてのもわかって。

東大構内で臨時収入を得るっていう事が私たちはありましたね。そんな時には、麺類、天ぷらそばなんかを食いに行こうなんて言って行ったりしましたね。全体に貧しかったんで、あんまり人を羨むなんてこともなかったんですね。

うちの母は甘いものが好きだったんで、「もういっぺん、おはぎにちゃんと砂糖を入れたのを一生に一度食べたい」なんて昭和22・23年の頃そんな事、言ってましたね。

田んぼや畑などは、ちょっと大雨が降って流れたりすると、とたんにみんな飢えちゃうわけですよね。農村であっても、アメリカの占領軍から提供された缶入りのチーズやメリケン粉で栄養を補った家庭が多かったと思います。27・28年になったら、ある所に行けばあると、お金があれば大体行けるとそういう時代になったと思います。

**水野**　当時の学生さんの服装はどんなでしたか？　帽子をかぶって下駄履きでって、イメージがあるんですけど。

**有馬**　高等学校は今仰った通りですね。マントに下駄履きで。帽子は線が入ってひさしのついた帽子でしたね。

**水野**　大学での履物や服装はどんなだったのでしょう？

**有馬**　靴はあったんですけど、すぐボロボロになりましたね。下駄と草履はあったようですね。27・28年になれば学生服はボタンの学生服でしたね。大学でも学生服は普通に着て授業に出てたと思います。冬は、木炭の火鉢でしのぎました。

**水野**　学生さんは学生服というのが一般的だったんですかね。

**有馬**　そうでしたね。

**加我**　今の学生さんはクラブ活動はどうだとかいう話題になりますが…。先生は、勉強以外に暮らしもあってお忙しかったと思いますが、課外活動みたいなことはあったんですか？

**有馬**　同じ寮の中でダンスを教えてやるよ、なんてのも少数いましたけどね。今の学生との大きな違いは、小学生から男子学生だけの時代だっていうことです。あとは、先ほど話した、映画のエキストラに出るとか、自分は何十人かの一人で出るようなそんな所で。

あと社会学研究部ってのがあったと思いますね。私はそれにはあんまり参加した事無かったんです。むしろ小児科医になってから、学生から「先生ちょっと社会研修、手伝って下さい」と頼まれることはありました。

**加我**　印象に残っている先生や、授業はありますか?

**有馬**　文系と違い、医学科は全て朝から4時まで必須授業で、時間が厳しかったと感じます。授業はあまりさぼらずに出ましたね。普通に筆記をして、ビーコン（再試験　ドイツ語の動詞 wider kommen 再び来る〔戻って来る〕、から追試験のことをビーコンといった和製独語が生まれた）にならないように試験勉強してという所でしょうかね。ただ生化学の実験の時なんかに使う言葉、化学実験の時のバッファ（緩衝液）という言葉とかですね、私の場合、そういう言葉は弱いなと思いましたね。そういう授業を受けてなかったから、高等学校の時に。

実験するにも顕微鏡もない、天秤もちゃんとしたものがないという所で教養学部に相当する高等学校を終えましたからね。それでいきなり医学部に入ると、もうそういう事は習ってきたものと、いう風な前提で講義があって。

解剖はいいですけどね、7・8人で1人の遺体を4人4人で両方から足をやる、自分はお腹をやる、骨をやる、筋肉をやるという感じで。

単行本は教科書であっても新品はあんまり買わなかったですね。神田界隈に出て行って医学書でも古本で大体済ませました。

**加我**　当時は白菊会（注　医学部歯学部の学生の人体解剖学の教育と医学研究のために自分の死後、遺体を提供する意思を示して登録されている方々の団体）はなかったんですか？

**有馬**　名前はありました。自分の遺体を寄贈するってことですよね。それはありました。

**加我**　献体のご遺体ですね。

**有馬**　私たちはご遺族と会う事はなかったですね。東大病院は献体は割合と豊富にあったんでしょうかね。次は解剖学実習だと言うと、ホルマリンに漬かった死体を持ってきて、8人で1体を渡されるのが普通でしたから。それだけ遺体を潤沢に持っている大学ってのは少なかったのかもしれませんね。

**加我**　1年間にご遺体を1体解剖するという事ではなくて。

**有馬**　8人に1体ずつ。80人いれば10体あるわけですよね。それは東大の場合はよそより恵まれてると聞きましたけどね。その8人はあいうえお順で番号が決まりますから、私が「あ」で、次は伊藤君がいました。

**加我**　伊藤正男先生ですか？

**有馬**　伊藤正男先生。学士院賞、文化勲章賞をもらいましたけどね。東大の生理の教授になったんですね。それが同じ解剖の仲間でした。彼は名古屋の第八高等学校から来たんですけど。彼もお父さんが死んでるんです。うちも父がいないんで、そんな事でちょっと身の上が似てるんで割と仲良かったんですね。伊藤君と一緒にアルバイトに行きましたけどね。彼とは寝泊まりも一緒にしてるんです。

最近、ノーベル賞もらった赤崎勇君（注　２０１４年ノーベル物理学賞受賞）ていうのは、同じ七高で同じ学年の彼は４組、私は５組でした。彼は、理科甲類っていう物理、化学、そっちの方に進みました。中学も同じだったんです。

私は兵学校から中学に編入だったんで、彼は同じ中学にいて同じ七高に入ったっていう事はあまり意識してなかったんですが。最近になって、それがわかって。おだやかなおとなしい感じの人でしたね。

**加我**　医学部では基礎医学と臨床医学は、別々だったんですか？　基礎医学を終了して臨床ですか？

**有馬**　そうです。人体の解剖、生化学、生理学、組織学、栄養学、細菌学、免疫から始まって、３年生になったら、臨床医学という感じです。

**加我**　臨床医学は、内科診断学から始まったような記憶があるんですが、臨床医学になった時、特別な感想とかここが面白かったとかいうことがありますか？

**有馬**　そうですね。臨床医学になった時、診断学というのは、ドイツ語の教科書でした。診断学というのを最初の授業でやりました。その時の印象としてドイツ語で全部しゃべる先生と英語でしゃべる先生に分かれました。

例えば、胃というと、ドイツ語で「マーゲン」、英語だと「ストマック」といいますが、私たちは「マーゲン」とか脳を「ヒルン」とかそんな言葉の方がピンと来るような時代に習ったんですね。それが、途中、3年生ぐらいになったら、英語がだいぶ入ってきたという感じですね。

**加我**　講義自体は日本語で行われていたんですか？

**有馬**　日本語でしたけど、テクニカルタームは英語でしゃべる先生とドイツ語でしゃべる先生がいました。最初はちょっと英語が出てくると、多少耳障りな感じがありました（笑）。という事はやっぱり医学部はまだドイツ語の教育を受けた人がトップでずっといたものですから。2年生になる頃、「医学英語」という授業を自発的に講義して下さった免疫学の教授がいました。私たちの時は、学生中に英語が入り出したという感じは持ちましたね。

**加我**　ポリクリ（注　指導医の外来診察に陪席して、診断や治療について学ぶ実習）といいますか、実習は3年生からですか？

**有馬**　3年ではもうやってたと思いますね。ポリクリに入る前に診断学をやってたんじゃないかと思いますね。講義としては医学科3年は臨床各科、医学科4年は臨床講義が主だったように思います。病室実習は稀だったと思います。

**加我**　臨床医学の各科の講義で興味を持たれた科目はありましたか？

**有馬**　内科はそんなもんだという事で。皮膚科はちょっと面白そうだという印象で、外科はどうも…（笑）。ちょっと先天的に弱いという感じがあったんでしょうね（笑）。

**加我**　ポリクリで患者さんと出会った時は、それまでの座学と違う思いはありましたか？

**有馬**　まあ、患者さんに面談と診察をして初め診断を自分でつけて、その診断の根拠をしゃべるという事がありますよね。ちょっと嫌な顔をする患者さんもいて、触っていいものかどうか逡巡しましたね。産婦人科の診断っていうのもありました。これは、顔が見えないようにして、局所だけなんですが、こんな若造になんて感じをさせられるという事もありました。若い人は滅多に出てこない。中年以後の人の診察が多いんですけどね。あんまり痛くないようにして、患者はそっとして、なんて注意を教官の助教授クラスの人が言ってました。

おできなど、外科診断で腫れてるか、赤いか、痛みがあるかとかそういう決まったものをチェックするという事がありました。その通り、三つが揃ってるからこれは炎症でしょうとか、そういう事はポリクリで慣れて、あまり違和感なく憶えたような気がします。

**水野**　今回はインターンの頃までのお話を伺いました。次回はその後を伺いたいと思います。ありがとうございました。

# 第2章

# 新人小児科医 小児神経学に向う

第３回　有馬先生インタビュー

# 東大小児科入局、けいれん外来、船医の経験

平成27年６月16日
聞き手　加我牧子

## ＝東大小児科入局、けいれん外来、船医の経験＝

**加我**　前回、学生時代、インターン時代のお話、映画のエキストラの仕事をなさったとか、知らない事を伺って楽しかったんですけど、今日は学生時代の同級生の思い出から、卒業後医師になってからの事をお伺いしたいと思ってます。先生の学年は卒業生が１２８名ですね。

**有馬**　一番多い頃ですね。

**加我**　戦争中、東大に医専（注　医学専門学校）があって、その最後の卒業生が出たのが、先生のご入学の年の3月です。

先生のご入学は昭和24年、ご卒業が昭和28年。まだまだ大変な時代だったと思います。１２８名の中で昭和29年小児科に入局された先生方がいらっしゃいますね。飯島昌夫先生、市川哲郎先生、奥山和男先生、岡本義明先生、小林惇先生、工藤久雄先生、佐藤仁先生、塙嘉之先生、長畑正道先生、島信幸先生、他にもいらっしゃるのかもしれませんが。

**有馬**　同級生では私を含めて10人です。それで、よそから入ってくる人もいるので、その年、私と同時に入った人は15人でした。

前回、学生の頃のお話の時に申し上げるのを忘れてたんですけど、私たちの頃はまだ男女共学が許されなかった時代だったんですね。男性しかいない時代で、女医さんというのに出会ったのは、小児科に入った時によそから来た人達が数人おられた。そういう人達も合わせて、15人の入局者で、10人が同級生で、これは全部男という事だったわけですね。

**加我**　みんなで相談して小児科にいったわけではなくて、小児科にいこうと思って入局したら、同級生が10人いたという事なんでしょうね。

**有馬**　そうです。事前に同級生と相談して入局を決めたという事は全くないですね。後にも先にも10人同じクラスが入ったというのはないんですが、卒業生の数が多かったという事が１つと、おそらく意識したのが、教授がちょうど入れ替わり、高津忠夫先生という信州大学小児科の教授だった人が昭和29年に私達と同時に来られたこと。

私が習ったのは、高津先生ではなくて、その前の詫摩武人先生っていう方だったんですね。千葉大の教授から東大に教授で来られた先生です。その先生はかなり個性的な先生だったように思うんですけど、教室をしっかりおさえた先生だと聞いております。

**加我**　学生の時は、詫摩先生のご講義を聴いて、入局された時は、高津先生のご指導を受けるという形になるわけですね。

入局２年目にてんかん、けいれん外来を始められたと伺っていましたけれど、入局なさってすぐは、普通のっていうのも変ですけど、普通の小児科のトレーニングから始められたんですね。当時は直接の指導医が決められていたんですか？

**有馬**　新人の教育係はすぐ高津先生が命じられたと思うんですが、中山健太郎先生が来られました。それまで詫摩先生の門下の方達もおられたんですけど、その方達は高津先生が来られてから、大分雰囲気が違うっていう感じを持たれたように聞いているんですがね。

高津先生も前に教室におられた人より、新しくよそから連れてきた中山健太郎先生に新人教育を任せたと、まあ、そういう事だろうと思います。中山先生もそれに応じて、かなりハッスルされたんだと思うんです。かなり手厳しい質疑応答がありました。

どうして、タンパク質が1日にこれだけ必要だと思うかとか、栄養とか保健とかに強い先生だったものですから、調乳の常識的な事をギュウギュウ質問攻めにするような感じで。1ヶ月間ぐらいだったと思いますね、新人教育は。

あとは、病棟に入りまして、上級生の主治医と一緒に組み、そのアシスタントという形で病棟で大体4・5人の患者を受け持ったという事です。

私達の時は、14・15人入ったとして、それがみんなそういうペアになって、それでちょうど全体の入院患者を埋めるような感じだったと思います。

入院の初日は、原則として検尿、血算、血球像の染色と解析、ツベルクリン反応を新人が実施することになっていたのと、週1日は午前中の外来医師が指示した患者の検査と処置係りを担当しました。昭和35年頃に中央検査室が機能する以前です。

**加我**　新人が15人入ったという事は、上級生も15人ついていたという事ですよね。
**有馬**　そういう事になりますね。
**加我**　最初に受け持った患者さんを憶えてらっしゃいますか？
**有馬**　最初の指導医は4年上の松島（富之助）先生っていう東大出の方ですけど、最初に受け持ったのは水頭症ですね。水頭症で脳腫瘍だという診断がついていて。乳児だったんですが、先天性の脳腫瘍なんでしょうかね。水頭症で頭がパンパンに腫れて、毎日のように、大泉門に針を刺して、髄液を取るという事から始まりました。それで、その診断が本当にそれでいいのかと結核性の髄膜炎の後遺症じゃないかとか、そういうような常識的な臨床的観点から考える診断を高津先生は強調するし、受け持ちの方はどう考えても腫瘍だというような事で。その辺で少し回診の時の議論がぽつぽつと始まっていたという事です。
**加我**　当時は脳の中を見る検査はなかったわけですが…。
**有馬**　空気を入れる気脳写はありました。
**加我**　気脳写はあったんですね。
**有馬**　最初はやってなかったんですね。神経班が細々と出来てから始めましたので。髄液を取って、それよりもちょっと少なめに空気を入れてという事で置換をして、そうして抱っこしてレントゲン室に連れてって、こういう姿勢にすればここに空気が入るはずだという事で、いろんな角度から空気の像を見ると、そういう事をやってました。
　脳血管写を始めたのは、私達2年目ぐらいですから、それまで脳血管写は無かったんです。

空気を入れて脳とのコントラストで見るというのが、一番精密検査という事になってましたね。

**加我**　という事は最初の患者さんには、気脳写もまだできなくて、本当に臨床のみで診断するということですね。髄液の細胞くらいはご覧になれたかもしれないですけど、結論はわかったんですか？最終的に？

**有馬**　剖検で小脳腫瘍でした。

**加我**　最初の患者さんは、やはり神経に縁のある患者さんでいらしたのですね。

**有馬**　自分の経験で、神経に縁があったもう1人で印象に残っているのは、脳性麻痺の患者さんで気脳写とパンピング療法のために入院させたんですね。

　私が受け持ちになって、気脳写もやって、これはそれほど大きな異常はなかったけど、脳性麻痺である事は間違いなかろうという事だったんです。3日目ぐらいに病室に行ったら、もう真っ青になっている。呼吸促迫とこれはどうしたんだろうなと思ったんですが、これは呼吸から言って肺炎の呼吸だという事で、そうやって診てるうちに亡くなったんです。剖検はみんなほとんど100％してましたから、間質性肺炎がある、死因が肺炎であった事は間違いないだろうと、その通り、お家の人に伝えたんですね。

　脳腫瘍の時もそうでしたが、次のその急に亡くなった人もそうでしたが、母親がぽろぽろ泣いてるというのを、目の前で見てましたら、診断がつけられるよりも何よりも、とにかく生かして欲しかったと、親は哀しいんだなと。私は自分の経験から、うちの兄が死んだ時の母親を見てましたから、障害があっても何でも、少しでも生きててくれと思うのが親なんだろうなと改めて感じたって事がありましたね。

受け持った２人が一方は腫瘍、一方は脳性麻痺という、その後もずっと経験する事の多かった病気なんですね。最初の２人がそうだったので、神経の病気を逃げてはおれないという、そんな感じを持った事は確かですね。

**加我**　当時の東大病院は難しい患者さんがたくさんいらしたと思うんですけど、受け持った最初の方２人が亡くなるというのは、相当衝撃的な事だったでしょうね。それが今の有馬先生に繋がってるのかなとも思いますが。

**有馬**　そうですね。神経からはやっぱり逃げられない、だからこちらが何とかしなきゃならんなという事は思いましたね。

**加我**　それ以降もきっといろんな患者さんと出会っていらしたと思うんですが、２年目くらいに独り立ちという事になるんですか？

**有馬**　そうですね。２年目に独り立ちですね。１年間ずっと同じペアじゃなくて、途中で替わるんですね。たまたま、３人目の上級医が１年上の福山（幸夫）先生だったんです。

福山先生と組んで、彼がミアステニア、重症筋無力症の事を一生懸命やってて、新しい薬を使うんだという事を言ったんです。農薬を薄めて、コリンエステラーゼを抑制して、筋肉が麻痺みたいになるのを除く。そういうのが文献に出てたと、これを試してみようと言って、福山先生が薬を買ってきて、それを薄めて、重症筋無力症の子どもに飲ませてそれの有効性をみると。確かに一時的にメスチノンを注射で打つのと似たような効果があったように思うんですね。

これは福山先生の指示で、あんたがこれを論文にしろと言われたんで、書いて持ってったんです。そうしたら、彼がちょっと首をかしげて、もっとマシなのを持ってこいと言われたんで、それなりにじゃあもういっぺんって言って書き直して、持って行ったら、随分良くなりましたねって言われて、それが福山さんと私の共著の第1号だったんです。

**加我**　そうですか。それはまだ拝見しておりませんので、是非探させていただきたいと思います。まだテンシロンテストなんてなかった時代ですよね、きっと。

**有馬**　ワゴスチグミンテストって言ってましたね。

**加我**　じゃあ、新しい薬というか、今まで使われていない薬を患者さんに効くはずだという事でお使いになった最初のご経験だったという事ですね。

**有馬**　そうです。どこかに文献はあったのかもしれませんけどね。私は、言われるままにやったんですけどね。

**加我**　先生にもそういう時代があったという事ですね。

卒後1年目か2年目に船医として、ニューヨークにお出かけになったというお話を伺った事があるんですが。

**有馬**　2年目でしょうかね。神経外来はもうやってまして、その時だけ、休みましたから。2年目の半ばぐらい、10月にこっちを出ましたから、1年半後って事になりますかね。

**加我**　高津先生が子どものけいれんを小児科で診ないのはおかしいという事で、外来を始められたのは、じゃあ2年目の春からだったという事ですか？

**有馬**　いや、入局最初の年の暮れから始めました。新人の時にもうけいれん外来の勉強してましたから。ですから、４月に入って、もう8月か9月には、てんかんを精神科に回すのは止めろと、子どもは全部一応、小児科で診てから決めろと。これは使命感ですね、高津先生の。

それじゃあ、けいれん外来は福山先生にと高津先生が言ってきたので、やっぱり目をつけてたんだろうと思いますね、高津先生としては。それで福山先生がそう言われて、じゃあやりましょうと言ったけど、彼も上の人が嫌だって逃げてたのを、一人でやるのはきついなと思ったんでしょうね。かといって、福山先生も自分の命令で動かせるのは、我々、新人しかいないわけですから、私と同級生（長畑正道先生）の２人、もう１人よそから来た女の先生がいましたけど。

横田（旧姓　清水）和子さんっていいました。その人も一緒にけいれん外来を、てんかんが主体だったんですけど、それの外来をやりましょうという事で。それを夏に言われて、何も知らないから少し勉強の余裕は必要だと、12月からとにかく始めましょうという事で、４人で抄読会みたいなのを行って、薬の使い方だとか、てんかんの分類をどうするのかという事がありましたから、その勉強をしました。

てんかんの発作型、どの薬をどんな時に使うかという薬の使い方。それから、もう一つ、やっぱりてんかんでは脳波をやらなくちゃならないだろうという事で、脳波の取り方と判読、それの勉強を一緒にやったんですね。

**加我**　それは精神科の先生と？

**有馬**　12月にけいれん外来を始めましたから。実際に患者さんを脳波に連れて行くようになったのは、それからですね。

**加我**　実際患者さんの診療が始まって。

**有馬**　はい。始まった時に脳波計は精神科にありましたから。精神科が昼間使ってるんで、夕方から貸してもらうと。そういう事で夕方、親と一緒に赤ん坊を連れてって精神科で脳波をとらしてもらったという事ですね。

**加我**　当時から精神科ってあの赤レンガの建物にあったんですか？

**有馬**　はい。

**加我**　あの建物の地下のどこかに脳波の機械が置いてあったんですね？

**有馬**　はい。地下だったか、1階だったかちょっと憶えてませんけど。

当時、大熊（輝夫）先生がいましてね。あの人は私より4年か5年上ですから、脳波をやってるという事で、我々がやってると、ぷらっと来て見て、ああスパイクが出てるねって感じで、大熊先生が後ろの方で声をかけてたという事がありました。

**加我**　じゃあ、脳波は実践でわかっていったという感じですか？

**有馬**　そうですね。日本語の脳波の本ていうのはまだほとんどありませんでしたけど。東北大の生理の先生かな、その人は『人間の脳波』っていう本を書いてましたけど、あとギブスの『アトラス』という大きい図譜集なんですね。それの海賊版が出てましたね。

**加我**　私、持ってました（笑）。

**有馬**　それを買ってきて、それと見比べながら、年齢的にどうだとか、発作の場所はどういう風に出るかとか、スパイクはどうとか、ポリスパイクはどうとか、そういうような事をギブスの『アトラス』を見ながら勉強していきました。

それでドイツ語でNickkrampf、点頭てんかんといわれたのがGibbsでinfantile spasms、その脳波はヒプスアリスミアって言葉を使ったんですね。ギブスの『アトラス』で。ヒプスってのは極度のっていう事で、極度のリズムの障害という、そういうような命名がしてあったんですね。

ドイツで点頭てんかんっていうのは、ヒプスアリスミアが出るもんだという、その辺はギブスの『アトラス』で知ったという事でしたね。

**加我**　実際の点頭てんかんの患者さんがいらした時は、「教科書と同じだ！」みたいな感じだったんでしょうか？

**有馬**　ええ、そういう感じでしたね。ウェスト症候群という名前になったのはかなり後です。

**加我**　小児科に脳波計が入るまでは、夜だけ脳波の検査ができる状況で、多分必死のお母様達と一緒に患者さんの脳波検査をしながら、だんだんてんかんの実態がわかってきたという事なんでしょうね。

**有馬**　まあ、私達も体験できたという事ですね。

**加我**　当時、使えたお薬はどのぐらいあったんですか？

**有馬**　ほとんどがアレビアチン、ルミナール、それからミノアレビアチンですね。3種類でしたね。途中からフェネトライドが入ってきましたかね。フェヌロンって言ってましたけどね。肝臓の副作用が強いので用心して使えって書いてありました。

まあ、アレビアチンとルミナールで大体、大発作、普通の焦点性発作は６・７割は止められましたのでね。ヒダントールといって、それぞれ１：１、2.5：１、３：１の割合でアレビアチンとルミナールを混ぜた薬を売ってました。それによってヒダントールＤ、Ｅ、Ｆなど名前が違ってましたけどね。

あと、プチマールアブサンス、純粋小発作これはミノアレビアチンで、大発作を起こす事があるような時はルミナールと一緒にくっつけて、出しましたけどね。これはほとんど１００％きれいに止まりましたね。

**加我**　それまでは、てんかんが全く止まらない方達が、東大小児科のけいれん外来で発作の大部分が止まったということで、患者さんがどんどん増えたということになったんでしょうか？

**有馬**　まあ、他の病院がみんな嫌がって、受けなかったということもあるでしょうね。それからてんかんは遺伝だよと、どうかすると、他の兄弟の結婚に差し障るというような風潮がありましたね、あの頃は。

子どもですから、まだそこまで家族に深刻な影響は与えないんですけど、それでもてんかんだと言われると、嫌な顔をする親も多かったですから。小児けいれんですね、という言い方を最初してました。ドイツ語でけいれん外来の事ですが、クランプ外来と言ってました。

**加我**　患者さんの方もクランプ外来に来ましたとおっしゃる感じですか。

**有馬**　はい。
**加我**　週に何回ぐらいから始められたんですか？
**有馬**　最初、週1回でした。週1回で午後から始めてたんですけど、だんだん多くなったものですから、週2回、午後、それでもさばききれなくなったんで、週2回、午前、午後とそういう外来になりましたね。
**加我**　外来を夕方までなさって、それから脳波の検査に入るということですか？
**有馬**　はい、そうです。
**加我**　この外来で1日どのぐらいの患者さんを診ていらしたんですか？
**有馬**　最初、大体50人ぐらいでしたかね。1時間に5・6人のペースで、午前2時間、午後3時間というような感じです。幸いに新しく神経班に参加する若手の医師が外来に加わって分担してくれました。まあ、何せ5年目には1日に１００人を下る事はなかったですね。何人かで診てるわけですから。
**加我**　お一人で50人ぐらいは診ていたという事ですね。
**有馬**　それぐらいはいたでしょうね。
**加我**　先生のご略歴の中で、けいれん外来の他に脳性麻痺外来というのも書いていらっしゃるんですが、脳性麻痺の外来というのは別に独立して作ってらっしゃったんですか？
**有馬**　けいれん外来が先で、それからやってるうちに、てんかんと思って診てるうちにだんだん知的あるいは運動に退行が出てくるのがいて、その中から変性疾患がわかってきたんですね。

最初はリピドーシスってのは見た事ないと思ってたのが、これはおかしいなと。発作は止まってるのに、退行すると。そうするとやっぱり脳の器質的な進行性の病気だろうという事で、まずはテイサックスだとか教科書的な外国に多い病気を気を付けて、診てたんですけど、そういう感じじゃないと。眼底はそれほど異常なくて、そういうのがあると。まあ、それで白質変性症とそれから灰白質変性症という言葉を使って、テイザックスとかGM1ガングリオシドーシス、異染性脳白質変性症とかそういうものがいろいろ入ってきて。その辺の所を臨床的に外来で大体見当をつけるという事をしたわけです。

**加我**　脳性麻痺外来でという事ですか？

**有馬**　はい、そうです。実際には脳性麻痺が一番多かったものですから。脳性麻痺と言ってる運動障害もあって、まあ、神経外来というのと同じ事なんですね。運動障害も持ってるという。

**加我**　一般的な脳性麻痺の他に、そういう運動機能障害をきたすような病気の患者さんをたくさんご覧になってたという事ですね。

**有馬**　そういう事ですね。当時は近親結婚が一般でも多かったので、常染色体劣性の病気は今より多かったと思います。

**加我**　当時、ご覧になったけいれん外来の患者さんとか、脳性麻痺外来の患者さんに、後にお会いになったというお話を以前伺ったことがあるんですけど、実際患者さんを診ていらした時に、記憶に残っている患者さんはいらっしゃいますか？

**有馬**　やっぱり遺伝性の変性疾患っていうのは、それこそほんとに遺伝性ですからね、お母さんの立場が惨めになるっていうのは見てました。

再婚の奥さんが、親父さんから「俺の前の家内の時には、こんな病気はなかった。お前と結婚して、こんな子どもが2人も生まれた。悪いのはお前だ。」と言われたと言うんですね。

確かにリピドーシスって劣性の遺伝性の病気ですからね。当然、親父も保因者っていう事もあるんですけど、お前のせいだと言われても、そりゃそうかもしれないけど、奥さんの責任だけじゃないでしょうと言ってやりたかったんですけどね。そういう事があって、遺伝の事をもっと勉強しなければならないと思ったのはその頃でしたね。

特にどれぐらいのリスクで次の子に異常が出るかとか、その辺は調べれば、ある程度は見当つきますけど、そういう常識的な事を少しやろうと思ったんです。

それから自衛隊の中央病院にいた時に熱性けいれんが多かったんで、熱性けいれんの遺伝っていうのを、あの辺の小学校を使って調べた事はありましたけどね。再発性の熱性けいれんというのは、こんなに遺伝するものかと初めて知りましたね。

**加我**　自衛隊中央病院は中山健太郎先生が主任でいらしたんですか？

**有馬**　はい。

**加我**　という事は、研修医だった有馬先生を引き抜いてこられたという事ですか？

**有馬**　引き抜いたのは、中山先生が東邦大教授になられてからです。あの時は、同じクラス10人いたんですけど、順番をつけて1番は誰、2番は誰というようにくじで決めたんですね。で、何かあった時に誰か1人だったら、1番の人から声をかけてもらおうと、仲間内で決めてたんですね。

それで、中山健太郎先生が自衛隊中央病院で1番の人に声をかけて、それが数ヶ月で東大に帰ると、じゃあ、2番目は私という事で。自衛隊中央病院は三宿ですから、現在、（重症心身障害児〈者〉を）守る会の本部に近い所にあるって事で、ご縁がありましたね。懐かしい所です。

**加我**　自衛隊中央病院にいらっしゃる前後に、学位を取得されたという事ですが、てんかんと脳波についてでしたね。

**有馬**　脳波はくっつけですね。一番主なのは、福山先生の福山型筋ジストロフィーの論文もそうなんですが、『神経研究の進歩』というのに掲載されましたね。頁数の制限が無かったんですね。当時としてはあんまりレフリーもそうきびしくなくって、大体出せば通ったんですね。

**加我**　ものすごくレベルの高い雑誌に掲載されたということですね。

**有馬**　そんな定説はあったようですね。確かにあそこに出す時は、かなり身を入れましたね。私も博士論文の一篇をあそこに出しましたけど、昭和34年4月号〝小児てんかん－その成因並びに熱性痙攣との関係について（神経進歩　3巻657～674、1959）〟が主要なものでした。

脳性麻痺を伴うてんかんと、脳性麻痺を伴わないてんかんと、てんかんを伴わない脳性麻痺、その3つについて、どう原因が違うかという事を、カルテ1枚1枚繰って、ちょうど1000人以上いましたから、仮死が多いのはどれだったか、未熟児出身や新生児期の重い黄疸というのは、てんかんにそうあるものじゃないとか、知的な遅れがどの程度あるのかとか、知能と運動とけいれん、それとそれまでのヒストリーとを結びつけ、それで統計的に差があるかという論文、それが私の博士論文の一篇だったんです。

ですから産科の先生達にとってみれば、お産の時の酸素不足が将来の脳障害を起こすというのは、非常にけしからんという批判がありましたけどね。誘導尋問してるんだろうとかね。自分では真面目に書いた論文だと思います。

確かに、一方でてんかんは全部遺伝だというそういう迷信みたいなものがあるので、家庭的に困るような状態はないようにしてやった方がいいなというそんな気持ちもありました。

**加我**　ちょっと戻りますが、船医になられたいきさつを教えていただけたらと思います。

**有馬**　2年目の秋です。

**加我**　それだけ患者さんの多い外来を休んで、お出かけになるというのは、とっても大変な事だったろうと想像いたします。

## =船医の経験=

**有馬**　私が東大の小児科の医局で、昼飯か何か食ってた時じゃないかと思いますが、医局長が「おい、日本医大の方からこんな話が来てるんだけど」と日本医大の小児科が、誰かシップドクターはこちらにいないかと、それまでは日本医大小児科のドクターが行ってたアメリカ航路の貨客船があるが、今度はどうしても都合がつかないんで、東大の小児科で誰かいないかと言ってきたんです。

私はまあ、こっちに文句があったわけでもないんですが（笑）、船というとやっぱり元海軍ていう事もありますから、金もらってアメリカに行けるなんてこんな良い事はないというんで、「はい」と手を挙げたんです。「元気でいいな」と言って、医局長がすぐ「1人行きたいのがいるよ」と言ってくれたんです。

それで、1万トン級の君川丸という船の船医です。あの頃、貨客船で少数だけどお客を乗せる、荷物はたくさん載せるという船だったんですね。それで、ニューヨークに行って帰ってくる。お客を乗せてるからか、法律で船医がいないと、船を動かせないという事だったんですね。ですから、誰かいないと出航できませんから、私が手を挙げたんで、すぐ決まったんですね。

横浜の港から出て、それから太平洋とそういう事だったんです。10月の十何日かに横浜港を出ましたけど、それで帰ってきたのが、2月ぐらいじゃなかったでしょうかね。

**加我**　片道1ヶ月以上ですか？

**有馬**　まあ、あっちまで行きますとね。太平洋渡るだけで、大体10日でしたから。それでパナマ運河を越えて、北に行って、ニューヨークに行くわけです。ちょうどサンフランシスコに着いたのが10日目ぐらいじゃないでしょうかね。サンフランシスコからパナマまで、5・6日かかりますから。

**加我**　3ヶ月ぐらい留守になさって、ニューヨークまで行って帰っていらしたと。ニューヨークで滞在する時間は少しはあったんですか？

**有馬**　ニューヨークは約5日間あったと思います。10月の何日かに出て、ニューヨークはちょうどクリスマスの時でした。

幸いな事に港に泊まってる間は船にいなくてもいいということなんです。昼はドクターは何してでもいいですよと言われたので、ニューヨークのマンハッタンに着いてますから、そこからニューヨークの街を毎日ぷらぷら歩いてました。５番街やエンパイアステートビルなんか見たり。

**加我**　外国にいらしたのは初めてでしたか？

**有馬**　初めてです。

**加我**　ニューヨークで街を歩いただけでも楽しかったかもしれませんが、何か記憶に残るような事はありましたか？

**有馬**　そうですね。楽しかったですね。だけどやっぱり、一番印象に残ってるのは、サンフランシスコでした。太平洋渡ってアメリカに行くんですが、千島列島が見える所をずーっと通って行くんです。北側をね。千島列島を眺めながら、時化《しけ》るんですね。船がすごい揺れて、私も船酔いをしました。お客さんも酔っぱらって寝込んでますから、一応その人達に声をかけて。

風呂に入ると揺れるんで湯船のお湯が顔まで上がってきちゃうんですよね。それで、揺れない所で風呂に入りたいなと思ったものです。夜は寝られました。

ある朝、全然音がしなくて、静かになってる、あれ何だろうな、故障でもして止まってるんじゃないかなと思って、甲板に出ましたら、丘の上に白亜の建物が並んで、あ、サンフランシスコに着いたと、それが非常に感動しました。きれいなアメリカって思いましたね。店の中に暖房がきいていることも驚きました。

**加我**　サンフランシスコにも何日かいらしたんですか？

**有馬**　ええ、３日位で、ロスにもちょっと寄りました。泊まってる間は、もちろん自由時間で、時間までに帰ってくれれば良かったので、いろんな所を見たりしました。

船医の想い出といえは、ロサンゼルスを出航しパナマ運河に向かう途中で急病が出た事でした。船長が腹が痛いと訴え、診察したら右下腹部に圧痛があり、急性虫垂炎と判断しました。病院なら手術という状態でしたが、それはできず、局部を冷やし、保管のクロラムフェニコール錠を飲ませて、治まるようにと祈りましたが、翌日は熱が上がり、薬も吐くようになりました。パナマ港まで丸２日はかかるので、入港したら即刻入院を頼むと現地の代理店に無線を打ち、応急的に静注用のブドウ糖と生食液を混合して、静注と注射器の洗浄、煮沸消毒をくり返しました。入港後はすぐ米国系の病院に同道し、日本のレジデント医と自己紹介し、オハイオ出身と名乗る医師に経過を告げました。スタッフと思われる黒人がきて、すぐ点滴輸液を実施する様子を見届けて駅に向かい、パナマ運河を車窓から見ながら走り、大西洋側で待っていた船に戻りました。その後、船はキューバや米国の港、ヒューストン、セントルイス港にも立ち寄りながらパナマに戻り、全治して待っていた船長を乗せ、一路、日本に帰りました。

**加我**　小説のようなお話ですね。若きレジデントとして最善の医療をなさったということですね。

先生は高等学校や入学試験などでドイツ語はたくさん勉強なさったと思うんですけど、英語の勉強はどんな感じだったんですか？

**有馬**　会話はですね、まあ、元々湘南っていう学校は割合と英語が多く、英語の授業は英語でやるっていう感じがありました。兵学校でもそれはありました。陸軍は英語全面禁止なんてありましたけど、海軍はやっぱり会話できなきゃダメだという事で、例えば体操の時間でも、教官が英語で。何とかエクササイズ、レディ、ビギンなんて言って。堀内大佐っていう落下傘部隊の隊長だった人が、体操の号令かけてやってましたけどね。比較的、英語はやる機会があったという事ですね。

海軍は海軍で違ったやり方でしたから。しかし、米国南部、テキサスでは会話は駄目でした。

**加我**　サンフランシスコ、ロサンゼルス、ニューヨークが先生の外国初体験で、パナマ運河を通った事がある人なんて今ではそんなにいないと思いますけど（笑）。同じルートを３ヶ月目ぐらいに反対向きに帰っていらしたということですね。東大の小児科に戻って、忙しい日をすごしていらっしゃったと思うんですが、自衛隊中央病院にお出になる前に、ウィルソン病の患者さんに出会ったんでしょうか？

## =ウィルソン病との出合い=

**有馬**　ウィルソン病は東大の小児科の１年目でした。

**加我**　ウィルソン病の診断っていうのは、当時からもうできていたんでしょうか？

**有馬**　肝障害でケースレポートになっていた小学生の子どもに上肢の捻転運動が生じ、外来に来て診察した先生がこれはウィルソンっていうんじゃないかなと、そういう疑いで入院してきたんですね。そうかなーなんて思ってたんですけど、念のために眼科に行ってカイザーフライシャーを診て下さいと言ったら、ありますと言われたんですね。

**加我**　どなたが？

**有馬**　小児科医は栗田（威彦）先生といって、10年くらい上の先生ですけど。肝臓やさんでしたね。

**加我**　それはすごい事ですが、当時は銅の定量はできたんですか？

**有馬**　自分では、やってはいませんでしたけどね。

**加我**　カイザーフライシャーで診断したということなんですね。その後で、先生はウィルソン病の患者さんをたくさんご覧になっていらしたし、ペニシラミンだけじゃなくて、トリエンチンの治療を導入されました。ウィルソン病の患者さんについてはたくさんの臨床経験をされていらしたと思うんですけど、最初のきっかけがその入院の患者さんだったという事だったんですね。

**有馬**　ウィルソン病ってみんな見た事なかったんですがね、ヘパトレンティキュラーディジェネレーション（Hepatolenticular degeneration、肝レンズ核変性症）、レンティキュラーディジェネレーション（lenticular degeneration）っていう言葉があります。それをカルテに書いて、診断名の所に書いて、先生これ何と聞かれて、ウィルソン病とも言われてるみたいですと言って。

私もそれから後、気を付けて診るようになったんです。3名ぐらい入院したのかな？　ウィルソン病で。

そのうちにニューヨークから女医さんが来て、Dr.Ruth・Harrisっていいましたけど、コロンビア大学の小児科の助教授でした。その人が回診をしてきて、どうも日本はウィルソン病が多いのかしら、最近アルバート・アインシュタインのシャインバーグ（I. Herbert Scheinberg）って、セルロプラスミン欠損をウィルソン病で見つけた人がいるから、彼の所に血清を送ったらどうですか？ってアドバイスをくれたんです。

それで、シャインバーグとコンタクトをとって、こういうヒストリー（病歴）ですけどと、書いて血清を送ったんですが。一番最初に送った時には、沈殿がひどい、測定不能で計れないと。要するに、ばい菌が入っちゃって、だめだと、こういう返事が来たんです。

それからは、検査室を全部オール消毒をして、アンプルに全部無菌的に血清を詰めて送るようにしたんです。それで、2・3週間後に手紙がきて、欠損している、貴方の診断は正しい、これだけ精密にヒストリーを書いてきたのはお前が初めてだとそんなような事をシャインバーグが手紙で言ってきて。

**加我**　じゃあ、それがその後のインターナショナルな研究のきっかけの最初になったという事ですね。

**有馬**　でしたね。ですから、米国のメルクでペニシラミンができた時、すぐ有馬に送ってやれとメルクに言ってくれたそうで。ペニシラミンがアメリカでできた時に試供品をメルク社が送ってくれたんですね。その代わりどういう結果だったのか、3ヶ月に1回報告しろと、そういう条件付きで10人分ぐらいもらいました。

**加我**　患者さんに使った手応えはいかがでしたか？

**有馬**　そうですね。半年、1年ではむしろ退行し、神経症状はあんまり良くなってない感じでしたね。ただ肝機能障害だけ、ちょうど血中のGOT、GPTだけが高いっていうだけで見つかった例が兄弟でいたんですが、その患者さんだけは投薬後、半年経ったら、セルロプラスミンは低いままだけども肝機能障害のトランスアミナーゼが正常化すると、それだけは言えたんで、有効だろうと思うと。そんなようなやりとりで5年以上、試供品をもらったんです。

**加我**　それはウィルソン病の日本での最初の治療だったという事になると思いますが。

**有馬**　小児科ですからね。内科では発症予防という発想ってのはなかったと思うんですが。それで、まだ無症状でトランスアミナーゼが高いだけで、セルロプラスミンはほとんど0だとウィルソン病と大体診断をつけて、それで、ペニシラミンを使えば、肝機能異常は改善するから、これでずっとやれば発症しないで済むんじゃないかと思うと日本神経学会で発表したんです。そうしたら、座長、そんな事して何になるんですか？と（笑）。わかっちゃいねえなと思いましたけどね。

その時は、先天代謝異常っていうのはフェニールケトン尿症以来、悪くなる前に予防するっていうのが、小児科では常識になってたと思うんですね。

その頃、家族に1人ウィルソン病の診断がついたら、その同胞の全例について、また原因不明の幼児や学童の肝障害に出合ったら必ず、セルロプラスミンを測定することにしていました。東大から東邦大、鳥取大、国立精神・神経センターとそれぞれの場所で新しい症例が発見され、予防を含む早期治療にペニシラミンを使用しました。

先程、トリエンチンについて触れられましたが、トリエンチンの導入は、私が国立精神・神経センターに勤務した後、１９９2年のことです。その契機は、ペニシラミンを早期に始めた子どものなかに、発疹だけでなく、ネフローゼを発症した例が出たことでした。英国のDr.ウォルシエ（JM Walshe）の報告（１９５2年）に沿って、急いでトリエンチンの開発が必要と考え、神経研疾病2部の実験室で液体からトリエンチン結晶を自分達で作ったんです。飲ますと、確かに副作用は少なく有効だと確信し、数ヶ所の製薬メーカーに医薬として開発をやってくれないかと言ったんですが、みんな逃げ腰でした。

たまたま、漢方薬が主なツムラが、先生そういう事情なら応援しましょうと言ってくれました。ちょうどアメリカで、稀少難病に有効な場合は、認可を早く許可するという法律が制定され、トリエンチンというのはアメリカで第1号として承認されたんですね。稀少難病に効く薬という事で。

幸なことに日本でも1年遅れて、そういう制度を厚生省が作ったんですね。ですから、私もそれの第1号でツムラが作ってくれたので申請したんです。日本もちょうど1年遅れで第1号だったんです。

山村雄一さんっていう大阪大の有名教授が審査委員長でした。彼が通してくれたんです。アメリカでも第1号、こちら日本でも第1号だったんです。

ですから、それでもうペニシラミン使わなくてもトリエンチンでいけるという事で、それから何十年でしょうかね。55歳超えてますから、第1号は。

**加我**　その方達は、今も健康でいらっしゃるんですか？

**有馬**　ええ、全く健康です。

**加我**　患者さん達はその事に関して何か感想とか。

**有馬**　その人達は勝手に止めないでと。必ず薬を飲みましょうと。自分たちがプロパガンダをしますからと言ってくれて。

実際に使ったなかで、30才ぐらいになって投薬をやめた患者がいるんです。劇症肝炎を起こして亡くなってしまったんですね。

5歳で診断できて、ずーっと30才ぐらいまでいっていた女性なのですが、ウィルソン病の男性と「本当に薬を使わなきゃいけないのかしら」という話になって、それで2人とも服薬を止めてしまったんです。女性が1年経たずに劇症肝炎で亡くなって、男性は精神異常みたいなのを発病しました。そちらの男性は命は助かりましたが。

そのことを知って、やっぱり薬は止めてはいけないんだと、改めて認識してくれたっていう事がありました。

**加我**　薬を止めたので結局、精神症状を発症しちゃったっていう事ですよね。

**有馬**　そうです。そういう実例が出てきてるんで、発症予防第1号の五十いくつの人は自分の後輩のそういうのを見てますから、自分がウィルソン病友の会っていうのを作って会長になってるんですよ。毎年、毎年、研究会をやってます。

**加我**　そうですね。ウィルソン病の会ってありますよね。アメリカの第1号という方もいらっしゃるんですね。アメリカでトリエンチンを使ったという。

**有馬**　それは私知りません。

**加我**　交流会があっても良さそうな感じがしますね。

**有馬**　そうですね。

**加我**　じゃあ、今もその方が日本の会長で頑張って下さっているわけですね。

**有馬**　それから、薬を止めてちょっとおかしくなった人も、確か学校を卒業しなかったか何かで、就職も止めて、今はそれに出て来て手伝ってますから。

**加我**　そうですか。お薬もまた飲むようになったんですね？

**有馬**　ええ、飲むようになってますね。

**加我**　多分今でも新しい患者さんは少しずつ見つかってると思うんですけど、その方達の発症前の治療というのがスタンダードになってるという事ですかね。一生上手に飲み続けて下されば、発症しないで済むという時代になってるという事ですかね。

**有馬**　そうですね。

**加我**　ほんとにすばらしいことだなと思います。ありがとうございました。まだまだうかがいたいことは山ほどございますが、お時間になってしまいました。今回、医師になってからのお話をうかがいましたが、次の機会に又続きをお聞かせいただければと思います。

どうもありがとうございました。

追記：東大小児科で小児神経学を専攻された先生方

（昭和27年入局）横田（清水）和子
（昭和28年入局）福山幸夫
（昭和29年入局）有馬正髙　長畑正道
（昭和31年入局）久保田達夫、岡田良甫
（昭和32年入局）鈴木昌樹、丸山博
（昭和34年入局）小宮和彦、小宮弘毅、田村英子
（昭和35年入局）斉藤明子、鴨下重彦
（昭和37年入局）鈴木義之
（昭和38年入局）瀬川昌也、藤原順子

# 第3章

# 伊勢湾台風支援・医学の革命的進歩そして日本小児神経学会誕生秘話

第４回　有馬先生インタビュー

# 自衛隊中央病院、医学の進歩、小児神経学研究会の誕生へ

平成27年7月7日
聞き手　岩崎裕治

＝自衛隊中央病院と伊勢湾台風支援＝

**岩崎**　前回は東大に入られて、けいれん外来や脳性麻痺外来を立ち上げられたり、船医でアメリカの方に行かれたというようなお話を伺いました。

今日は、その後のお話から伺っていこうと思います。前回も少し伺ったのですけれど、昭和34年に、自衛隊中央病院に1年ぐらい行かれたという事なのですが、その時のお話を伺えればと思います。何かご記憶に残った事などをお話しいただければと思います。

**有馬**　今言われたように、昭和34年に自衛隊中央病院に行ったんです。これは東大の小児科が医者を派遣するという事で、自衛隊ですから、あんまり子どもには関係ないんですが、家族を診るという理由で、東大小児科からドクターを送ったというのが、きっかけです。私は3人目だったと思います。

順繰りに東大から1年ぐらい行って、次を送るという事で、その時の正式な職員としては、

中山健太郎先生、後に東邦大小児科の教授になられた方ですが、東大小児科からそこに行って、医長となり、私達のクラスが10人男がいるから、順繰りに来たらという事で、私が、確か2番目か3番目だったと思うんです。

自衛隊ですから、そこで勤めるには、やっぱり自衛官になるわけですね。医者であっても自衛官になる。私がその時もらったのは、海軍の1等海尉、昔で言えば、大尉という事で自衛隊中央病院に勤務したという事です。

**岩崎**　自衛隊海尉ですか？

**有馬**　陸尉、海尉、空尉ってあったんですね。昔は海軍と陸軍だけでしたけど。戦後の自衛隊になってから、陸、海、空がありましたから、それぞれ軍隊みたいなのがいたという事です。

**岩崎**　そこでは、自衛隊の訓練というような事ではなくて、診療だけされていたという事ですか？

**有馬**　そうですね。まあ、診療以外でやったことは、自衛隊中央病院に看護学校が併設されてましたから、そこの看護学生、これは、自衛隊員の卵って事になりますけど、作業服様の制服を着たお姉さん達に小児科はこうこうですと。

**岩崎**　では小児は主にそこで診られてたという事ですか？

**有馬**　はい。自衛隊の隊員の家庭を診ていたという事です。その時、伊勢湾台風が来て、名古屋の方が大洪水になって、かなり水浸しになったものですから、それの災害救助っていう形で自衛隊が派遣され、その一環で、衛生関係を自衛隊中央病院から出してくれという事があり、私がそちらの方に行ったという事ですね。衛生兵なんかを連れ、５・６人のグループで名古屋の方に行きました。

**岩崎**　かなり被害が大きかったんですか？

**有馬**　伊勢湾で津波みたいなのも来たりしたんで。結構亡くなったのではないですかね。

それから、私が行ったのは、愛知県のちょっと県境になりますけども、田園地帯がありますね、南の方に。三重の方の県境ですね。行きましたら、もう大洪水で田んぼが全部無いんですね。見渡す限り、湖みたいになってるんですね。それで住民は、２階にみんな避難していたという事です。

私達はボートをどこかから借りてきて、衛生兵と一緒にそこを一軒一軒、２階に声をかけて、お変わりありませんかという、そういう御用聞きみたいな、往診みたいな事をして。下痢があったら、下痢の薬、熱があるんだったら、熱の薬と。まあそんな事で必要に応じて、薬を配って病状、健康かどうかを聞いて、一般住民の救助に回ったという事をやりました。

そんな長い事じゃなかったですけど。２・３週間だったと思いますね。

**岩崎**　その地域での衛生管理なども助言されたりとかなさったのですか。

**有馬**　そうですね。一般的な事でですね。自衛隊はいろんな所に駐屯地を持ってましたから、まずそこに行って、その今から行く所はどんな所かっていう事を聞いて、もうそこは水浸しですとか、まあまあ大丈夫そうですとか、まあそういう情報を聞いて、どこどこに行って下さいと。全部それは向こうが予定を組んでました。ですから、「私は中央病院から来ました有馬です」と自己紹介すると、向こうはもう何時にそういうのが来るってわかってて、じゃあ、明日何時にどこどこで船はこっちで用意するから、というような事でした。

私も軍隊にはたくさんの経験はなかったですけど、やっぱり大したもんだなと思いました。全部向こうが準備して待ってましたから。

**岩崎**　何週間ぐらいいらしたのですか？

**有馬**　そんなに長くはなかったと思いますね。２週間ぐらい。

**岩崎**　伊勢湾台風以外にも何かそういう事で行かれた事はあったんですか？

**有馬**　台風以外にはありませんでしたね。それだけですね。後はもう中央病院の方で。

**岩崎**　中央病院は三宿ですね。

**有馬**　はい。今のうちの（重症心身障害児〈者〉を守る会の）本部のすぐ近くですね。あの辺に中央病院っていうのが新しくできて。それからそこに、訓練の為の共済病院というのがありましたね。一般の人を診ていた方が、訓練になるからっていう事だったと思うんですよ。医者は全部中央病院から行って、そこで診てました。中央病院で診たり、共済病院で診たり、掛け持ちでやってました。

**水野**　こども病院になった所とは違うのですか？

**有馬**　ええ、そことは違います。

**岩崎**　自衛隊中央病院で、何か記憶に残るような患者さんはいらっしゃったんですか？

**有馬**　中央病院の方ではあまり重病の方は来なかったですね。日常的な感染症、風邪とかですね。むしろ、制服を着た看護学生に講義をした方が印象に残ってますね（笑）。

**岩崎**　それで、1年ぐらいで、自衛隊中央病院からまた東大に戻られたっていう事ですね。

**有馬**　はい。

## ＝昭和30年代の医学の進歩＝

**岩崎**　昭和30年代、東大で研修をされ病棟も担当されていたと思うのですけれど、この時代に医療が目覚ましく発展を遂げました。何か記憶に残ってる事を少しお話しいただければと思うのですが。

**有馬**　私、長い人生で、昭和30年代というのが、一番変わったんじゃないかという気が致します。何と言っても、昭和20年、終戦の直後に抗生剤ができたという事は大きかったと思うんですね。

ペニシリンができて、ストレプトマイシンができて。それで感染症が、かなり死ななくて済むようになったというのが、昭和20年代の後半にあって、私達がちょうど医者になる前後、それができてきたという事ですね。

昭和30年代に入ってからは、1つはその抗生剤の事もありますが、むしろ経験的には、ある病気がなくなったっていう事が大きいんですけど。

一番印象に残ってるのは、脊髄性小児麻痺、ポリオって言ってますね。私達が、小児科に入った頃は、ポリオが毎週のように入って来てたんです。

ポリオっていうのは、朝起きてみたら、右の手が麻痺して動かなくなってるとか、両足が動かなくなってるとか、そういうような事でモーニング、朝の麻痺というそういう様な俗名があったんです。お家の人はビックリして、急に歩けなくなったんですと言って連れて来る。そういうのが、東大の小児科なんか毎週のように入ってきてました。小児病棟を診てると、自分の受け持ち5・6人診てる内、1人、2人はポリオが入ってたんです。

それがちょうど昭和35年頃でしょうか、これは東大の高津教授が役割を持ったんですが、ポリオのワクチンができたと、そういう情報が入って、1つはアメリカでソークワクチンといって、これは少し手を加えた物、それからロシアで生ワクチンができたと。こちらは組織培養をし、ウィルスを弱毒化した物という事で、そういう物ができて、ポリオの予防ができるらしいという事が出て来たんです。

日本でも大流行がありましたので、何とかしなきゃいけないという事で急遽、どっちを入れるんだという事を国としても決めるっていう事で、高津先生がそれの役割を仰せつかって、アメリカとロシアに行って、実際に現状を見てきたんですね。

結果的には、ソ連のワクチンを入れるのがよいという報告をされたんですね。それで30年代の半ばぐらいに、一斉にそれを日本の子どもに飲ませたんですね。

そしたら、おそらく半年も経たないうちに、あれほど我々は見てたのに、患者がぱったり来なくなりました。ポリオを全然見なくなっちゃったねって言って。もうこれは劇的でした。

やっぱりワクチンというのは副作用ばかり気にしてたけど、効く時は効くんだなというのを、改めて思ったんですね。

例えば、北海道なんかでもポリオの大流行があったので、その後遺症の肢体不自由児施設を急遽造ったんですね。北海道、割と多かったんですね、ポリオが。それがぱったり無くなったものですから、造ったけども入れる子どもがあんまりいなくなったという事で、重病心身障害の施設に転換したという歴史があります。それが、今の北海道の旭川にある北海道療育園です。

**岩崎**　本当に目の前でワクチンの効果があったのがわかったということですね。ポリオが日本で使われた最初のワクチンだったんですか？

**有馬**　予防接種はありましたよね。チフスも予防接種もあり、種痘もあり、義務的にそれはやってたんですよ。そういう物じゃあんまり実感がわかなかったですよね。むしろ副作用ばっかり起こって。

私達は、ワクチンというのは副作用が大きいもんだという印象の方が、むしろあったものですから、ポリオワクチンは目覚ましいものでしたね。

**岩崎**　それだけ数も多かったという事ですね。ポリオの患者さんが。

**有馬**　そうです。多かったですね。

**岩崎**　確かに、僕の同級生でもポリオの子がいましたね。昭和31年生まれですけど。まだポリオのワクチンを使ってなかったという事ですかね。

**有馬**　そうですね。昭和30年代の半ばまで流行してたんで。

**岩崎**　その後はほんとに見ないですね。その他にはいかがですか？

**有馬**　その他は、これは治療と直接の関係は無かったんですが、しょっちゅう診てたのに原因がわからなくて、ああそうだったのかと思ったのが、染色体異常の発見ですね。

大体、昭和30年代の半ば、昭和34・35年だったんじゃなかったかと思うんですが、フランスのパリ大学の小児科の教室で、ダウン症候群は21番目の染色体の数の異常だという論文を出したんですね。えーって思いましたね。

それまで、ほんとに昨日までこれは何かわからないけど、いろいろ小奇形があるから、奇形というのは大体胎生期の初期の頃に起こるもんで、その頃何か悪い物でも食べたんじゃないかとか、それから親が年をとっている人に多いっていう事は、それまで経験的にわかってたんで。

親はホルモンが足りなくなってしまってからできたと、そうすると、脳の方に何か発達を阻害するような要因ができたんじゃないかと、そんな事をいろいろ、人によっては、あれは昔の祖先にあって、進化で消えた性質が、数１００年ぶりにポンと出てきた様な物で、祖先帰りというような現象が動物である、これも祖先帰りなんだろうと、そういうような事を講義でもそういう説があると聞いてたんですね。

それが染色体の分析をやったら、顕微鏡で見ればわかると言われて、びっくりしましたね。

これは、神経班ではダウン症を外来でしょっちゅう診てましたから、昨日まで診てて諸説いろいろあるものを。えー、こんな事あったの？っていうような事でしたね。ですから、それが人間の病気で初めて染色体異常っていうのが発見された第1号だったんだろうと思います。動物ではあったんですよね、染色体異常っていうのはね。人間には見つかってなかった。

**岩崎**　染色体を見るという事は、その当時の東大でできてたのですか？

**有馬**　いや、東大ではできてませんでした。そのうちにダウン症候群の次は、基礎の理学部の人達が、人間の染色体分析を可能にしたという事がありました。そのうちにダウン症候群の次は、ターナー症候群、Klinefelter症候群と、性染色体の異常っていうのが、その次に見つかりましたので、これは、小児科もやらなくちゃいけないという話になり、小児科の若い人を少し北大の理学部の牧野（佐二郎）教授って、染色体をやってる所に送ろうと、急遽、小児科のドクターを1人（中込弥男先生）送って、染色体の分析を習ってきてもらった事があります。彼は、ずっとその後染色体屋さんになりましたけどね。

これはほんとに昨日と今日で全然違ったという感じがありましたね。

後は、病気で地味にじわっとわかってきた、あるいは、減ったんだなと思ったのが、リウマチ熱。これも多い病気でした。リウマチ熱、急に熱が出て、この関節が痛いとこういうわけですね。それで溶連菌、溶血性連鎖球菌の免疫反応、それの抗体がわかって、溶連菌というのとリウマチ熱が、関係あるらしいというのが、ポツポツとわかり始めてたんですね。

溶連菌には、ペニシリン系が効くっていう風になってましたから、それで、予防できないかという試みが始まったんです。

それで経口のペニシリン系の薬をと言って、製薬会社にそんな話をして、製薬会社も作ってくれて、飲ませ始めたんです。すぐはわからなかったけど、やっぱりそれが普及して、のどの菌を見れば、溶連菌がいなくなったかどうか、比較的簡単にわかりますので、溶連菌はなくなったらしいと、それでもリウマチ熱が出るかどうかだと、ぱったりそれが出なくなったと。

それで、やっぱり溶連菌が原因だったんだ、これはもう予防的にずっと飲ませていた方がいいと、危ない年頃はですね。そういう事をやり始めて。

リウマチ熱、それからそれに関係があるんじゃないかと思ってる心臓の弁膜症、それから神経の方では小舞踏病、そんなのも全部一緒に激減しました。少なくとも非常に珍しい病気になってしまった。

小舞踏病っていうのを、ほんとに診て診断できるのは、我々の世代までじゃないかと思いますね。

**岩崎**　そうかもしれないですね。私は見た事がないですね。

**有馬**　心臓弁膜症っていうのは、命取りになりましたから。先天性の奇形と同じように、その人の一生に関係したので。それが起こらなくなったっていうのは大きかったですね。

**岩崎**　結核についてはいかがですか。

**有馬**　結核は昭和20年代からストレプトマイシンができて、それから、抵抗性ができるかもしれないということになり、抵抗性ができない為には、2つか3つかの抗結核剤を同時にやったら抑えられるっていう事がだんだんわかってきて、昭和25・26年からだんだんそれが普及するようになって、少なくとも昭和20年代の後半には、それまでの罹れば必ず死んでた結核性の髄膜炎っていうのは、子どもではなくなったし、あるいは診断がつけば、治療できるという事になりました。

ですから、臨床講義で前にもちょっとお話したかもしれませんけど、昔だったら亡くなっていたのだけど、今はこうやって生きてみんなに講義ができるって小児科の教授が、そう言って我々に講義した、そういう事がありました。

抗生剤、溶連菌もそうです。結核もそうです。昭和20年代の後半、あるいは、昭和30年代の前半、その辺までに抗生剤を使って抑えられる病気ってのは、全部それが応用されるようになりました。

ですから、感染症の重いのは、かなり減ったっていう事は確かですね。私達の少なくとも学生の時代は、栄養と感染の講義が一番多かったですね。

昭和30年代半ばになったら、感染の講義はうんと少なくなってきました。

**岩崎**　抗生剤がそれだけ普及したっていう事ですね。

**有馬**　それから、もう1つは、ワクチン、ポリオなど、ウィルス性の物はワクチンですね。

**岩崎**　また後で話が出るのかもしれませんけど、いわゆる国立療養所の結核病棟が、結核が減って、重症心身障害病棟にいずれなっていくという経過があったのも、そういった事が背景にあったという事ですか？

**有馬**　そうです。北浦貞夫・雅子さんご夫妻が守る会を作って、1ヶ所2ヶ所に造ったんだけど、北浦さん達が重症児っていうのは全国にいるんで、東京近辺だけではなくて、全国を何とかして下さいっていう事を一言添えたわけですね。それで厚生労働省の方も、何とかしようと考えて、そう言えば重症心身障害児の施設は、療養所の空きベッドを利用すれば、全国に展開できるなという事を思って、昭和40年代の初めから転換を始めたわけですね。

あれは非常に早くやりましたね。そうやって10年経たないうちに、８０００床、８０００ベッド全国の療養所の病床を、重症児あるいは　重症児に類する様な者のために転換できたという事だったように聞いてます。

**岩崎**　すみません。話が飛んでしまいましたけど。昭和30年代の医療の進歩という事に関して、他に何かありますか？

**有馬**　あとはそうですね。染色体異常はいろんな物が見つかってきた、性染色体の異常っていうのは結構出てきた、最初21だったのが、18トリソミーだとか、13トリソミーだとか、それから、ターナー症候群とか、そういう染色体異常症、従来診断がつかなかったのが、いっぱい出てきて。

案外、知恵の遅れた子どもの中には、染色体異常が結構潜んでいると。ダウンだけじゃなくて、ほかにも染色体異常が潜んでいるんじゃないかと、そう言われるようになって、昭和30年代半ば過ぎ、知的障害の施設、例えば秩父学園、ああいう所に行って、ほっぺたの粘膜をちょっとこすって、染めて、染色体に異常がないかと、これは性染色体ですけどね。X染色体の数に異常がないかっていうのを、ルーチンに調べたりした事もあります。例えば秩父学園で100人ぐらい調べた内の2・3人が性染色体の異常だという事が見つかったと思います。

**岩崎**　先天性の代謝異常が少しずつわかってきたのもこの頃ですか？

**有馬**　そうですね。昭和30年代、特に30年代半ばから、染色体異常と並んで、一方で代謝異常、先天代謝異常という教科書なんかがアメリカ辺りでも出るようになって。日本でもそれに対して、血液を調べて、代謝産物が異常はないかどうか見ようっていうのが急速に広がったという気がします。

これを一番中心にやったのは、日本の小児科では、東北大と大阪市大だったと思います。その先生達が、例えば荒川（雅男）先生は、東北大で、小児科の教授でしたけど、それから大阪では高井（俊夫）教授っていう方もいまして、フェニルケトン尿症のスクリーニングっていうのを始められて、その教室が中心になって、先天代謝異常研究会というのを作られて。

障害が起こる病気ですから、自分達もそれを見逃しちゃいけないという事で、どんな病気が見つかっているかというのは、その学会に行って、話を聞くようにしてました。

それがやがて、アメリカ、イギリス、ヨーロッパで言ってる早期発見、早期治療という事でフェニルケトン尿症がまず話題に出てきました。血液でフェニールアラニンが非常に高い病気で、皮膚の色素が薄く髪の色も薄くなり、知的な遅れを示し、場合によっては5・6ヶ月になるとウェスト症候群と言うてんかんが出てくる病気です。

アメリカ辺りでは7000～8000人に1人そういうのが出てると、じゃあ日本でもどうかと、外来でぽつぽつと診断はできるようになったんですね。

尿を調べれば、フェニールアラニンの代謝産物が異常らしいという事がある程度見当がつくような簡単なチェックの方法があったものですから。

神経外来の特に知恵遅れ、原因がわからないけいれんというような物は、尿を調べるように心がけたんですね。

**岩崎**　新生児のマススクリーニングが始まったというのも、その頃からだったのですか？

**有馬**　昭和30年代の後半には高井先生達は、試験的にはプッシュしておられたんですね。実際に行政としてするようになったのは、昭和40年代前半だったと思います。私は鳥取に行ってからでした。鳥取に行ったのは、昭和45年ですから。

その頃、鳥取県でも新生児のマススクリーニングやりましょうかっていう話になりましたので。大阪がもうちょっと早くて、一般的になったのはもうちょっと遅れたと思いますが。

まあ、何よりも早く見つければ、食餌療法で知恵が遅れないで済むとそういうのが、最初ドイツで生まれて、ヨーロッパでそれが常識になって、アメリカもそれで始めて、マススクリーニングやってましたね。

日本も大阪市大の高井先生が中心になって広められ、後に大浦（敏明）先生もやってましたね。私がちょうど鳥取に行ってから、ガスリー法による新生児マススクリーニングが始まったんですね。

**岩崎**　先生方がけいれん外来や脳性麻痺外来を始められという事ですが、東大だけでなくて、各地で小児神経を診ておられる先生方がその頃から少しずつおられたと思うのです。そういう先生方が集まって昭和35・36年ぐらいですか、小児神経学研究会が始まったと伺っています。最初のきっかけや、目的、どういう形で始まったかという事を少しお伺いできればと思います。

**有馬**　私達が、神経外来って言っても最初はてんかん外来、けいれん外来ですね。クランプ外来と言ってましたが、昭和29年、私が新人の時ですから、始めて30年代半ばには、それに脳性麻痺外来というのが加わって。それから高津先生が文部省の出張で昭和30年、そう長くはないんですが、半年くらい外国を廻って、帰ってこられて、高津先生としては、てんかんでも何でも子どもの病気は小児科で見るべきだと、そういう信念みたいなのを29年に就任した時から持っておられたんです。

外国を廻って来て、その辺の感情をもっと強くされたように思うんですね。やはり、1つの大学だけでなくて、学会を作った方がいいだろうと、そういう事も実感してこられたという事だと思います。

## =小児神経学研究会の誕生へ=

**有馬**　現実には高津先生がそうやって作ると言って、全国の小児科の教授に全部手紙を書いて、小児神経研究会を作るから賛成してくれと言って、40何ヶ所かの小児科の教授に全部手紙を書いて、こういうの作るからあなたも発起人になって下さいと、そういう話があって、封筒の受け渡しは私達がやったんですけど。

送って、全部承知しましたと、ノーという返事は１つも無かったです。それで全部の大学の小児科の教授が発起人になって、小児神経研究会だったと思いますけど、１９６１年、昭和36年7月、それを設立したという事なんです。

ところが、実際にその設立した会をやる時には、高津先生がまた外国に行っておられて、それにはすぐは出られなかったんですけど。それで、その時に助教授だった馬場一雄先生と当時若造だった私と福山先生、その３人が運営して会長は高津先生として設立の会をやったという事です。

実際の運営の責任者は結果的に馬場先生になったんですよね、助教授の。もちろん、それを指示したのは高津先生でしたけど。

ですから、高津先生としてはけいれん外来とか何かをやれと、てんかんをまず診ろと言ったのは高津先生が初めてで、それでそういう外来があって、東大に関しては、神経グループがいつの間にかできて、じゃあ、それを元にして、全国に広めようと、そういう高津先生の１つのポリシーを推進されたという気がします。

**岩崎**　最初は何人ぐらい集まられたんですか？

**有馬**　そうですね。その時に発起人は全部、少なくとも40人ぐらいか、全体で最初は１００人はいなかったんじゃないかと思いますね。ちょっと参加者ははっきり記憶してませんけども。そういう事があって、７人、小児神経の方の世話役をそこで決めました。我々みたいな者も含めて。

１番上だったのは、日大駿河台小児科教授の吉倉範光先生です。いずれ機関誌を作ろうと話が出たので、その時にじゃあ名前を何てするかと、「脳と発達」にしようという風に決めたのはこの会でした。

**岩崎**　各地に少しずつ小児神経のグループというのが生まれたんですね。

**有馬**　そうですね。これは研究会と言っても賛成する人は入会して下さいという事になりますから、普通の学会と同じように申し込み、会費はいくらですという、しばらくは東大の方に事務局を置きますという事で、始めたわけですね。

**岩崎**　何回ぐらいで学会になったんですか？

**有馬**　第18回、１９７６年に、学会という名称になったと思いますね。大田原（俊輔）先生が岡山で学会をやられた時に彼がそう宣言しました（笑）。学会になりましたと。座長みたいな形で壇上からそう言ったのを憶えています。昭和51年ですかね。

**岩崎**　それから徐々に小児神経に興味を持って診て下さる先生方が各地に増えてきて、先生も鳥取に行かれたり、各地でそういうことがはじまった。

**有馬**　グループは大田原先生が大きかったですけどね。それから九大グループがありましたね。梅野（達輔）さんかな、九大がちょっと困る事には自分達よりも先に、てんかんも脳波もやってるなーと思ったようなグループがいたんですけど。連絡を取ったらもうやめちゃってるんです。どんどんどんどん教室から出されているのか、出て行ったのか知りませんけど。

九大の神経班ていうのは、ちょっと養成したらすぐいなくなっちまう人達、そんな様子がありましてね、私が鳥取に行く前の鳥取大学医学部は、大体、九大の配下の印象でした。トップの方はほとんどが九大の人達が教授になって。

ですから、鳥取に来るのに九大の人はあまり嫌とは言わないだろうと。竹下君が九大神経班のトップだった。若い竹下君を助教授で鳥大に来なさいと誘ったのも、それが続いてきたという事なんでしょうね。

**岩崎**　さっき聞き忘れてしまったのですが、昭和30年代の進歩ということで、補液も以前は皮下に注射していたのが血管内に注射できるようになったりとか、輸液組成のスタンダードができたりとか、その治療もかなり進歩していったと思いますがいかがでしょうか。

**有馬**　私達が小児科に入った時に、ちょうど高津先生が信州大学の小児科の教授から東大の教授に来られたんです。

高津先生っていうのは、昭和8年ぐらいの卒業なんですけど、ずっと地方を回っておられて、大分の県立病院の小児科医長なんかやってらっしゃるわけなんですけど、疫痢を治すのが非常に上手なドクターだという名声はあったらしいんですね。

信州に来られて、それから東大に来られて、神経グループ作れって言ったのも高津先生です。疫痢の治療をちゃんとやろうと。神経とは別に疫痢班ていうのが東大の小児科の中にできたんです。

当時は、疫痢で死ぬのが非常に多かった。子どもが3人いれば1人は疫痢で死ぬという。疫痢っていうのは、ころりとかあだ名がつくぐらい、怖い病気だったんですね。

高津先生はこれは下痢をして、吐くのは少ないけど、消化管からの吸収障害や、毒素で全身の循環障害ができてしまう。脳炎と同じように怖いんだけども、疫痢の方がはるかに進行が早い、そんな事で大分でも輸液の事を考え始めたようですね。信州に行かれても、やはりそれは考え続けてたんだろうと思います。

東大に来られてから、ちょうどアメリカで輸液療法の時に、従来のリンゲル液じゃなくて、もっといろんなものを加えた複雑な組成の輸液成分を使ってるという事を調べられて、日本もこれを研究しようと言って、東大小児科の中に疫痢班っていうのを立ち上げたんです。で、これの主流は電解質をやってるグループでした。ちょうど電解質の測定が単純にできるような機械ができたんで、そのドクター達が血液を採って、測って、ナトリウムが高いとか低いとか、クロールが高いとか低いとか、そういうのをすぐ判断できる様な体制が作れたんで、疫痢班のグループがすぐそれを始めたんです。

脱水症にも高張性の脱水と低張性の脱水、ノルモトニックな等張性の脱水。この3つがあって、それによって入れる液は違わなければならないと、そういう結論で、じゃあ何を入れるかと。どうも生食、ブドウ糖という単純なものよりもアシドーシスを矯正するような、そういうような組成の輸液のものを製品化しなくてはならないという事を高津先生と疫痢班の連中が議論して、考えついて試薬的に作ったものを武田（製薬）に言ったんだと思います。

武田製薬もじゃあ作りましょうという事で1液、2液、3液。1番最初の脱水が強い時には

1液をやって、それからちょっと脱水がとれた段階で今度は代謝を矯正する2液、それからあとは、3液を作るとか、そういうような段階によって輸液の質を変える方がどうも理に合ってるという事を、その人達が見つけて、それで武田がそれに従って作ってくれたんじゃないかと思いますが。

後で、製品になった時にソリタという名前をつけました。ソリューションタカツの略なんだそうで。ソリタの夕はタカツの夕だと、私達、教わりました（笑）。ソリタの1液、2液、3液。その内に4液っていうのもできました。まあ、それまで作って。酸性の血液になってるから、重層で薄めようと、そういうようなのは、もっとちゃんとやらなくちゃだめだ。重曹で修正するんじゃなくて、緩やかなちょっと混ぜたものという事で、ゆっくりゆっくり、一日ぐらいはかけて血液成分を変えるぐらいの穏やかなものでないと。やっぱり死なないようにするにはそれが大事だという事であの輸液は工夫されたんだと思いますね。

**岩崎**　疫痢の子が輸液を受けることによって、大分、救命率が上がったという事ですね。

**有馬**　そうですね。ただまあ、抗生剤の発展という事で、疫痢そのものが減りましたね。ですから、私達が昭和32・33年、高津先生とその疫痢班をやってる頃、もう疫痢そのものが東大の小児科であんまり診る機会がなくなったんです。

駒込病院が伝染病院でしたから、あそこに我々は実習に行きました。疫痢というものはどんなものかと。

**岩崎**　ちょうど抗生剤の進歩と輸液の進歩と両方、同じような時期に。

**有馬**　そういう事ですね。まあ、抗生剤が先に来て、輸液がその後に来て。ですから、消化管の病気で死ぬのはほとんどなくなったという事がありましたね。

**岩崎**　そういう目覚ましい医学の進歩が昭和20年代の後半から30年代にあって、ちょうど先生がお医者さんになって、何て言うか、一番フレッシュな時期に経験されたという事なのですね。

**有馬**　いい治療とは、原因がわかると随分違うもんだというのは、ほんとに実感しましたね。

それから、先天代謝異常症の数が猛烈に増えましたね。フェニルケトン尿症では早期療法のフェニールアラニンが入らないミルクで知恵の遅れが予防できるというような事でしたから。そういう事で予防できる病気ってのは悪くなる。命、あるいは知的障害、それを防げる治療法が食餌で大分できるという現実を昭和30年代半ば、経験というか文献で得た時期ですね。それに追いつけという。

当時やっぱりアメリカ、ヨーロッパの方が断然、医療は進歩してたと思うんですね。

**岩崎**　そういう知識もいっぱい入ってきて、治療できる疾患も増えてきて、寝る間も惜しんで治療されてこられたのではないですか。

**有馬**　そうですね。やっぱり点滴輸液をやり出すというのは、大体泊まり込みでしたから。状態を診ながら、これをこの輸液に変えた方がいいんじゃないかとか、よく病院には泊まりましたね。急性疾患の時なんか。

**岩崎**　ありがとうございました。先生がちょうどお医者さんになった頃の、青春時代のお話を中心に聞かせていただきました。次回は東邦に移られてからのお話、その後、鳥取に移られたなどその辺のお話をお聞かせください。

**有馬**　そうですね。まあ、新しい病気とかそういうお話が、東邦の方でも続きますけど。ぽつぽつですけどね。鳥取は鳥取で新しい教室でしたからそれなりの事がありましたし。お話しする事はあるんじゃないかと思います。

# 第5回　有馬先生インタビュー
# 東邦大学へ、サリドマイドベビーとの関わり

平成27年7月28日
聞き手　水野　眞

**水野**　前回は自衛隊中央病院の事、それから昭和30年代の医療の進歩の話、抗生剤や生ワクチンの話、染色体異常や輸液の話など、医療が大幅に進歩して、子ども達の死亡率や病気が少なくなったというお話を伺いました。それから、小児神経学研究会を立ち上げて、その後、昭和50年にそれが学会に発展していったというお話も伺いました。

今日は、その後、自衛隊中央病院から東大病院に戻られて、それから、東邦大学、鳥取大学という風に移られて行く中で、いよいよ重症心身障害医療への道に先生が踏み出すという時代のお話を伺えればと思っております。

最初に年代別に行きますと、昭和35年の9月に東大病院に戻られて、昭和36年に医学部の講師をなさいました。その後、ご経歴では昭和38年の6月に外来医長になっていますけど、この間に文部省の重症心身障害研究班に参加されたという経過もあります。この辺のお話をいただきたいと思います。

**有馬**　重症心身障害の話は、後に関係が出てきますので、ちょっと後に回させていただいて、

東大に戻って、どんな事をやったかを少しお話しします。

## ＝東大小児科時代＝

**有馬**　東大に助手で戻ったんですが、まもなく講師になりました。最初に講師という時に、病棟医長というのになりまして。それをやってから、外来医長にもなったんです。両方勤めてから、東邦大から話が出てきたという事で。東大に戻りました時、昭和34年に、博士を東大で取っております。

論文を書くということですが、東大の患児数が非常に多かったものですから、千名を超える統計なんで、夕方東大に戻って、東大で夜中まで、論文作りの基礎を作った時期もありました。

東大に戻った時には、博士論文の方はほぼ書き上げて、審査に提出できるような状態になってましたので、今度は東大の講師、病棟医長の役割に専念できたと思います。

入院してくる子どもには受け持ち医が当然つきますが、外来から入院って言ってくるのと、急患で飛び込んでくるのと両方あります。

病棟医長は、とにかく病棟に張り付いてて、どんな患者が入院してきたかと、私も主治医と相前後して診て、こういう点に気を付けようと、主治医に伝えるという事をやりました。

２年ぐらい、病棟医長だったんですが、やっかいなケースもありました。

私の患者を診る目は、小児科の一般病棟で一番鍛えられたような気がします。自分が診て、これはこうした方がいいよというのが、当たっているかいないか、すぐ結果が出てまいりますので。

主治医と話し合い、あるいは教授回診の時にこういう風に答えようとか相談して、それが上手く行った時と行かない時がありますので。診療という意味じゃかなり鍛えられたような気がします。

次に外来医長になりました。外来の新患はほとんど診てましたので、気が許せない役割ではあったのですが、病棟医長に比べますと、外来医長になったら、病棟よりも気が楽だなという気はしました。

**水野**　小児科病棟というのはどれぐらいの規模だったんですか？

**有馬**　大体80床で、1日3・4人は入ってくる可能性がありますね。土日は急患だけですから、ありませんけど、ウィークデイは必ず入ってきましたね。

年間800～900人の入退院でした。図書館なんかに行って調べる時間は、その時が一番ありましたね。ちょっとあの雑誌にこんなのが書いてあったけどどうかなとか、調べに行くなんてことも。幸いにいい図書館が中にありましたので。

日比谷のアメリカ図書館に調べに行きながら、種を探すという事もあったと思います。

**水野**　前回30年代に医療が進歩したというお話がありましたけど、ちょうどその時期に当たるのでしょうか。

**有馬**　そうだと思いますね。

**水野**　病棟、あるいは外来の中でのエピソードはありますか？

**有馬**　そうですね。神経外来でてんかん、精神遅滞、運動障害はいろいろありますけど、やっぱりウィルソン病は多彩でしたね。これは大体、死ぬか生きるかという状態で入ってきますので。肝臓が悪くなって、肝不全で。

当時、内科的には急性黄色肝萎縮症という病名が、あったんですが、急に黄疸が出て、それから、何日かすると意識が無くなっていくと。これは肝臓がだめになっていると、死ぬか生きるかとそういう状態です。生きれば幸いというような事だったんですが。そういう飛び込みというのは、東大でも東邦大でもありました。

前にもお話したような気がするのですが、神経症状が無くて肝臓だけで飛び込んで死んだ例で、大体半分がウィルソン病だと。カナダ人で、アメリカで仕事をした小児科のドクターが私達が思うちょっと前に1つだけ論文に出したんです。日本ではそんな事ないだろうというような意見が周りはみんなあったんですけど。あれはウィルス性の肝炎だろうとか、劇症肝炎なんだろうとか、大体みんなそう言ってたんですね。

しかし、実際に私も自分で血液採って調べてみたら、これはどうもウィルソン病という方が当たってるんじゃないかという事を考えるようになりました。銅が溜まる病気ですから亡くなってから後、肝臓の銅を、これはこの前お話したように、シャインバーグに最初送っていました。向こうで肝臓の銅を測ってくれると、それでお前の言うとおりだとか、あるいは、これはウィルソン病だとは思わんとか、向こうからそういう返事が、やり取りはありました。

赤ちゃんじゃなくて、学童期前後、あるいは学童期から上の年齢で亡くなった例というのは、半分以上はウィルソン病だとわかったという経験は大きかったですね。

**水野**　この頃はウィルソン病について、遺伝学的研究に参加したという記録がありますが。

**有馬**　東大で症例が20例あり、遺伝の出方、近親婚の頻度などをまとめていました。

もうちょっと後、東邦大の時に、アメリカのＮＩＨが資金を出してくれましてね。「日本におけるウィルソン病の遺伝」というテーマにそこが資金を出してくれたものですから、阪大の精神科の佐野先生と一緒にその研究を、全国統計をやったんですね。今までに大学病院、それから大きな病院、国立療養所などにウィルソン病をどれくらい診た事があるか、その診断の基準、それから家族歴を調査しました。両親が近親結婚かどうかとかですね、そういうような、それから、兄弟に死んだ者がいるかとか、そういう家系図についてアンケートを出して、１５０家系が日本全体から来たんで、それの統計を取って丁度、１９６６年に東京でウィルソン病の国際会議を受けもったので、日本のウィルソン病の遺伝という、そんなのを発表した事があります。

**水野**　それは先生が中心になってやられたんですか？　それともほかの阪大の先生ですか？

**有馬**　実際に研究費をとってアンケートを集めてくれたのは彼だったものですから、彼を一番上に名前をつけて、私は連名で出しました。

集計と統計は東邦大でやり、英文は私が書いた。日本文は、精神学会の学会誌に出したんですが、それは彼の名前で。日本語のはそうしました。

そんな事があって、この前お話ししたアメリカのシャインバーグとのやり取りは、ずっと続いておりましたので、向こうもいろいろ助けてくれましたし、あれはいい論文だとほめてもくれました（笑）。

## ＝東邦大学へ＝

**水野**　その後、東邦大学へ助教授で行かれたのが、昭和39年の1月という事ですね。その辺の経緯だとか、行った後のお話だとかをお聞かせいただければと思います。

**有馬**　東大の高津先生から部屋に呼ばれて、東大から中山健太郎先生が東邦大の小児科教授で行ってると。彼が教室の中が弱いから、少し東大から誰か送って下さいと、そういう事で、まず、助教授のポストがあるからと、そんなお話でした。高津先生が、中山君が君を欲しがってるから行ってあげたら、というお話で。

これは別に嫌という程の理由もありませんでしたし、特に自衛隊の時の上司でしたから、行ってもいいかなと思って、「じゃあ、お願いします。」と言ったんですね。

鳥取大に行くか行かないか、立候補するかどうかという時はもうちょっと考えましたけども。東邦に行く時は、どこでも大丈夫だという気分がありました（笑）。

ただ行ってみましたら、前の教授が千葉大に教授で行かれて、東邦にいた上の方は、ほとんど残っていなかったという感じです。私としても印象に残ったのは、とにかく若い教室だなと、医者の数がすごく少ないなと、その2つがまず印象でした。卒業して3・4年経つ医師までしかいない。1週間1回の当直が組みきれないんですね。1人が、週2日、何人かがやるというような事でした。それで、私が行って、どうして若い人達にこれ以上逃げられないようにするかという事だったですね。

**水野**　医師は何人ぐらいいらしたんですか？

**有馬**　5人ぐらいいましたかね。助教授が私で、講師がいないわけで。後は助手ですね。有給にするにはちょっと早すぎると、中山先生が無給にしてるのがいましたけど。若いのはいい事だけど、若すぎるという事で。

東大から1人神経班の小宮和彦君ていうのが、昭和34年卒かな、いましたので。それはもう博士論文が済んでましたから、ちょっと一緒にやらない？と言って、彼は来てくれました。彼は熱心でしたし、まだ独身だったのかな。週何回でも当直してもいいですよという感じで、来てくれたんですね。

今、振り返ってみると、そんな事で、やった仕事というのは、教室の中の診療と学生の講義。診療というとむしろ若い受け持ち医の相談役という事ですね。

小宮君は、その後、神奈川子ども病院、ついで、都立神経病院の開設時に、小児神経科の長になり、定年後は重症児施設の長になりました。

**水野**　中山健太郎先生の教室でのエピソードは他にありますか？

**有馬**　千葉大に行った教授の後釜で中山先生が、東邦の新米教授だったわけですね。それで東邦に行った所が前の教授が主立った人を全部どこかへやっちゃったと。中山先生もなかなか厳しい先生でしたし、医局員の方も若いから中山先生の言ってる事がよく理解できないわけなんです。だから、ビクビクして、側にあんまり寄りたくない感じがありましたから。私がちょっとそのつっかえ棒みたいな感じで。

これは、今でも笑い話なんですが、私の外来で13時ぐらいに医局員の2年目ぐらいの男性ですけど、外来にやってきて、「先生、お昼ご飯どうされますか?」と耳打ちしてくれましてね、「チャーハンでも取っといてよ」っていう感じで頼んで、医局に戻ったら、チャーハンがもうきてると、そんなような事でした。その時に思ったのは、これはいいとこに来たと正直思いました。

東大の小児科というのは人が多かったし、1人、2人いなくたって、どうっちゅう事はないような感じで。ある意味全部競争相手みたいな教室ですよね。ぐずぐずしてるとどっか飛ばされるとかですね。そういうようなかなり生存競争が激しい教室から、急に人がいなくて、私に対して、弁当何にしますかと言ってくれるような医局員がいると、これはいい所に来たというのが本心でしたね。

さらに、東邦大で特別なことは、丁度、東邦大学の前身の帝国女子医専の卒業生（鶴風会）が昭和39年に、子どもの脳性麻痺の専門病院、東京小児療育病院を開き、小児科の若い医師を毎週、休日には実習を兼ねて交替で診察につれていけたことでした。

## ＝府中療育センターのはなし＝

**水野**　この東邦の時代に都立府中療育センターの医長を兼任されていますが、この辺の経緯とかを教えていただけますか？

**有馬**　これはですね、昭和43年でしょうかね、府中療育センターができたのは。

ちょうど東大で精神科の脳研の教授で白木（博次）先生というのがおられたんですが、精神科の臨床はされたんだろうと思うんですけど、脳の形態学は日本でかなり有名な一流の方だったんです。どういうわけか知らないけど、その方が府中療育センターの初代の院長だと。今だったら、ちょっと考えられないんですが、要するに国家公務員の教授が、都立病院の院長を兼ねるというのが、ちょっとない事じゃないかと思います。その当時は松沢病院の院長が東大教授を兼ねる事はありました。それと同じような事で、精神科の教授ってのはそんなもんだという感じはあったようですね。

その白木先生が重症心身障害が始まって院長できたと。しかし、一方で脳研も見てるわけです。

何で、私の名前が出たのか考えてみたら、私の博士論文の副査だったんです。主査は東大小児科の教授の高津（忠夫）先生ですから、副査というのが2人つくんですね。その時の副査に白木先生がついたっていう事で、私の名前をどこかで憶えてたんでしょうね。それから、ちょこちょこと神経に関係した論文を書き出してましたから。そんな事で、有馬だったら、言えば、きてくれるかなというぐらいのつもりで、声をかけられたんじゃないかと思います。

ただ、そうは言われても、先生、私はまだ行ったばっかりですから、助教授をすぐ辞めるわけにはいかないから、週1回かせいぜい2回ぐらいだったら、お許しが出るだろうと。そういうパートで、実際に診ている主治医なんかと相談をしたり、日常的な事を相談にのるとか、そんな話で。東大のご縁で白木院長が私に声をかけたという事だったんですね。

**水野**　白木博次先生ですね？

**有馬**　ええ、そうですね。それで行きましたら、あちらは精神科の先生ですから、この子の脳がどんな風になってるかという事しか興味がないような感じでしたけど。

私が行ってやった事は、この子に何を食べさせるかとか、どれぐらい固い物を食べさせるかとか、それからどんな病気になりやすいか、けいれんがあるから、それの持ってるてんかんをどうやったら予防するかとか。精神科から来た人が何人かいましたけど、その人達は、そんなごく日常的な生活を見るのは、あんまりできないので、私が栄養士だとか、検査技師なんか、コーチをするような事でした。

開設の時にまだ入所者を取る前に、行く事が決まったんだと思います。まだ始まってない内に、栄養士を連れて、例えば肢体不自由の病院なんかを見せたり、それから、検査技師なんかと、こういう事があるから、こういうのは検査の方でやってくれる？　どうしてもダメだったらこれは病院検査室かどっか頼まなきゃならないような事があるかもしれない、取りあえず、受けた時にすぐ何をすればいいかという事だけの準備はしておこうと。まー、そうゆう役割をしました。

**水野**　府中療育センターがオープンする前から関わっていたという事でしょうか。

**有馬**　そうですね。

**水野**　ある意味、開設の準備という事ですね。

**有馬**　小児科の立場としては、そういう事でしたね。それから、副院長の大島（一良）先生、都から来た、医者と言っても役所から来られた人ですね。非常にきっぷのいい面白い方でした。

夕方から夜になると、あの先生、アルコールの瓶をこう置いて、しゃべるわけですね（笑）。私もついあの人の話が面白いものですから、いろいろしゃべってました。まあ、そんな所で、大島の分類ができたんだと思います。

要するに、大島先生曰く、措置を決めるのは児童相談所なんです。重症児を診た事がないような児童相談所の職員が、これは、あそこに入れるべき人か、それに適応しないか、それが分かるような、そういう、いわばセミ素人でもわかるような、基準を作らなきゃいけないと。そうすると、文部省班と言われた私達が大学の方で少しやってた重症心身障害の定義というものも、ちょっと考えて、運動を横軸にとって、知的機能を縦軸にとって、25マス作って、そこに1、2、3、4・・・25まで作って、そのどこに当てはまるかと、こういうのが一番わかりやすいと。

児童相談所は知能指数を見るのは慣れてるからそれはできるだろうと。運動が重いか軽いか見りゃ分かるだろうと、そんな事で縦横、運動と知能そういうマスを作って、1、2、3、4そこに入るのが重症児、5、6、7、8、9、10そこに入るのが境界線、そういう風にして、それから外れるものは適応ではないと言ってやれば、児相も重症度をつけ易かろうと、大島先生が飲みながら、そんな話をしてましたね。

それを「公衆衛生」か何かの雑誌に大島先生が投稿されて、それが大島の分類になったんですね。

**水野**　そうしますと、大島の分類には有馬先生も関わっていたという事なんですね。

**有馬**　飲み仲間という（笑）。ただ、ある程度、情報を提供したのは、文部省のと言われてるものです。東大の高津先生が重症心身障害を一番最初に問題にされたんですよね。

厚生省の児童福祉の方の話で重症心身障害という名前を小林提樹先生が昭和30年代から作ってくれて。小林提樹先生が島田療育園を作られると、そういう所に重症心身障害児を入れるという事で動いてはいるんだけど、それを決めるのは、児童相談所だという事を国の方でも大体考えているようだと。ただで入れられるという事は児童相談所も組まないとそれができないわけですね。措置だったら、ただで入れられますから。

措置権を児童相談所に渡す為には、児童相談所がどういう基準でやるかを知ってなくちゃならないと、ところが、厚生省で作った定義が運動障害と知能障害を合併して、どこの施設も受け入れできないような人と、そういう定義で昭和37・38年に出したんですね。島田療育園を補助する為にそういうような定義も取りあえず厚生省としては作ってます。

ほんとに法律になったのは、昭和42年ですからね。児童福祉法として。その前に昭和37・38年から児童相談所でそういうのを、やらせなきゃならないだろうと、厚生省の方でぽつぽつと手を打って、定義をある程度作らなきゃならないだろうと、それで、次宮通達か何か作ってみたわけです。

高津先生がその定義を見て、これは何が何だかわからない、もうちょっとこれを大学人として、ちゃんとした物を、学問的に堪えられる物を、定義を作るべきであると、そういう事を高津先生が言い出したんですね。

それで、大学で誰がやるかと、岡山大学の浜本（英次）教授、旭川荘の医師のボスですね。浜本教授の岡山に重症児的なものを扱う施設ができてるから、じゃあ、浜本教授にこれの班長をやってもらって、重症児の定義、判定基準有病率とそういうものを、学問的に堪えられるようなものを作ってもらうと、そういう事を高津先生が考えて。高津先生がおそらく文部省に浜本教授を班長にすると言ったんだろうと思います。

それで、浜本先生が重症心身障害の定義と判定の方法は何かを決める研究班を昭和30年代の終わりに作られたんだと思います。それで、高津先生がその班員に入るわけなんですけど、東大は誰かという事で、私を名指しをして、浜本先生が私を班員に加えてくれたという事でした。細かい事は私も知らない内にその辺の事が決まってましたね。何せ、浜本班長のもと班員として、2年やったのかな3年やったのかな。

**水野**　これは文部省の研究班なんですね？

**有馬**　そうですね。文部省の科学研究ですね。文部省科学研究浜本班の提言という事になりますね。

**水野**　児童相談所が文部省の管轄という事ではなかったのですよね。

**有馬**　そうではないですね。しかし、実際にそこで診てる医者の全部、大学から送ってるじゃないかという事です。大学の専門家が診てもわからないようなもの作られても困るという事だと思いますね。

浜本先生を選んだのは、てんかんをよく扱ってたからだと思います。浜本先生は神経に関して、割と詳しい先生でしたから、3年間でしょうね、普通3年やりますから。

私は、2回だけは出たんですね。研究班で発表したんで。3回行ったかどうかわかりませんけど。

何せ、その班員だったという事で、今度は厚生省が重症児の事をもうちょっとやるように、児童福祉審議会を作ったわけですね。重症心身障害をメインテーマにする、児童福祉審議会を作った。で、その班長が浜本先生だったかな？

**水野**　中央児童福祉審議会の議長は太宰博邦先生ではなかったでしょうか。

**有馬**　太宰先生。厚生省のお役人ですね。そこの委員に私もなったという事ですね。

**水野**　先程の文部省の研究班で重症児の定義や判定基準のお話がありましたけど、何かその結論みたいなのはあるんですか？

**有馬**　実際も、大島の分類と縦枠が違うだけで、ほとんど同じなんですよね。

**水野**　そうですか。

**有馬**　大島先生とご縁があって、大島の分類が一般に出る前に決めてましたから、縦横の番号をつけて。最初の定義が知的障害と運動障害を合併してて、重いんだと、その定義が昭和37・38年にもうあったわけですね。

　それをどういう風に、判断するか。ただ重いだけではわからない。どの程度重いか、知的障害ならどの程度の知的障害なのかと、そういう事をちゃんとわかるようにしなきゃならんだろうというのが、浜本班の議論でした。ですから、そちらの方で縦横のマスは作っていたんですね。大島先生は「僕のは別に関係ありません」と言われたけど。

　大島先生は児童相談所が一番動きやすいように、そういう定義を作ったという事ですね。浜本先生の方は、重い知的障害と運動障害を合わせもつという、元々の定義をどうやって示せるかと、そういう事で作られたので、結果的にかなり似たものができてきたという事だと思います。

**水野**　先生が府中療育センターに行かれて、開設の準備から始められたという事ですが、その時にはもう、島田療育園だとか、それから秋津療育園も補助金をもらって、運営をしていたわけですね。

**有馬**　そうです。

**水野**　そちらの施設との何か関わりのようなものはあったんですか？

**有馬**　それはあんまりなかったですね。少なくとも、小林堤樹先生が島田療育園と言われても私達はピンとこなかったですね。小林先生は私よりもずっと上の長老ですし、お付き合いは長かった事は確かなんですけど。

日赤産院に奇形を含む重い子がいっぱい入ってて、それを何とかしなきゃいけないという事で、重症児という言葉を提案し、社会的な運動にされたわけですね。

昭和38年かもっと前からかもしれませんけど、実際に島田は重症心身のものだと、そういう認可されたものを作られたという事です。厚生省としては、研究費で運営費を補助した。私も島田療育園をちょっと見には行ったように思います。

**水野**　では、特に島田療育園とか秋津とか関係なく都立は都立で。

**有馬**　そうですね。府中は重症心身障害の児童福祉法ができて、公に法律でも補助すると決まってるわけですね。

私が鳥取に行くのが昭和45年12月で、それまでは府中療育センターにずっと行ってました。何せ、私、美濃部知事の辞令をもらってるんです。美濃部知事の辞令で府中療育センターの医長を命ずるか何か、もらっているんですけど、ちょっとこの間から探してるんですけど、見つからないんです（笑）。こんな小さなものですけどね。美濃部さんの辞令をもらってるのは、そうはいないだろうから（笑）。

**水野**　私も美濃部さんの辞令いただいてます（笑）。

**有馬**　長老ですね（笑）。

**水野**　府中闘争はまだその頃は始まってないですか？

**有馬**　はい。私が出た後ですね。私の時は、昭和43年6月頃から重症病棟に受け入れ、44年9月までに２００名受け入れる事でみんな一生懸命だったと思います。

東大紛争の方が激しくなり、白木先生が院長だった兼任を辞めて、府中療育センターを辞めて、東大の学部長に戻りました。それで大島先生が副院長から院長になられたんだと思います。

**水野**　当時の重症心身障害児というものが、どういう状況だったのかという事がご記憶があれば、教えていただきたいんですが。

**有馬**　私としては、そういう子どもは診てはいたけど、重症心身障害という名前で診たのは、府中が初めてでした。実際に空床から約２００床にどんどん入ってくるわけです。別に一部は知的障害の病棟と知的には問題の少ない肢体不自由病棟があったと思いますね。

肢体不自由児１００人と重い知的障害１００人の病棟が混じった病院だという事でした。私は重症心身の方しか診ませんでしたけど。私にとっては重症心身の原点に出遭ったみたいなものでした。入所時の年齢は、1～5歳が60人、6～11歳が74人、12～17歳が30人、18～48歳が36人と書いてありました。

要するに私がかつて東大小児科の外来で脳性麻痺外来なり、てんかん外来で診た事のあったのは、重症児病棟に入った子どもの２・３割いました。これも診たあれもというような。

私が診た頃は3歳か4歳、5歳だったと、それが10年近く経ってから、10歳ぐらいになった子が入ってくるわけですね。もう骨と皮になってくるんですね。

赤ん坊で診た時は、歩けなくても、物を言わなくても、やっぱり肌はきれいで、赤ん坊らしい所は感じて、外来では診てましたけどね。抱っこしたりして。

今度、親元から離れて、受け取った重症心身の子どもたちというのは、骸骨みたいにやせて、しょっちゅうゼロゼロしてましたね。ですから、絶えず口や鼻から管を入れて、吸引をしてなきゃならないような状況です。看護婦はそれに慣れてないわけですね。そこに来た小児科のドクターが２人いましたけど、そういうのは気を付けてとか、これをやってとか、痰がからんで出てこないからうつ伏せにした方がいいかなとか、けいれんが長く続くから、呼吸を見ながら静脈注射で止める、そういうような話を若い小児科のドクターとしながら、週１回来て、新しい患者を診て、それから、それに対してどうするかと、そんな事を相談するという、結局、鳥取に行くまで府中に通ったという事になりますね。週1回しかいませんけど。

印象としては、小さい重症児は肺炎でよく亡くなりました。あの頃は病理学者がまわりにいて、患者さんの死亡率も今よりもずいぶん高かったので、１００～２００例の剖検をさせていただきました。

**水野**　3年、４年ぐらいで１００から２００例という事ですか？

**有馬**　はい。府中の死亡例は40例でした。他に多摩地区は、島田療育園、東京小児療育病院、秋津療育園など重症児を受け入れてる施設の例も一緒に剖検していた病理の専門家が報告した数字もありました。

**水野**　それには、先生も立ち会われたりしたんですか？

**有馬**　そうですね。私がいる時に亡くなったというのは、なかなかありませんでしたけど。小児科のドクターは当然立ち会っていたと思います。

精神科のドクターで立ち会った人はいますね。府中療育センターの森松（義雄）さんという方です。もう亡くなりましたけどね。その人は精神科だったんですけど、患者さんの存命中から一生懸命診てくれました。

整形外科の人も１人いました。東京小児療育病院の整形ができた時に新潟から来られた石原（昴）さんという方です。彼はその頃、府中療育センターに来ておられて、子どもをよく診てましたね。整形外科学的な立場から非常にいいアドバイスをくれました。

**水野**　入所してくる方は、大体10歳くらいでしょうか。

**有馬**　そうですね。もう乳児では入ってこないですね。２００人受けた時の年齢は、18歳未満１６４人、18歳以上は36人といわれました。

**水野**　やっぱり亡くなる方が多いという事は、20歳以上の方はあんまりいらっしゃらなかったのですか？

**有馬**　あまりいなかったですね。重症度が軽い方は年齢が大きい方にいたような気がします。重症度に関わらず、家庭で見きれないという方が来てたように思います。

軽いと言っても、重症児の定義には相当すると児童相談所が判断したのが来ますから。脳性麻痺にしては重い方だったんですが。

**水野**　東邦大の時代に児童福祉審議会の委員をされたというお話がありましたけど、その他にもいろいろ、ウィルソン病のシンポジウムを企画されたりとか、厚労省の原爆胎内被爆時調査委員、そういう事をやられたり、先天性代謝異常研究班の班長もされているのですか。様々なご活動をされてた経歴をお持ちですが。

## ＝原爆小頭症＝

**有馬**　私が東邦に行きまして、間もなくですね。東大の高津先生から電話がきて、原爆の小頭症っていうのが、問題になっていると。今までずっとアメリカのＡＢＣＣというのが見て、全部アメリカの方の専門家が被爆者の健診と管理してたんだけども、もう日本に戻すと。カルテも全部日本に戻すと。

従って、原爆症で小頭症が起こるっていう事をアメリカが言ってた人達も全部渡すので、それについて日本もそれを今後見なきゃならないと。ついては、これは確かに原爆で起こった小頭症だという事を、一応日本でもこういう根拠でそうしたという風に、基準を作らなきゃならないと。アメリカが言うとおりってわけには、行かないだろうと。

そんな事で、東大の放射線科の教授、中泉（正徳）先生という、私達も習った事があった先生なんですけど、その人が班長になって、広島と長崎で原爆小頭症の判定の作業をするというので、君を推薦しといたから、と言われて。知恵遅れとちょっと奇形というのは、私もそれまでやってて、小林提樹先生が非常に細かくそれを言ってたものですから。小奇形、変質徴候と当時言ってましたけど、小奇形がどれぐらいあるかっていうのを、１つのマーカーにしようといって、中泉先生にくっついて、広島に行ったんですね。

何回か行きまして、厚生省のお役人がついてきましたけども、そういう子どもが10人とか十何人いるんだと。じゃあ、とにかくそれを診せて下さいと、診察をしますからと。

それで、私なりの見方で、これはこうでこういう特徴がこのグループにありそうですねと。私があっと思ったのは、色素でしたね。皮膚が白くむけた所と、黒い所がまだらになって、ほとんどの被曝者がそれを持ってたというのは、これは随分特徴的じゃないですかねって私言ったんです。

形態異常、頭だけは小さいというのは、測れば分かる事ですがね、知恵も知能指数を見て、知恵遅れがかなり強いっていう事はわかったんですけど。しかし、運動の方はちゃんと歩けると、皮膚にこれだけ異常が出てるっていうのは、特徴ですよね。

それで指の格好はどうだとか、手の格好はどうだとか、身体計測みたいな、全身の変質徴候だとか、小奇形、それを私なりに書いて、こういうのが特徴で、普通の遺伝性の小頭症と重なってる所はこうだとか、しかし、遺伝性の小頭症では見つからない、こっちの方に多いのはこういうのがあると、その報告書だけ書いたんです。それで一応、判定基準にはなったと思います。

それで、広島から長崎に行って、長崎の子どもも診せてもらって、少なかったですね。広島は、やっぱりあんまり山がないから、広島の方は爆心地から８００ｍ以内、全滅、全部死んでると。８００ｍから１２００ｍの間に妊婦だった親から産まれた子、しかも、胎生３ヶ月以内で被曝した、その辺まで、アメリカのＡＢＣＣが調査してくれてたんですね。それは確かに理にかなってると。

早期体内被曝であると。爆心地から死なないけれども、十分な被曝量があると、そういう所の子どもに確かに（小頭症が）集中してると、そんな事で検診の報告を私、書いたんです。よくなる病気じゃありませんから。原爆の後、70年ですか。もう死んだ人が多いでしょうね。

原爆小頭症と言いましたけども、広島の人達を診てたんですが、アメリカのＡＢＣＣの報告書では皮膚色素の事は1行だけレックリングハウゼン病を伴ってるのもあったと。これは誤診なんですね、明らかに。レックリングハウゼンは確かにあざが多いという事は、それは間違いない。しかし、レックリングハウゼンのあざはこういう形じゃないというのは、診てればわかるはずなんだけど。アメリカの調査は統計学的には立派だけど、臨床家はあまり専門的な人が来なかったなと言ったんですけど（笑）。

## ＝サリドマイドベビーとの関わり＝

厚生省の仕事で大きいのは、サリドマイドベビーの判定をさせられましたね。これは鳥取に行ってからです。これは裁判になったんですね。親達が訴えたわけですね、国と製薬会社を。

これを言ってきたのは、東邦にいた時で、原告側の親の弁護士数人が訪ねてきて、先生、サリドマイドで奇形が出るという事は、国際的にも言われてるんだけど、ドイツなんかでもそういう風になってる、あちらはそれで認められてる。日本ではサリドマイドによる奇形であるという、それに相当するという人を補償しろと言っても厚生省がうんと言わないんだと、製薬会社の方もうんと言わないと。あれが確かにサリドマイドによって起こった奇形だという事を証明してくれる専門家が欲しいが、どこに行っても断られちゃう。先生、小児科学大系でサリドマイドで奇形が起こるという事を1行だけ書いてらっしゃるでしょうと。確かにサリドマイドで奇形が起こるんだと、この人達がそれに相当するんだという事を専門家の立場から証言して下さいと、そう言われたんです。

しかし、これは日本だけじゃなくて、ドイツなんかでも出てるし、オーストラリアでも裁判ていうか補償がもう出てるんで。わかりました。確かにサリドマイドで奇形が起こるという事は言えると思いますからと、そういう返事をしてたんですが、それっきり、鳥取に行っちゃったんですね。

そして、鳥取に、ある日2人の弁護士がひょっこり来ましてね。先生、あれはやると仰ったけど、やっていただけますね、と言われて。わかりましたと、申し上げたんですけど。これは、患者さんの問題だから、サリドマイドの特徴的なものでなければ、サリドマイドを飲んだという薬屋さんの書類だけでしかわからないようなものじゃだめでしょうと、相手が言ってると。だから、サリドマイド特有な奇形だと、飲んだか飲まないか薬屋に聞かなくても、本人診りゃわかるというような所を、先生何とか出して下さいと、そう言ってきたんです。鳥取に行ってまもなくですかね。

もうあれはなくなったかと思ったら、その話がポンと何年越しかに出てきて。それで、鳥取での話になりますけど、わかりましたと。しかし、これは私、臨床家だから、やっぱり自分の目でちゃんと診て、こういう所見だからと言いたいから、患者さんを集めて下さいと話しました。

そしたら、サリドマイドを訴えてる弁護団が大阪が20・30人、東京も20・30人（患者さんを集めて）来て。全部診せてもらいましたけど、これは行けるんじゃないかなと。サリドマイドでなければ出ない徴候で、今まで知られていないものがあるんじゃないかなと、私なりの臨床的な判断で、これでやりますよと言ったんです。実際に法廷に立ち、裁判所が和解の勧告をしました。

**水野**　そうですか。すごい…。時間があっという間に。まだ聞きたい所があったんですけど、1つだけ、府中療育センターで重症心身障害児に関わられたという事で、この時には、まだ守る会との関わりってのはない時代ですか？

**有馬**　全然まだないです。北浦さんの名前も全然知らないし、あの頃、北浦さんが厚生省に何とかしてと言ってらっしゃった時も全然知りませんでした。

**水野**　わかりました。今日はここまでという事になります。次回はいよいよ鳥取大学の頃のお話という事になりますね。ありがとうございました。

第4章

# 鳥取大学脳神経小児科学講座外因性脳障害への更なる関わり

第6回有馬先生インタビュー

# 森永ヒ素ミルク事件とその後

平成27年8月18日
聞き手　加我牧子

## ＝鳥取大学脳神経小児科誕生秘話とその発展＝

**加我**　この間は、東邦大学時代のお話をいろいろ伺ったので、東邦から鳥取に移られる前後のこと、そして鳥取大学でのお話についてうかがえると嬉しいです。そもそも新しい講座をつくるということは実に大変な事だと思います。鳥取大学脳神経小児科は、日本で初めての小児神経学の講座でしたが、そういう講座を作ることに関して、国として、あるいは患者さん側からの要望とか機運があったのでしょうか？

**有馬**　これは全く想像なんですけど、あそこで、脳神経小児科の元になる脳研があったわけですね。脳幹性疾患研究施設と言ってたんです。下田（又季雄）先生がそこの施設長をしておられて、脳神経外科と神経病理とそれから下田先生の神経内科がすでにあったわけです。

下田先生という方は、脳波に非常に興味を持っておられたんです。東北大学を出られた先生でした。今考えると、正常脳波でも出るような所見を、病的と捉えすぎたんじゃないかという、批判はあるんですが、行動異常と脳波というのを随分考えて、いろいろな論文も書いておられたんです。

その当時、一生懸命やってられて。国内でもいろんな所で発表されてた。それで、当然脳波というと、やっぱり子どもも必要だろうという事だったんですが、子どもの脳波を専門にやってるのは、岡山大学小児科の大田原（俊輔）先生、大体私と同じくらいの年代の方ですけど、その人がかなりやっておられました。岡山大学は、ほとんど脳波1本に絞ってやってるような教室だったんです。

想像ですけど、大田原先生か、岡山大の適当な人を1人、教授にしたいというお考えがあったんじゃないだろうかと思います。それでどういう形に作るかといった時に小児部門という名を出す、それから元々は脳幹性疾患研究という事ですから、脳幹の異常で、どういう症状が出るか、それが脳波にどういう風に現れるかという事で、てんかんもおおいにやっておられる岡山大学がいいと想像されたんじゃないかと思うんです。

それが文部省で承認され、昭和45年の前半に教授が全国公募されました。これは国立大学ですから、全国公募しなければならないだろうと思います。

その時、脳幹性疾患研究施設の脳神経小児科部門の教授を募集するという事で公表されたんです。病室は無いから、それは神経内科から10床を提供する、外来は然るべき場所を病院の中で探す。それで、予算は9月からついてる、国がそれを認めているという事で。それに間に合うように、おそらく5月か6月頃、全国公募があったかと思います。但し、条件としては、3

人以上応募者が出た時に選考が始まると、内規でそうなっていたので、どの科でもそうなんですが、脳研も規則に従ったという事です。

そんな所で公募があって、私が出したというのは、東大小児科の高津先生が、もう東大を辞めておられて、杏林大学の学部長になっておられたんですけど、高津先生に呼ばれて、「君、こういうのが公募がきてるから、出したらどうですか」と言われたんです。

私の上に福山先生がいらしたんですけど、もう小児病院の小児神経の医長から、女子医大の教授になることが決まっておられたんですね。女子医大の後任教授というのを1つ念頭において、高津先生が小児病院に、小児神経科というのを作るというので、まず福山先生を医長で出して。

で、小児科で残ってるのは、東邦に行った有馬だというわけで、呼ばれてました。

私も真剣に考えたんですけど、何をやったらいいのか、ちょっとアイデアが出てこない。鳥取という所は、たまたま前の年に岡山かどこかで学会があった時に、田舎の方に1つ大学がある、まだ病室に畳があるような病院だから、遊びがてら見に行こうよと言って、前年に、山陰に廻って鳥大を見学して、帰ってきた事があったんです。

そうしたら、翌年ひょっこり、そんな話が出て来たという事です。どうしてもアイデアが出てこなかったんですが、高津先生からそう言われて、考えてる内に期日が過ぎてしまって。そうしましたら、9月からのポストに間に合うように募集をしたんだけれども、2人しか出なかったらしいんです、公募に。やっぱり神経でない人をそこに推薦するわけにはいかないんで、鳥大の中に適当な人はいないという事で。再公募という事になりました。

それで、6月か7月じゃなかったかと思いますが、高津先生からまた呼ばれまして、「君、出さなかったのか」と、「もう、決定したと向こうから言ってくると思って、僕は楽しみにしていた」と。

「やっぱり国立の方が、私立よりは、特に新しい所は、国立でないとだめだと自分は思うんだ、あそこは小さいといっても、国立だから出しなさい」とまた言われたんです。それで、出さないわけにいかなくなったんです。

一体何をするんだろうと思ったんですが、ふと、考えたのは、取りあえず、初めてそういう部門ができるんだと、全国でそれをやる専門家を養成するという事に徹しよう、自分の責務がそういう事と思えばいいんじゃないかと納得できたんで、申請しました。

そうしたら、その時は4人になったんで。岡山もあったし、東京もあり、よく知ってる人の名前もあったようですが、私が受かって、9月から席が空いてるから、いつ来ますか？という事で。10月頃、挨拶がてら行きましたら、部屋はこういうような官舎があるから、そこを使えばいいと、遊ぶ所はどういう所があるからと、あちらの人がいろいろと、脳研の人は親切に私の相手をしてくれました。

決心もしたし、感謝もあるから、そのつもりで参りますからと言い、12月の発令でしたので、年内に行った方がいいだろうという事で、取りあえず単身赴任で、行く事になったんです。

子ども達は、特に上の娘はぶーぶー言ってましたけど。来年の4月から行くと、それまでは私1人でいるからと、そんなことで、家族の了承を得て、翌年の4月に家族が全部、官舎に来たという事で始まりました。冬の山陰っていうのは、天気が悪いし…。

**加我**　最初は先生お一人の講座という事だったんですね。医局員になる方は、最初からいらしたんですか？

**有馬**　そうですね。向こうへ行ってからわかったんですけど、助教授1、それから、講師もしくは助手が5、それだけは定員の公務員はついていると。事務系の人はパートだけども、中の他の教室にいるから、その人をまわして、すぐ使えるようにしますからという事で、結構気を遣ってくれたんですね。

4月から本当に始まるとすると、人をまず集めないといけないという事で、小児科から、こういう熱心なのがいるよと、1人の女性を紹介してくれました。年齢は私より上だったんですね。あともう1人は、小児科をちょっとやったんですけど、藤井（一貫）さんという人がいると。元は軍人さんだという事でしたけど。京大の薬学を出て、医学部も出た人で、精神科におられると。最初にその人にまず会いまして。12月1日に行った時には、その女性と男性2人で米子駅まで迎えに来てくれていました。

女性の方は初対面だったんですが、男性の方は前にちょっと会ってましたので。こういう事で来ませんかと言って、あなたは米子の事はよく知ってるでしょうからと言って、男性の方に頭を下げて。「参ったな」と彼は言ってましたけど（笑）。

それでも「わかりました」と言って、来てくれて。鳥大から２人、助手１人と講師１人。それから自分は米子に行くけれど、誰か、と東邦大小児科で話しましたら、自分も行きたいと言うのが２人（小野和郎、諸岡公子（旧姓　田口））おりました。結局４人は１月過ぎから３月までに決まって、診療科の開設や生活準備を手伝ってくれました。

12月発令で行った時には、教室にはまだ部屋は無いんですね。取りあえず、ここを使って下さいと、事務室で空いてる所が１つありましたから、そこで。

機械その他の予算はついてますから。３月までにそれを消化するという事で、一番最初に買ったのは、合計の計算のためにと計算機を買いました。リストを作って。備品もありますけども消耗品もいりますから、そんなのも全部、積み上げて事務に出して、事務がそれは、やってくれました。「普通、最初は大きい物を買うんですがね」と事務長に言われましたけど、こちらはそれじゃ仕事にならないから。まず診察道具や試験管から必要だし、試薬が必要だし。脳波とるにしても記録紙が必要だしと、そういう消耗品の方をまずリストに挙げて。そんな所で３月までは過ごしたんですね。

それで３ヶ月間、小児科の人もいろいろ、来る２人は当然そうですけど、それ以外の人も「先生１人で大変でしょう」と、小児科の女医さんがちょっと食事を作りに来てくれたり、そんな事もありました。

**加我**　当時、小児科の教授はどなたですか？

**有馬**　堀田（正之）先生、学部長もされた先生ですからね。彼はおそらく私を推薦したんじゃないかと思うんですね。下田先生と意見が違ったんじゃないかと思うんですが。それはやっぱり代謝もやれる人の方がいいですよ、脳波だけじゃ、なんて言ってましたから。そんなことで取りあえず始まったという事です。

4月から家族も来て、官舎に入って、子どもは幼稚園からいた学校を転校して、公立の普通の小学校に入ったんですね。

こうして、医師は少なくとも、私を入れて5人いたんですが、もう1人ぐらい、小児神経を経験した人が欲しいなと思ったんですね。

それで、たまたま東京で会があった時に、帰り際に千葉大を出て小児科にいる諸岡（啓一）君というのと、電車で隣に座ったんですね。その諸岡君というのは、私が東大にいた時に、妹さんが、起立性調節不全か何かちょっと簡単な病気で診てた人、それの兄さんで、その人に、「鳥取に行くんだけど、先生、もし希望あったら、来ない？」と。彼がある程度、神経をやってるって事はそれまでにわかってましたので。「僕、医学部に入りました。小児科に入る事にしました。国立療養所の重症心身障害病棟に勤務して、そこで博士論文を書きました。」何かの学会の折りに、顔を合わせるもんですから、彼が、いちいちそういう事を私に話してくれていた。そういう事があったので、隣に座った時に、気楽な感じで話して、一週間後に彼が行きますと。

これで大体いいかなと思ったんですが、彼の後に、千葉大脳外の医師が毎年、応援してくれて、先生もう1人いますが、採りますか?と言って、2人目がきた。卒後4年ぐらいだったかな、その時。

それから、先生もう1人いますが、また紛争学生なんですが、と言って。自分で学生執行部長でしたと名乗ってました。千葉大で僕の指令で、２ヶ月ストになったんです、と言うような人でしたから。結局千葉大から、諸岡、落合（靖男）、北原（佶）、高田（邦安）と、４人来たんですね。

千葉大小児科から採るの申し訳ないなと思って、諸岡君が決まった時に、千葉大の教授に、先生の所から、神経にいただきますけど、いいでしょうか、と一応ご挨拶したんです。そうしたら、まあいいでしょう、だけど激しいですよ、と（笑）。千葉大の教授が言ってくれました。そんな事で、毎年そうやって入りましたから、千葉大は非常に中心になって新しい教室を作ってくれたと思います。そんなのが始まりでしたね。

それから東邦から2人来た。で、講師に藤井（一貫）さんという人に、なってもらって。１つまだ空いてると。ある程度ちゃんとした人、年齢も必要ですし、助教授ポストですから。やっぱり九大の神経班の誰かを引き抜くかと、それで竹下（研三）君という人が、ちょうど神経班のリーダーになってましたから、彼に来ないかと。ちょっと渋ってましたけど。永山先生が、九大の教授だったんで、こういう事で竹下君を口説いていますと、言ったんですね。

永山先生の方は、紛争では竹下君、どっちかと言うと右翼で教授を助けて、何かの時にかばってくれる人になってた。助教授ならいいでしょうと。私がいけるんじゃないかと思ったのは、鳥大医学部自体が九大優位だったんですね。教授の半数近くが九大出身だったんです。ですから、自分に仮に何かあっても、次の教授選の時に、周りが、彼を推薦するだろうという1つの読みはありましたね。米子に来て、自分を助けてくれないか、と言って、永山先生も了承してくれてるからと。永山先生が九大小児科の神経班3名と一席設けてくれましたね。日本料理屋のどこかで。そういう事で、開設時の人事は、9月から始めて、翌年の12月に一番最後に竹下君が来ました。

その後は、鳥取大の新卒の人が、私の講義を聴いた人達が、直接申し込んできました。吉野（邦夫）君、大野（耕策）君など優秀でした。病棟はなかったので、内科の先生が提供すると公にしておられたんだけど、あれはどうなるんだろうっていう事で。精神科の大熊（輝雄）先生がいましたから、その件を聞いたら、それは、知らん顔するわけにはいかんな、僕が交渉してやるからと言って。下田先生に交渉してくれて。わかりました、神経内科からこの部屋を1つ提供しますからと、8人入った病室を1つ提供してくれて。

それから、外来をするのについて、場所が決まってなくて。それも病院長に外来はどこか使えますか?と言って、一緒に廻ってくれました。ここが空いてそうだから、取りあえず、ここを使って下さいと。新人の若いドクターがいますから、最初、私も診察の所に一緒に行って、必要な時には予診をとってくれと。そんな事で外来を始めて、ビデオでデモンストレーションしたりすることとから始めました。

**加我**　外来の最初の患者さんを憶えていらっしゃいますか?

**有馬**　岡山か広島か、何せ私がずっと前に、東邦で診た事のある患者でしたね。先生が鳥取大に来られたと聞いて、懐かしくて連れてきましたと。肢体不自由は全然ない、知恵の遅い女の子でしたけど。それを連れて来た人が第1号でした。

**加我**　最初は外来にはそんなに患者さんいらっしゃらないと思うんですけど、その後、患者さんがうなぎ上りに増えたという事だったのでしょうね。

**有馬**　そうですね。まあ、ぽつぽつですね。ただ、これは面白いな、さすがだなと思ったのは、岡山県から来る人はほとんどいなかったですね。大田原先生、これは、完全に抑えているのは岡山だと感心しましたね。

東京ではその辺ぐちゃぐちゃでしたからね。強いて言えば、新宿経由で来るのは、多くは慶応大学の小林提樹先生の外来、東京駅と上野駅を経由するのは、東大の私達のけいれん脳性麻痺外来に来ると、そんなのが、比較的はっきりしていました。

最初は比較的暇なものですから、新しい教室でも連れだって、分れて見学に行きました。国立療養所とか。いずれ、関係するだろうと思いましたので、国立療養所の重症児と筋ジス（トロフィ）病棟、肢体不自由児施設、米子があり、鳥取があり、松江があり、山陰地方のそういう所、山口県ぐらいまで行き、日本海寄りの所をずっと見て廻ったという事ですね。

**加我**　現在、鳥取大学脳小（脳神経小児科）の先生方が活躍しておられる病院ですね。その時から、長期的な戦略もおありになったということでしょうか。

**有馬**　やっぱり行くと、誰か人を出してくれないかと必ず言われましたね。

**加我**　病棟も8床1部屋確保されたという事ですが、入院の患者さんもかなり増えていたという事ですか？

**有馬**　いや、まだ。ぽっつりぽっつりでしたね。いつでも満床でしょうと、言われて、いやあ、いつでもガラガラですよと（笑）。そういう返事をしていました。

**加我**　外来の最初の患者さんはよく憶えていらっしゃいますね。入院の最初の患者さんも憶えていらっしゃいますか？

**有馬**　死亡の第1号は小児科の入院患者が脳幹グリオームの剖検例、脳小では、もやもや病の人でした。脳出血起こしましてね、これは高頻度で起こると知っていても、いつ起こるかわからない。

Krabbe病、小児科経由で先天型筋強直性ジストロフィーもいました。

**加我**　設立以来の患者さんが何万人とうかがってます。当初は、日本海沿岸の病院や施設を見学なさったりしているうちに、だんだん患者さんが増えていったという事ですね。

**有馬**　そういう事ですね。

**加我**　スタッフが集まって、臨床が始まって、鳥取ならではのお仕事、ウィルソン病のお仕事などを続けていらしたわけですね。脳小（脳神経小児科）として、疫学的な調査や、遺伝的な病気とか、たくさん報告を出していらしたと思いますが、どんな形で、臨床研究を進めていらしたんですか？

**有馬**　取りあえずは、臨床からという事を。最初は、疫学的な事で、それから乳幼児健診での正常発達、例えば、ひき起し反応のパターンやパラシュート、ひょっとやった時にどれぐらいの月齢では何％手を出すかとか、そういう運動の基礎的な発達の通過率や、表面筋電図での屈伸の筋収縮の分析などは、博士論文として３・４人が出しました。

北原佶君は、運動の分析を自分でやってました。彼がパラシュート（反射）で学位をとったんじゃないかな？

小野君というのがいましたけど、minor anomaly（小奇形）の判定、cut off lineがありますね。どれぐらいのが、例えば、左右の内眼裂間の開きとか、何ミリ以上開いたら、hypertelorism（両眼間隔開離）と言うのかとか、正常値がなかったんですね。そういう小奇形の判定というので、論文を書いた人もありました。

諸岡君はもう博士とってきてましたから。彼は神経病理で、千葉（大）でやってきてたので、それから後の人はそういう臨床的なものが中心になりましたね。

**加我**　その後、当初、先生がお考えになったように、各地で活躍する専門家の核になるような方がたくさん、お弟子さんでいらしたわけですけど、鳥取大学にいらっしゃる時、その先生方はどんなお仕事をしていらっしゃったのですか？

**有馬**　臨床的な事はみんなよく興味を持ちましたね。これを正常と取るか、異常と取るか、なんて事が、まずそこから始まるんですけど。所見を言わせて、それだけの所見と経過を組み合わせて、自分の臨床診断を、あなたはどういう風に臨床診断をつけましたかと、そこまで言わせるという事は徹底してましたから。そこであんまり外れてると、時々こちらも言い過ぎたかなと、「かすりもしない事を言うんじゃねぇよ」なんて（笑）。あの時、ちょっと気の毒な事したと今でも思うんですけどね。

**加我**　回診はとても厳しかったというお話は伺っています。でもそれで鍛えられた方達がたくさんいらっしゃる。臨床のトレーニングをして、臨床的な事から、学位論文になり。

**有馬**　純粋に一般的な事と言ったら、例えばサイクリックAMPは、腎臓の機能にどういう風に働くかなんてのは、何も基準が無かったですから。サイクリックAMPの働きに依存する機能は、子どもではどうなんだろうかとそういう事で、比較的単純ですけども、基礎的な事を人間の発達年齢に沿って正常値をやった大学院生が1人いましたね。

それから、リピドーシス、脂質代謝異常の病気ってのは、進行性の病気が結構ありますから、それを生化学的にあるいは、形態的にどういう風に臨床診断をつけるかと。例えば、メタクロマティックリューコデイストロフィー症、異染性白質脳症（MLD）って言えば、普通、末梢神経を採って、それを青い色素で染めて、色が違うという事で診断をつけるんですが、尿の酵素活性でわかるというような事もぽつぽつと論文がありましたから。どれぐらいが正常値でどれぐらいが異常か調べました。病気になりますと、ほとんどもう0か100かというような差でしたから。診断にはあまり問題なかったですけど。

ヘテロザイゴートではどうだろうかと、正常値を作ると、そんな仕事は少し患者を入れてやってましたね。

竹下君はレッシュナイハン（Lesch-Nyhan）症候群の細胞培養でアイソトープをつけた基質の取り込みの有無で保因者診断をしていました。

**加我**　臨床、研究、それから若いドクター達の指導、保健所とかにもサービス兼診療に出張するなど、とてもお忙しかったと思いますが、米子は海もすぐそばですし、大山もすぐ近くにありとても自然豊かな所ですね。お仕事以外に、そういう所で楽しめる機会はあったんでしょうか？

**有馬**　そうですね。私は1回行ってもう行かなかったですけど、大山登りっていうのをみんなやるわけですよね。あそこは２０００m弱ですかね。頂上の道が長いんですね、山の上をずーっと絶壁を見下しながら歩くんですが、1度行ったら私はもう懲り懲り（笑）。落っこったら一巻の終わりだと。今度は俺は失礼するよと言った、そんな事はありましたね。

　天皇が流された隠岐の島、長州の萩市へのドライブ旅行なんてのもありまして、そんな所をぶらぶらとしたり。

## ＝医学部学生運動はなやかなりしころの学会で＝

**加我**　小児神経学の講座と言っても、小児科の講座の主任として、学会全体のお仕事も相当あったのではないかと思いますが、当時の日本小児科学会の中で先生はどんなお仕事をなさっていらっしゃいました？

**有馬**　加我先生なんかもご存知でしょうけど、学生運動があって大学紛争が至る所であったわけです。私は東大ですけど、東大の小児科なんてのは、非常にそれがきつい所だったようですが。

私は東邦大に行ってましたから、私立は比較的おとなしいんですけども、それでも、やっぱり1つの流行みたいなもので、中山健太郎先生の事を「あっと驚く健太郎」なんて落書きされたりして（笑）。

ただ、鳥大に行きましたら、やっぱり私大よりも、公立、国立の方がちょっと厳しいのかなと。教授会がどうかすると、開けないというような事もあって、米子市で医学部の会が開けないから、鳥取の教養学部の方の教室を使って、教授会をやろうって事が何回かありましたね。

私が行って間もなく、小児科学会がもめて、それの煽りが、小児神経にぽつぽつと来てたんです。

小児神経の方で、1つ真っ先に出たのは、私が行く直前の昭和45年9月ですかね、鳥大に行く前に、小児神経学会の中で、私がシンポジウムを組んで、1つ座長をやってたんです。（第12回日本小児神経学研究会総会　パネルディスカッションII　脳脂質症、1969年9月3日）リピドーシスに関係した病気という事で、精神科の病理の人と、小児科の代謝をやる人と、そういう人たちをスピーカーにして、シンポジウムやってた時に、大阪の人が、「先生達は、ここに立ってやってらっしゃるけど、先生はどういう理念を持って、それをやってられるんですか？　1人、1人お答え下さい。」って。

結局、それは1つの言いがかりで、その時、満足できないような事になって、この学会を閉鎖しろと。途中で打ち切れというのが、そこに行くパターンだったんですけどね。

私は、自分が司会で、責任があるんで、こういう病気は原因がわからないので、どんどん悪くなっていく、しかも遺伝性でといった時には、親としては、次の子を産もうかどうしようかという、親はほんとに10年、15年悩む、そういうのを何とかしなきゃいかんと。しかし、すぐにはできないから、こういう積み重ねでと思って、このシンポジウムを私が責任を持って、スピーカーにお願いしたんですと。いかがでしょうかと。ま、座長ですから、何か言わないと収まらないですからね。そんな事で、先生の言う事はわかりましたと。小児神経での始まりはそれでしたね。中でそういう発言が出てきて、それは大阪で、大浦先生が、その時の会長だったんですけど。どうもあの連中が言い出すと、ぶち壊すまでやるので、ほんとにシンポジウムができるかどうか、責任は持ち切れませんけど、できるだけ説得はしますからと、その後に彼がそう言って。結局、続けてもいいという事になりましたので、やったというのが、最初の頃でしたね。

小児神経はそれが1つと、似たようなのが1つ、小児科学会が秋季大会というのと、年2回学会をやるという事になって、何か理屈をつけてあれをぶち壊せっていうのがありました。結局、小児神経の方が折れちゃったんですよね、こういうような意見があるから、そちらでこの秋の大会を持つのは、十分慎重にお考え下さいという電報か何か打ったんですね。準備してる方は大分頭に来たみたいですけどね（笑）。そんなのが、小児神経の中でも前にあって。たまたま大阪の会の時に、そういうのが、私の所にきて。その時は、大浦さんが交渉をして、続けてもいいという了承を得ましたからと、言ってくれたんです。

その次の日本小児科学会の方は、かなりもめていて、いろんな事で、小児科学会の理事、トップというのは、ほとんど大学の小児科の教授なわけですね。そうすると、一番ターゲットにしやすいっていうのは、医局、講座医局制、教授を筆頭にするヒエラルキー、みんなの意見を聞かないで、教授だけ上手い汁を吸っとると、だから、そういう制度をぶち壊せというのが小児科学会の中の比較的尖鋭的連中にもいたんですね。

## ＝森永ヒ素ミルク事件とその後＝

その中の1つで、昭和30年頃、私がまだ新人で、私の上級生がほとんど広島に応援に行きました、ヒ素ミルク中毒ってのがあったんですね。ミルクを飲んだ赤ちゃんが、熱を出して、次々に死んでしまうというようなことが続出したという事件があったんです。中国地方の乳児に、多発していて、どこの病院でも手一杯だという事で、他県の大学病院小児科から応援に出かけるっていう事になったんです。

私より上級生が交代で、広島に行ったり、岡山に行ったりしてました。岡山は大学がしっかりしてたから、岡山大自体100人ぐらい入院を受けたんですね。

結局、岡山大学で死んだケースを剖検して、これは何か重金属の中毒っぽいんじゃないかという事を、浜本（英次）先生という小児科の教授が言って、分析してみようと言って、臓器のヒ素が非常に多いと判りました。

さらに、それらの乳児は共通して森永乳業徳島工場のミルクを飲んでたという事があり、それが原因、ヒ素で共通するという事がわかったんです。

浜本先生がすぐそれを、厚生省に報告したんですね。その時に森永としては、おそらく１０００人から２０００人患者が出て、相当数死んだわけです。岡山大だけで、百何十人入院と言っていましたから。それを、原因を発見して、通報したっていう事で、浜本先生が大臣表彰か何かをお受けになったんですね。

それからずーっと、あれは解決したと思ってたんですが、「14年目の訪問」（第27回公衆衛生学会、丸山博、１９６９年）という論文がポッと医学誌に出たんですね。関西の方の公衆衛生の誰かが、あの時にヒ素ミルク中毒はみんな治ったと言われてるけど、それを訪問して、知恵遅れもいるし、虚弱な人もいるし、学校に行けないような弱い者もたくさんいたと。あれは本当は治ったと言って、治らないのを、放置してしまったんじゃないかと、そういう事が急に出てきたんですね。

それが、小児科の人達の目に留まり、自分たちも責任があったろう。特に、あの時に、森永ミルクが罪滅ぼしに、いろいろ、各大学の小児科教室に、お金を提供して、治ったとして、みんなを放置し、それで、公衆衛生の人から言われるような種を作った教室が悪いんじゃないか、そういう論法で小児科の理事会に迫ったわけです。

高津先生も、それを言われた人だったんでしょうけど、当時の理事長は、もう辞めてる。今の人達がそれをちゃんとフォローして、解決しろと、言い出したわけです。

岡山はその百何十人、自分達がフォローした患者さんをみてましたから、じゃあ調べましょうと、言って。問題はあんまり有意に差はなかったっていうのを、岡山が出したんですね。よそは何もやってないから、いいとも悪いとも言えないと。岡山の方は、その「14年目の訪問」というのは言い過ぎではないかと思っていたようです。というのは、岡山大学の教室としては、自分達が原因を発見し治療したわけですから、後からケチをつけられるのは心外だと。それで、そんなの蹴れと言ってたんですが、理事会全体となると、いいとも悪いとも、答えを言えないんで。それでは、小児科学会としては、中立の人を委員にして、この問題についてどうすればいいかを検討して下さいという事で。たまたま、私はその委員の1人に、鳥取に行く前に言われたんです。

サリドマイドの問題もあって、また、ヒ素ミルクが降って湧いたように来たという事で。当時の大学教授はそれでお金なんかもらってるから、信用がおけんという雰囲気で言われますのでね、小児科学会理事会が委員として、関東の開業の先生を座長にして、ちょっとどちらかというと、ニュートラルよりはレフトの人を少し多めの委員会を作ったわけですね。

それで私は、鳥取に移ったんですけど、あそこに岩宮さんていう、松江日赤の小児科医長、その後院長になった人が、たまたま、小児科学会の理事で。有馬なら引き受けてくれるかもしれんと、言っていたそうで。で、まあ、委員まではいいと思ってたんですけど、鳥取に行った頃、どういう対応をすればいいか、その委員会で決めてくれという事になったんです。しかし、結局、らちがあかなかったんです。

それで小児科学会で全体会をやるようにと申し出があり、学会の1日を使って、森永ヒ素ミルク中毒の問題を討論する。それで、岩宮先生が近いものですから、有馬に、座長やらせるという話になったんです。有馬は引き受けるかなと周りはちょっと危ぶんだそうですけど、「有馬先生はやる気満々ですよ。」なんて言ったんだそうです（笑）。麻雀友達でもあるし、山陰の新米の時期に、良くしてくれた人ですから、ご恩もあるし。

結局、日本小児科学会学術集会のある時間を使って、それについてシンポジウムの司会をやる、だけど、どういう風に時間を配慮するかは、有馬が責任を持ってやって下さいと、そういう事が理事会で決まったわけですね。（第76回日本小児科学会総会　パネルディスカッション2．森永（砒素）ミルク中毒の医学的諸問題　司会：有馬正高、１９７３年4月3日）サリドマイドもあるし、ちょっとしんどいなと思ったんですけどね。岡山の方はそんなもの大丈夫だよと言って、今更、再調査なんてもってのほかなんて、かなり強い雰囲気があったんですけど。それで、岡山の先生達と話をして、それから、公衆衛生畑の人を1人委員に入れて、本当に後遺症の問題なのか、何が今まで後遺症だと言われてるのかと、できるだけ多くの県で、少なくとも１００人以上、患児が出たような県で、県もその後の様子を見て下さればありがたいと、そういう話になりました。

そこで、アンケートの案を作るのに、実際にもし血液を調べるなら、何を調べるのかと、そういう診察の方法、それから、それが統計的な差異に堪えられるような物と、ある程度、基準値ができているような物、そういう証拠をずっと選びまして、学校の通信簿、もう17年目ですから、小学校、中学校を出てるわけで。そういうのがあれば、年に何日、欠席したとか、そんな所で、わかるような1つのカルテを作って、それに沿って下さいという、そういう物を出したんですね。岡山の方はそれぐらいの事はやってるという事でしたけど。

あと、私は島根県と鳥取県、2つの県でやりました。行ってみて、GOTとかGPTとかいろいろ、簡単な物ってのは、どうしても5%・10%ぐらい高いのが出てくるわけです。

例えば、神経症状、目が外転不全とか、そういうマイナーな症候は、一般でも100人診れば、5人や10人出てくるわけです。あんまりフォローするのに厄介でなく、多いか少ないかで判断できるような項目で、カルテを作って、県でやるなら、少なくともこれぐらいは、わかるようにして下さいっていうのを作ったんです。

岡山では、自分達で赤ちゃん、数百人フォローできたので。シンポジウムをやるなら、自分達が調査した報告書があるから、それを出席者全員に配ってくれという要望が岡山からあり、できるだけ、それに沿いました。

また、日赤など、その当時診たような先生方に「先生、あの当時どういう状態だったかを、その場で説明してくれませんか?」とお願いし、引退してらっしゃるお年寄りの先生が多かったんですけど。「あの頃は本当に大変だったから、じゃあ、やりましょう」と言ってくれた方が広島日赤にいまして、昔の古い温度表の説明をして下さいました。「非常に特徴的だったのは、こういう熱型だった等」と。診断はこういう事だったとか、極めて親切にその時に説明して下さいました。

私は、岡山大学病理の教室、あそこは亡くなった患者さんを剖検してましたので、先生の方で何か言っていただける事はないですか？と尋ねたら、亡くなった赤ん坊でしたけど、ヒ素が多いとわかった子のスライドを下さいました。

じゃあ、私が自分の責任で、その時に説明しますからと、言ったんですね。うまく行ければいいけれど、もつれるとしんどいなというのが、正直なところでした。何を言われるかわからないですからね。

大体、ヒ素ミルク中毒そのものに興味があるわけじゃなくて、学会を困らせる事に興味があるようですからね。第三者でも、特に教授が狙われがちなんで、医科歯科大であんまり関係のない教授、吉田（久）先生が、近所でしたけど、見ていらっしゃって、これは言っちゃいけない、これはテーマにしちゃいけないとか、そういう忠告がありました。

信頼の置ける方、5・6人をまわったりして、準備をしました。それまでに、シンポジウムをやるという事で、私の所に、数十通の手紙が来たんですね。これは大変な事だ、そんな簡単にするんじゃねぇとかですね。いろいろ厳しい意見もきましたけど、もうやると言ったんですから、やらないわけにいかない。こういう所であんまり後々引くような事じゃなくて、少なくとも、その時だけで決着をつけるには、どういうやり方がいいのだろうかという事を一番考えて、吉田先生なんかに聞いたのもそういう事ですけどね。

学会当日は、夕方2時間ぐらいとってやりました。私が最初に、森永ヒ素ミルク中毒というのは、どういうものであったか、ちょっとご説明いたしますと。いろいろ、当時の事を、未曾有の大災害であった事は間違いありませんと言って。

それで、病理の教授からもらったスライドを出して、この子は、原因がヒ素ミルクだと判断する事への決め手になった尊い犠牲者ですと。そういうような説明を前段にして、広島の先生とか、何人か当時に関係した話をしてもらったんです。時間がありませんから、私の所にいっぱいいろんなご意見がきてますので、この中から、いくつか選んで、今日、お話しいただいたスピーカーに、どういう風にお考えか、聞いて、それで関係のある地元で対処して下さいという事で。いろんなのがあり、京大の小児科のドクターもいましたから、その地区では、どんな状態と捉えていますかというような事で、適当にばらけて質疑を行いました。

途中から新聞記者が入ってきて、フラッシュをたいたり、こちらも頭に来て、「ご遠慮下さい。スライドが見えなくなりますから。」とこっちも怒鳴るように（笑）。自分の子どもの遺影を持ってきてる人もいますしね。かなり、きつい雰囲気の会でしたけど、一般質問は受けませんからと、私が全部（いただいた質問の中）から演者の方に回しますからと言って、1人1人、これはこういう意味ですね、と言って。

2時間では足りないぐらいでしたけど。今日は、これで終わりに致しますからと、切ったんですね。

私も薄氷を踏む思いと思ったのは、あの時の司会でした。かなりきつい司会でした。岩宮さんは、気楽に言ったんでしょうけど、ほんとにしんどかったですよと、皆さんに言ったら、敵も味方も満足したんじゃないですかと言われて、多少ほっとしました。後で、記者会見して下さいなんて言われたんですが、それはもう、ごめんですと言って。

**水野**　何回ぐらいやられたんですか？

**有馬**　1回だけ、2時間。私としても、本当に薄氷を踏む思いと思ったし、今でも、思い出す会といえばあれですね。

**加我**　大変な経験をなさってと言うか、乗り越えてと言うか、処理されたのはすごい事だと思います。鳥取時代の大変貴重なお話をたくさんお伺いする事ができました。先生にとって、鳥取は山ほど思いのある所ではないかと思われます。

**水野**　鳥取には何年ぐらいいらしたんですか？

**有馬**　7年ぐらいですね。

**加我**　今、全国の小児神経の中心になってる人の中には、有馬先生が鳥取大学の時に育てた方、あるいはそのお弟子さん、その後、小平にいらした時のお弟子さん達がたくさんいらっしゃいます。鳥取大学脳神経小児科は、日本最初の小児神経学講座で、岡山、熊本と3つあった小児神経学の講座は、今、鳥取大学だけになってしまっています。ほんとうに貴重な講座をお作りなったと思います。

**水野**　その辺のお話も伺いたいですね（笑）。

**加我**　という事でございますので（笑）。次回もよろしくお願いいたします。どうもありがとうございました。

**有馬**　どうも、今度、鳥取というお話が出たんで、思い出しましてね。自分で一番しんどかったというか、大変だったなというのは、これだったなと思い出したものですから。

当時の記憶をここ3日ぐらい。日記帳があるので、どこどこに誰々を訪ねてたっていうのが、ある程度思い出せましたので。今日は、じゃあこのお話をさせてもらおうと思いました。

**加我**　ありがとうございました。

第7回　有馬先生インタビュー

# 重症心身障害学会のはじまりのころ

平成27年9月8日
聞き手　岩崎裕治

## =ヒ素ミルク事件ふたたび=

**岩崎**　前回は鳥取にいらした時の事を中心にお伺いしました。初めにヒ素ミルクの事を少しお話しいただければと思います。よろしくお願いします。

**有馬**　ヒ素ミルクというのは、結局、森永乳業で作った粉ミルクの中に、不純物のヒ素が混じっていた。それで1万人ぐらいの赤ちゃんが中毒を起こして、亡くなった子どもも結構いたという事で、大変だったんですね。中国、四国地方は。

これは、私が東大の小児科にいた頃、大学の小児科の医者がかなり応援に行きましたが、私はまだ新人だったんで行かなかったんです。確か昭和30年前半の話なんです。

それが何で盛り返したかっていうと、大阪大学の衛生学の先生が、「14年目の訪問」という報告を書きまして。昭和30年代前半にあった事件が、治ってもう解決したと言われてるけど、それを訪問したら、後遺症がまだいっぱいあると、そういう事を論文に出されて。これがかなりセンセーショナルになったわけですね。

後遺症ですから、普通の医学的な問題なんですけども、知恵が遅れているとか、それから、立ちくらみが非常に多いとか、てんかんみたいな発作があるとか、いろんな事を、聞き込みをやっておられたという事で。

それが何で小児科学会でまた問題になったかっていうと、その当時、森永ミルクが事件を起こしたもんですから。小児科にお世話になったっていうんで、小児科の教室なんかに寄付金、研究費なんかを提供したという事が、当時あったんですね。

乳業会社は、やっぱり小児科に一番関係を持ってましたんで。そんな事で、それは治まってたんですが、後遺症を見逃したというのは、小児科の教室や大学がけしからんじゃないかというのが、小児科の一部の人達の意見だったんですね。

それで、それが非常に問題になって、あの頃、何をやっていたんだという事を小児科学会で訴えだしたものですから、小児科学会理事会でも、じゃあ、委員会を作って、それの対応を考えましょうと。そんな話で、私もその委員の1人に選ばれたという事だったんです。

ですから、後遺症があるかどうかという、そこの検診を、正確にやればいい話なんですけども、それを小児科学会の総会の中で、シンポジウムにしろという訴えがありまして。

小児科学会の理事会も断るわけにもいかないので、やろうという事になって、たまたま、私にその議長をやれというお話がきたという事です。

ちょうどまだ大学紛争で、小児科学会も荒れてる頃で、その中で出てきた問題ですから、学会をガチャガチャやろうというような気持ちの人達も、そこに混じっている事は確かだと思います。これを、どういうシンポジウムやるかというのが、私の非常に気になった所だったという事です。

一応無事に終えて、その問題は小児科学会の中でも片が付いたという事になったんで、ほっとしたんですが。本当に薄氷を踏む思いで企画をやって、誰に話してもらうか、どういうやり取りをするか、そういう事で私も随分、心配し、鳥取の時の思い出としては、一番気を遣った問題だったという事です。

## =国立武蔵療養所神経センターへ=

**岩崎**　ありがとうございました。昭和45年に鳥取に行かれ、昭和53年に東京に戻られて、国立武蔵療養所神経センターの開設と同時に、研究所の部長に就任されたと伺ってるんですが、鳥取から来られた経緯など少しお伺いできればと思います。

**有馬**　私はあんまり関係してなかったんですが、その当時、秋元波留夫先生が、国立武蔵療養所の所長さんだったんですね。その方は元東大精神科の教授でしたが、精神科もいろいろ荒れてる所で、秋元先生っていうのは、正当派の代表みたいな先生だったんです。非常にはっきり物を言い、悪い物は悪いと言う、そういう感じだったんで。

精神科が研究もできない雰囲気なんで、武蔵でその辺を細工をしようというお考えが、背景にはあったんだと思うんですが、精神科だけでやったんじゃ問題が起こるんで、委員会を作って国立神経センター（仮称）の設立、そういう最終的な答申の報告書を出したんです。

武蔵療養所の中は、その敷地が広いから、そこに研究所を造ると、それを国立神経センターと仮に名前をつけて、それの立ち上げをやると。

そういう事で、秋元先生に、呼ばれましてね。私が東京に来た時にちょっと会いたいと言って、東京駅のそばのホテルだったと思いますが。そこで、こういうような、国立神経センターという、がんセンター、循環器病センターに匹敵するような研究所を造る構想があって、大体行きそうだと。君来ないかと、そういうような口説きというか、声掛けだったんですね。

私も研究所というのは、計画書を見て、魅力があったんですね。それまで、臨床でかなりガタガタやった後だったものですから。鳥取の脳神経小児科に関しては、何も問題は無かったんですけど、がんセンターや、循環器病センターに匹敵する3番目のセンターの研究所と臨床だったら、研究費は随分来るなと、そういう事があって。事と場合によっては、行ってもいいというような、そんな返事をしてた所でした。

間もなく、私の東大の同級生で、前に鳥取県の衛生部長やってたのが、私の所にやってきて、「おい、君、神経センターを造るから、来てくれるか」とまた、言われたんですね。私も場合によってはなぁぐらいの話で。言い方も生温かったのかもしれませんが、彼、吉崎（正）君というんですが、すぐ鳥大の医学部長に有馬が了承したと言って。学部長もびっくりして、断りもなしに何だという事だったんですが。

そういう事で結局、これは行った方がいいという気分になりました。誘われたのは、秋元先生が療養所長でしたから、地主みたいなもので。そこの委員会の報告で、里吉営二郎さんという方が、副委員長なんですね。慶応を出た神経内科の人で、臨床のよくできる人だと。東邦大学にいた時、同じ助教授仲間だったんです。

向こうが先輩ですけど、フォード（Ford）の病院にレジデントで行ってた先生ですから、その診察なんかを見てても、小児神経の見方なんかもよくできる人だったんで、よく話をしてたんです。

僕も、あそこに行く事にしたから、というような話がそっちからも出て、来ないかな、という事だったですね。それで、3人から言われたんだから、嘘じゃないだろうという事で。結局、もう鳥大の教授にも、有馬、動くんだという話になったものですから。

5月に辞令が出たと思うのですが、1月から兼任で行ったのは、新しい研究所の建物が建つから、時々は見に来たらという事で、併任辞令を出してもらって。研究所の建物ができる、それから、あそこに7号館という神経病棟が建つという事を見てて、ここに移るんだなと思いました。

特に、研究所に行くわけですから、研究所の中の設定をしなきゃいけない。例えば、培養室を造る、低温の生化学実験室を造る、場合によっては、病理用の暗い場所がなきゃならないとか。予算の立て方もあるもんですから、併任で行って、神経研究所が建つ前の掘っ建て小屋みたいな所で、しばらく見てたという事がありました。

結局、できあがった所で移ったのが、翌年の5月です。

**岩崎**　先生は神経研究所2部の部長でいらしたのですが、最初から何部は何をするとか決まってたのですか？

**有馬**　そうですね。2部は発達障害をやる部だというような。私が何をやると言えば、それでできたんでしょうけども、2室あると、1つは知的障害の部にしましょうと。もう1つは、脳性麻痺関係の部にしましょうと。

ちょうど重症心身障害を2つの室で研究するようなものなんですが、そこに3人ずつ、ポストがありますので。取りあえず、第1室は知的障害、第2室は脳性麻痺をやる部として第2部という事でした。

第1部は、里吉さんが併任しセンター長の役割を担ったんですね。1部は筋疾患の部で自分が併任をすると、その後、杉田（秀夫）君が、東大から来て部長になりましたけどね。ですから、筋疾患、うちの発達障害、3部が精神疾患、4部は代謝異常診断というような名前でしたかな。大体そういう風に選り分けができました。

2室、そこに2人の室長、3人ずつ研究員がつくと。そういう予算の取り方だったようです。

**岩崎**　その研究員の方達は、どういう形で？　先生がいらした時には、どなたもいらっしゃらなかったのですか？

**有馬**　ええ、全部、募集ですね。研究員としてはですね、どうしても行くと言ったのは、田中晴美さんという女性がいます。彼女は、元々鳥取大の出で、大学院も出た人ですから。勉強家ではあったけど、ちょっときっぷの激しい人だったんですが、研究は元々、公衆衛生の方でメタルで博士を取った人ですから、やっぱり研究所の方が良いと、彼女は思ってたんでしょうね。「私、行きますから。」と言ったんで、そんなに言うんだったら、じゃあ、どうぞという事で。

第1室が彼女、第2室を桜川（宣男）君にしたんです。桜川君とはどうして、知り合いになったかというと、彼は私が東邦にいた時に、新潟大学の神経内科に入局していたんですね。それで、自分で研修に行く時間が取れる、子どもも勉強したいという事で、小児科の神経をやってる所を見てみたいと。

福山先生の東京女子医大に行ったようですけど、あそこはもう人がだぶついていて、入りにくそうだと。東邦大の方が隙間があるんで、東邦大に来て、有給のポストはなかったんで、食べるのには、東京小児療育病院の当直でもされれば、先生1人ぐらい食えるでしょうと。独身でしたから。そこを紹介したんですね。

ま、そんな知己で、丁度再会したので、桜川君が神経センターに来るようになったんです。7号館ができた時ですね。研究所の第2室を彼に、任せました。

1室が田中さん2室が桜川君と、そういう事で。

桜川君自身は、アメリカのＮＩＨに行って、研究もやっていたという事で、英語はペラペラで、レジデントコースも取ってる人でしたから。人材としては、十分、（臨床も研究も）どちらもこなせる人だという事で、来ないですか?と言ったら、彼が来てくれました。

**岩崎**　その後は、研究所の方には、いろいろな先生方が来られたのですけれど、高嶋（幸男）先生とか。

**有馬**　高嶋君は第2代目の部長じゃないかな、私の後任ですね。武蔵が本当のセンターになるのに10年近くかかったんです。

そこで初めて、病院は病院、研究所は研究所という風に独立して。

それまでは、国立武蔵療養所神経センターという名前、これは私もびっくりしたんですけどね、その辞令をもらった時に。

最初から、国立神経センターっていう書類しか見てなかったんで、いざ、辞令となったら、国立武蔵療養所神経センターって、上がくっついてたものですから。非常にびっくりしましたね。

## =国立武蔵療養所小児神経科の誕生=

**岩崎**　先生は2部の部長でもあったし、病院の部長も兼任されてました。

**有馬**　それは7号館ができた時ですね。

**岩崎**　7号館は、いつできたのでしょうか?

**有馬**　研究所の方が先ですね。敷地はありましたから。

**岩崎**　昭和53年の5月に研究所ができて、その後ですね。

**有馬**　そうですね。そこで、1階、2階、3階とできて、そこが臨床になったんですね。桜川君は、こちらの研究所の室長と一緒に、取りあえず、彼に、小児神経の方の医長になって下さいと。

神経内科の方は、里吉さんのお弟子さんが神経内科医長になりました。

**岩崎**　落合（靖男）先生も病院ができた時点で来られたのですか？

**有馬**　落合君、鈴木康之君は鳥大から東京にきたんですが、どちらも関東に詳しかったですよね。

鈴木君は、神奈川（県立）小児（医療センター）のレジデントやってて、落合君は、元々、千葉大で、諸岡君の引張りで、鳥大に来てたんで、2人共、鳥大の助手だったんです。「神経筋病棟が7号館の中にできるという事を聞いてます、医者も何人か必要だろう」と。その前にまず、6号館の重症心身障害の病棟が、それまで精神科の人が医長でした。できれば、これは精神科より小児科の神経をやってる人の方がいいんですがと、精神科の方から言われて。では、見る人を推薦しましょうと言って。それで、落合君と鈴木君に声をかけたら、喜んで東京に行きますと。落合君がちょっと上ですから、落合君が医長、鈴木君は医員という事で、6号館の2つの病棟ですか、そこの主治医に2人を収めて、センターになるように準備をそこでしてもらったという事になります。

彼等の方が、私より行ったのは早かったんです。

**岩崎**　6号館も今の7号館ができるのと、同じタイミングでできたのですか。

**有馬**　もっと前ですね。精神科であれ、どこであれ、国立療養所の中に重症児の病棟を全国造りましたのでね。８０００床。それにのっかって、武蔵も6号館という重症心身障害病棟を作りました。

**岩崎**　では6号館が先にできてたということですか。

**有馬**　そうです。精神科のドクターしかいない病院ですから、精神科のドクターがそこを見ていたという。という事は、精神科病棟だと、看護婦が1病棟に数人しかつかないんですね。

重症児の方は、看護婦が十何人取れるという、それだけの人件費がつくわけなんです。だから、できないような所でも、多くの療養所が手を挙げたんじゃないかと思いますね。

国立病院の方も、療養所の方も。あんまり、こういう悪口みたいなの言わない方がいいんですが（笑）。

**岩崎**　レジデントの制度というのは、最初からあったのですか？

**有馬**　無かったです。あれ、神経の方、ほとんど人が1人か2人しかいないという事がありますよね。精神科は30人ぐらいの医師ポストがあったんですが。小児科は、２人か3人。神経内科も同じぐらい。そうすると、これではやっていけないというわけです。

まずは、研究所の方で、非常勤の研究員という制度を取りました。申請して、流動研究員ですね。常勤のポストはなかなか難しいんですけど、非常勤ですと、割とつけてもらいやすかったものですから。

それで、結局、流動研究員が1室に1人ずつはついたかな。全部でいうと、20人か30人の流動研究員のポストが、私がいる間に研究所に。同じような事があって、なかなか先例がないと、国っていうのは、設けませんから。

聞いてみたら、がんセンターはレジデント50人ポスト持ってると。循環器もそれに近いと。こちらも同じセンターなんだから、50人を目標にして、レジデントのポストをつけませんかという交渉をしたんですね。これは私じゃなくて、院長にしてもらったり、厚生省から来た事務系の人に頼んだりしましたけど。

そうしたら、意外と簡単にやってくれましたね。ですから、レジデントは結局、全部で30人に。神経内科とか、その内、脳外科もできましたから。1つにばらすとそれほど、多くなさそうなんだけど、他があんまり応募がなかったものですから。空いているのなら、小児科でいただきましょうと言って、小児科が10人以上、もらったわけです。

**岩崎**　僕もレジデントで勉強させていただきました。僕がいた当時は、小児神経科だけで15人ぐらい。すごくたくさん受け入れて下さったのですね。研究所も廻らせていただいたのが、またすごく勉強になりましたが、あれも先生が考えられたのですか？

**有馬**　そうですね。私、やっぱり研究所にいましたから、それから、大学も見てたから。あの雰囲気は、ちょっと臨床とは違う雰囲気ですから。少なくとも経験だけはさせといた方がいいという事で。金の出所が違うんで、あんまり大っぴらにはできなかったと思うのですが、半年ぐらいですか？

**岩崎**　そうです。

**有馬**　それぐらいだったら、どうっちゅう事はない（笑）。最も研究所の方、廻れたのは、そうみんなが行ってたわけじゃなくて、小児科だけじゃなかったですかね。

**岩崎**　加我先生はレジデントではなかったですか？

**加我**　レジデントもどきです（笑）。

**岩崎**　いろいろな疾患の方が、北海道や全国各地か来られていました。

**有馬**　ドクターが全国から来てくれたというのは大きかったですね。顔見知りがいると、東京にちょっと送ろうかという、患者さんも付いてくる事もありますしね。それで、取りあえずは、桜川君に、併任医長みたいな形でやってもらって、あと、それぞれの人が伸びて行きました。

**岩崎**　立ち上げ当時にご苦労された思い出とかありますか？

**有馬**　そうですね。私もやっぱり行ったからには、無我夢中という所がありましたね。先例がないからというような事は、よく言われましたね。だけど、それは、よそでは例えば、ほんとのセンターは、こうでしょうというような、がんセンターでは50人のレジデントですというような事を1つ出すと、通っちゃうんですね。まだそういう余裕があった時代だったんだと思いますね。

**岩崎**　その当時の思い出深い患者さんとか、症例とかございますか？

## ＝トリエンチンのはなし＝

**有馬**　私があそこで、研究所の方と両方で作った、今でもはっきり残ってる、ウィルソン病のトリエンチンという薬は、稀少難病に有効な薬として、日本でも法律の第1号で通りました。アメリカもそうだったんですがね。アメリカがその前の年に通って、日本が2番目。武蔵の患者さんがペニシラミンで腎臓を悪くして、ネフローゼになってしまったのでペニシラミンが使えないので、トリエンチンに切り替えるということをやりました。試薬として売っているトリエンチンを純粋結晶化すると、飲めるような形にできるというのがLANCETに載っていたんです。それを飲ませてるという論文がありました。本当はいけないのかなと思って厚生省に使って良いのか問い合わせました。それは、患者さんにいろいろ説明をして、患者の方が納得して、いいですと言われたら、お医者さんがそれを作って、飲ませるというのは、医者の責任でやるんですから、いいですよという返事ももらえました。稀少難病に使う採算が取れない薬だから、製薬メーカーが作りたがらないけれど、不可欠な薬というのは早く認可しようという制度がアメリカでできていました。その翌年に日本にもその法律ができたので、トリエンチンを作ってくれるメーカーを探し、漢方薬のツムラが引き受けてくれたので、規則に従い治験をして、新薬の申請をしました。

うちの2部の実験室で作った薬、そして、ガスクロかなんかで見て、きれいになってるという事がわかりましたので、それをツムラに製品を依頼し、治験で持続的に飲ませました。

ネフローゼの再発はなくて、ちゃんと銅のキレートは効いてるという事で、ツムラにそれを作ってもらって、厚生省に希少難病薬の法律ができたんで、それに出してごらんになったらどうですか？　アメリカでちょうど前年に通ったんで、幸いだと思って、日本でもこれだけのキレート効果があり、副作用がないと。効くいい薬の可能性は十分あると言って出したんです。それで、日本ではじめてトリエンチンが認可されたんです。その時には、ヒアリングがあったんです。私も行って、メーカーとともに説明をしました。

ちょうど審査員が山村雄一さんといって、阪大の内科の大御所ですね。その人が、審査員をして、こうやってきれいにしてと言ったら、彼が一言だけ言ったんです。「こういうのは、きれいになっているという事を、前提にしてやるもんじゃないですかね」と言われましたけど（笑）。

副作用があるといけないと思ったんで、心配でしたから、きれいな事を確かめて、と、説明ではそこに10分、15分、時間を使ったものですから、彼がそう言って。それで彼も第1号で通してくれたんですね。山村さんには、間接的ではありましたけど、非常に恩義を感じましたね。あの人、阪大の内科の教授でしたけど。九大の生化学の教授から、また、阪大の内科の教授に戻っている人ですよね。臨床家なんだか、基礎学者なんだかわかんないぐらいの、両方ともできた人みたいですね。

**加我**　大島の患者さんですか？

**有馬**　この人は東京です。もう一人は、発症前診断で患者と診断し、予防投与を開始した最初の女性ですが、大島じゃなくて、三島かどこか伊豆にいますね。その人はもう六十幾つになって、今でも飲んでますけどね。

結婚はしたけど、子どもはちょっと、旦那さんが子どもは産むなって頑張ってたみたいで。その人が、ウィルソン病友の会という本人、家族の会を作ったんですね。で、今、その長になって、ウィルソン病の会を、そのご本人が引っ張っていますね。

トリエンチン第1号の東京の人は武蔵の患者さんですから。武蔵の方にも恩義を感じます。

## ＝国立精神・神経医療研究センター武蔵病院での院内改革＝

**岩崎**　昭和61年に、国立武蔵療養所が国立精神・神経センター武蔵病院になって、先生はその副院長になられたのですね。併任という事ではなくて。
**有馬**　ええ、病院の専属になりました。病院に残るか、研究所に残るかというのは、ちょうどその時、総長になられた島薗（安雄）先生という、これも精神科の医科歯科大の教授から総長になられた人で、その人から、呼ばれて聞かれまして、「あなた、研究所に残りますか？　それとも、病院の方に移りますか？」と。
私は研究所というより、やっぱり臨床の方の人間なんで、「そうですね。」と、ちょっと考えて、病院の方に行きますと言ったら、病院の副院長にと。院長は大熊（輝雄）先生だと、東北大学の精神科教授だった人を武蔵病院の院長にすると。大熊さんの副院長という事で、精神と神経が、それでバランスが取れるからという人事だったようです。

**岩崎**　副院長時代の思い出とか、ご苦労はありますか？　武蔵のインタビュー集の中で、先生が放射線科の先生のポストと、それから、検査の方のポストを確保されたという記事を読ませていただいたのですけど、それは副院長時代のお話ですか？

**有馬**　それは院長になってでしょう。それまでは精神科の人が全部、放射線科、検査科の長が他の専門家を入れないで、精神科独占だったんです。

ですから、これだけアイソトープも使うような世の中だし、何よりもCTがどんどん発達してる時期でしたから。私が鳥取にいた時にX線CTを、初めて設備することができましたね。CTはこれからもずっと伸びるだろうという事を、専門家は話してましたから。放射線部はどうしても、充実すべきだと。

それについては、やっぱり、セミプロの人というよりは、プロのちゃんと放射線のライセンスを持ってるようなドクターがいい。精神科の医師の意見もきいて、金沢大だったかな、助教授をやってて、脳の事を先端的にやっていらっしゃる放射線の若いドクター（松田博史先生）がいたんで、来て下さいとお願いしました。あちらの大学の方も了承してくれました。

この人を放射線科の長にすると言って、中では問題なかったんですが、厚生省内部がぐずぐず言いましたね。この人は、受けられないという電話がかかってきたんですね。こっちも会議やってる時に。事務の人から、「先生、この人事はだめだと言ってますよ」と。理屈は若すぎると。若すぎるって言われたんで、部長は何歳が一番最低年齢かって、すぐ調べたんですね。

そうしたら、先例はあるんですね。もっと若い部長というのが。ここで折れるわけにいかない。向こうは向こうで、その先生をあちらの教授会で、精神・神経センターで呼ばれているから受けた。その助教授が今度、部長で移る事について了承したと教授会は通ってるんです。それを今更、厚生省がこういうのは、何事だと。

あんまり厚生省と喧嘩してもしょうがないんですけど。ちょっと俺は、行ってくるからと言って、大学の状況をそのまま聞いて、病院の中ではない所から、少し反対がありますけど、これは、何とかなるだろうと思いますので、どうぞよろしくと、そういう挨拶をして、戻ってきたんです。

それで、そういったような事を、事務部長と厚生省の担当局に行って、病院としては、どうしても必要な人材だし、大学はそこまで進めていると、もし、厚生省としてだめだと言うのなら、その理由をちゃんと向こうの教授会に説明してくれないかと、そんなやり取りがありました。

結局、うやむやなままで、発令がきたんです。反対の理由を見つけて、誰かがどこかで反対してるんですね。科のポストが1つ減らされると思ったのがいるんじゃないかと、こっちも勘繰りですけどね。今となってはわかりません。

**岩崎**　現在では非常に貴重な、なくてはならない部署だろうと思います。

**有馬**　だと思いますよ。素人ができる部じゃないと、私は思いました。

放射線を扱えるという、一番単純な手技の資格さえ持ってないようなのが、そこの部長をやるっていうのは、ちょっとできないんじゃないかという気がしたんですね。

私でさえ研究室にいる時に放射線のそういうライセンスを取る為に、講習に行って、試験受けましたけど、落っこっちゃったんです（笑）。だから私は、放射線を管理者として正式には扱えないんです。

**岩崎**　ちょうどこの頃に、日本先天異常学会の会長をされました。

**有馬**　まあ、奇形をやってたという事でしょうね。

サリドマイドあり、原爆の小頭症あり、それから、染色体の異常がありましたから。臨床的な鑑別診断で、マイナーアノマリー（小奇形）は何十と出てきましたので、そういうのを一応、臨床家の立場から、論文にもいくつか出していました。ダウンの診断を臨床的につけるには、いくつあれば確実かとか、そんなような事があって、これはやっぱり小児科が一番診てましたから。小児科でも、先天異常をやってる人という事で、理事か何かにしてくれて、そのまま１度学術集会を主催した事があるという事ですね。

## ＝国府台病院院長から武蔵病院院長へ＝

**岩崎**　平成２年に国府台病院の院長先生になられました。

**有馬**　これは国府台病院が国立精神・神経センターの１つの病院になったという事でした。それまでは国立精神・神経センターの附属病院だったわけですね。あそこは総合病院だけど、ペットは精神科が半分という非常に精神科の強い病院でした。武蔵と一緒になったんですね。その後、あちらの都合もあって、精神・神経センターではなく、国立国際医療センターの附属病院になりましたけど。その方が普通だったかもしれませんね。

**岩崎**　平成４年に今度は武蔵病院の院長先生になられたという事ですね。院長先生になられて、いろいろな学会を開催されたり、国際知的障害会議なども、その時に主催されたのだと思います。

## =知的障害=

**有馬**　精神・神経センターに戻ってですね、ちょうど１９８０年、昭和55年が国際障害者年で、国際的に障害者の権利、知的障害者の権利というのが国連で議論され、その次に、障害者年ができました。

知的障害は、社会的権利が非常に侵されているという人権問題が国連で出てきた、そういう時代ですね。知的障害の権利問題が先に出て、その次に、障害者一般の権利問題が出て、国連で国際障害者年というのを作って、障害とは何ぞや、かなり社会的に人為的に作られるものではないか、という議論があったり。

日本でも同じように、人権問題として取り上げたし、知的障害をやってる研究部がうちにもあり、知的障害に関係している人達が私の所に相談に来たんですね。名前がすぐに出てこないんですが。手をつなぐ育成会というのは、知的障害の家族団体で、会員が20万人。そこの人がしょっちゅう部屋に来たり、朝早くから電話かけたりするような親の方達がいました。一番、声をかけてこられた人（仲野好雄氏）は元々軍人だった方で、朝早く起きるのも苦にならない人だったようですね。センターは、研究所の中で知的障害の研究をする所が国府台に1つ、こちらでも造って、国府台の方は、よりソーシャルなもの、こちらの方は、バイオロジカルな、生物学的研究をする所、予防だとかそんなのを扱う所だという、そういう事があって、なんとなく話してみようというおじい様だったんだろうと思います。ほんとに朝早くから電話をかけてくる人です。

ま、そうした所で、国際障害者年というような事があって、シンポジウムをやると、これ、福山（幸夫）さんが言い出したんですね。小児神経でやりたいのだけども、それについて、お金がないから、家族会の団体でお金を工面してもらおうじゃないかというのが、福山さんの発想だったんです。知的障害の育成会に協力しませんか？って、福山さんの方から言ったんですね。それで、やりますよっていう話があって。だけど、福山さんの言う意味と多少、育成会のこの人と肌合いは違ってたんですけどね。それでも、やりましょうという事で、発達障害の国際会議をやった事が数回ありました。最初の国際障害者年記念、発達障害国際シンポジウムに会員を結構呼びました。

**岩崎**　知的障害連盟の会長もされてましたよね？

**有馬**　私がですか？　あれは、福祉連盟というんですが、知的障害の学校の先生の教育の会と、それから、発達障害学会という、言わば、ナチュラル、社会的サイエンスに多少近い会と、それから、権利擁護みたいなのをやってる施設の会と、そういういくつか知的障害関係の会という団体があるんです。そういうのをまとめ、それぞれから役員を出して、福祉連盟というのを作ったんですね。

精神薄弱者福祉連盟というのが、最初の名前でした。精神薄弱というのは、差別語だという事になって、日本では法律が変わって、知的障害に変わりました。そういう運動といのは、名前を変えて福祉連盟がやったんでしょうね。

Mental deficiencyというのは、差別用語だ、外国ではもう使われないと、Mental retardationはＩＣＤ（国際疾病分類）で使っているが既に危ないという意見がでました。

そんな所に、オーストラリアの学会、団体が、MD，Mental deficiency、MR, Mental retardation両方とも差別用語だ。ID, Intellectual disabilityにしろと、言ってきたんですね。

私が入った福祉連盟というのは、アジアの知的障害連盟というのに入ってましたから、世界に1つあって、それからアジアにもありました。アジアのメンバー14ヶ国の内の1つの代表に、日本の知的障害福祉連盟っていう、途中から日本発達障害連盟に変わったんですが、それが、メンバーとして入っていました。

会長は、特別支援教育の偉い先生が上を占めていたんです。その方ががんで亡くなって、人材が切れたんですね。たまたま私が、福祉連盟に学会関係の代表として入りました。

精神薄弱研究協会、途中から日本発達障害学会になったんですけど。そちらの会長に私がなってたので、その関係で福祉連盟の代表になって10年ぐらいやったでしょうかね。発達障害白書というのが、毎年1冊ずつ出てた、あれを発行してる所です。

## ＝重症心身障害学会のはじまりのころ＝

**岩崎**　重症心身障害学会の元ができたのも、この頃だったのですか？

**有馬**　重症心身障害という言葉ができたのは、昭和32・33年ですね。これは小林提樹先生が日赤産院で訴えられて、こういう子どもが自分達の所にはいっぱい来てるけど、親は引きとれないし、保険が通らないし、採算が取れないから困ってるんだと。そういう事を乳児院の全国の会で、最初に言われた。

乳児院に知恵遅れで奇形があるような子どもたちがいっぱい来ていたからですね。それが、日赤産院病棟の方にも溜まって日赤産院の小児科、身動きできないようになって、小林はけしからんと。そんな話が周りから出ていたんです。けしからんと言っても、やむを得ず受け入れているので、これは非常に不合理じゃないかと言って、乳児院の会で小林提樹先生が訴えていました。

そうしたら、あちこちの県の人が、そうだそうだ、自分達の所も困ってると。それで、検討会を作ろうという話になった時に、こういうの何と言うんだとなりました。知的障害というだけでは、言い尽くせない。そこで重症心身障害という言葉ができたんですね。

小林堤樹先生達は重症心身障害という言葉を使っておられて、その言葉はちょうど小林先生が日赤を辞めて、島田療育園を造られた時に、重症心身障害という言葉をそのまま使って、厚生省が認めたというわけですね。

資金も困るだろうから、研究費を島田療育園に何百万か渡すし、その時に、ではどういうものを重症心身障害というか、定義を作ろうという事で。昭和38年頃に「知的障害と運動障害が合併して共に重く、現在の施設はどこも引きとれないような子どもをいう」そんなような言葉で、言い表しました。

そのような経緯で重症心身障害という言葉は、昭和42年に児童福祉法の中で、はっきりその名が法律として決まったという事でしょうか。学会はもっと後にできてます、昭和50年ですから。

ちょうど、小林堤樹先生が島田の紛争、労働問題があって、やっていられなくなって、辞めたんですね、島田を。だけど、あの先生も気骨のある先生だったんで、それまでも小児精神神経研究会を作ってたんですが、学会を作れ、応援するからと。賛成してくれたのは、武見太郎、日本医師会会長だったそうですね。日本医師会長が、重症心身障害の学会を作ったらいいんじゃないかという事を言われたそうです。

それで、重症児の会をずっと小林堤樹先生が開いていました。昭和50年から始めて、昭和61年、第12回までは、東京の国立第２病院を使って、学術の年次集会をされたんじゃないかな。安価で頼みやすかったんでしょうね。

ですから、私達が行った時には、大体あそこで、重症心身障害研究会だったと思いますが、そういう名前が出てました。その内に小林提樹先生が厚生省の局長だった大谷藤郎さんに、重症心身（障害）学会の事を、次は大谷さんやってよと言って、譲られたんですね。

大谷さんというのは、もう亡くなられましたけど、京大を出た医師ですね。医師で厚生省、技官という事になりますが、局長まで行って、かなり人権派の局長さんでした。

その人に小林先生が、自分も体の問題もあるから、大谷さんに、この学会というか、研究会の責任を見て下さいと言って。それで、大谷さんが2・3年、理事長か会長か定かじゃないんですけど、努めて下さいました。大谷先生もがんになったりして、体力的にきつかったんじゃないかと思います。私が呼ばれて、この仕事は、やっぱり自分みたいな事務官ではなくて、現場でやってる人の方が適任と思うと。自分は辞めるから、自分の後を引き継いで下さいと。大谷さんから、そう言われたんです。

いろいろ雑用もあり、しんどいなとは思ったんですけど、大谷さんも体力的に難しいかもしれないと思って、承諾しました。ただ、今までのやり方で同じ場所で、毎年学会をやるというのだと、会員も増えないから、規則を変えて、会長と会場を毎年変える一般的な学会のやり方に変えていいんだったら、自分でもできるかもしれないと。

これは、小児科学会や一般の学会にならったものです。重症児学会も、東京だけでやるより、地方にも回すようにした方がいいと思うから、自分が引き受けるなら、そういう事を1つやりたいと。そう話したら、大谷さんが、どうぞ、やって下さいと、言われたんです。

私もそれまで知らなかったんですが、お金を日本医師会に寄付をもらいに行ってたんですね。小林堤樹先生の時以来ずっと。私も1回か2回か、平山義人君と一緒に、日本医師会を訪ねて、重症心身障害研究会です、毎年寄付をいただいてるそうですが、どうぞよろしくと言って。挨拶がてら行ったら、そこで医師会長が小切手切ってくれるわけですね。で、最近はどうですか？って。その時は、武見太郎さんじゃなくて、次の人が医師会長（花岡堅而氏）になってました。何の不思議もないような感じで、小切手をくれました。

第1回からの東京を離れて最初に頼んだのが、愛知県のコロニーの、整形外科の村地（俊二）先生で、総長やられた人ですね。ちょうど岡田（喜篤）先生が受け持っていた、こばと学園という重症児施設の上級の人ですね。

病院もあるし、重症児の施設もあるし、知的障害の施設もあるという事でした。そこの総長、まだ病院長だったかもしれないのですが、学術集会の事を話したら、いいですよと引き受けてくれました。

それで、第1回の全国会を名古屋でやっていただきました。規則もそういう風に変えて、代表権は会長で、1年限りになりますけれど、学会をやって下さる人が会の代表になります。

理事長は、いるけども、事務の担当にして、私は暫く事務の方の担当に廻りますからという事で。それからずっと、地方、地方で40回ですかね。現在まで続いています。

**岩崎**　時間が来てしまいました。今日は、鳥取から東京に来られて、武蔵療養所、それから、国立精神・神経センターの副院長、院長を経験されて、という所までお話を伺いました。

次回は、まだお話し足りない所があるかもしれないので、追加があれば、その辺りと、東大和療育センターでのお話を伺う事にしたいと思います。

ありがとうございました。

# 第5章

# 重症心身障害の医学と医療・国立精神・神経センター研究所及び病院から東大和療育センターへ

# 第8回　有馬先生インタビュー
# 治らない病気の子どものお母さんへの思い

平成27年9月29日
聞き手　加我牧子

## ＝国立武蔵療養所神経センターと病院＝

**加我**　前回は、鳥取大学の時のお話、武蔵病院でのシステム作りのお話を語っていただきました。できましたら、今日は神経研究所のお話を追加していただければと思います。

**有馬**　俗に神経センターと言っているんですが、武蔵療養所長の秋元（波留夫）先生から誘いがあったんですね。鳥大の教授会の方も、そんな話が進んでるいからという事が伝わってしまったという事ですね。やっぱり行かなきゃならんという事になりまして、そしたら、すぐ厚生省の方から、文部省に対して、割愛願いが出ていました。これこれの部長を、移動させるから、よろしくという、そんなのが来て、本人は抜きにして、話が進んだような感じはありましたけど、私も、研究所という物に憧れみたいなものが、ないわけじゃなかったものですから。

新しいのを造って建設中だというんで、やるとしたら、こういうのを作って下さいと、電話でやり取りをして、細胞の培養室が欲しいとか、それから冷却して、実験ができるように、そういう部屋を造っといて下さいとか、そんな事を電話でやり取りして。そういうのは、あまり問題なく、わかりましたと言ってくれました。

時々、見に行ったんですが、こちらがびっくりするぐらいの早いスピードでそういうのができてました。自分としても、段々、これで移るんだなという気持ちになったわけです。5月ぐらいに発令だったかと思うんですが、1月から併任辞令が向こうで出まして、こっちの文部教官と向こうの厚生技官というのを、両方平行したような辞令が出て、それが5月1日に正式にそっちに移ったと、そんな事だったわけです。

非常に意外だったのが、厚生省の方の辞令が来たんですが、国立武蔵療養所神経センター疾病研究第二部部長と、この国立武蔵療養所神経センターというのは、国立武蔵療養所の敷地内にできるという事は、私も了解してたんですが、頭の上に、国立武蔵療養所とつくというのは、全然予測してなかったものですから、厚生省の課長に、すぐ電話して、この上に療養所がつくんですかと聞いたら、あの、機構上、そういう事になってるんでしてと、向こうも何となく、言いにくそうな事でしたけども。

じゃあ、しょうがないという事で、移ったという事です。

行きましたら、実験室その他はできている。部長室もありますし、8つの部っていうのはできていて、それぞれの部屋は割り振ってありました。

鳥取の方から、2人の若い医師が一緒に行きたいというので、それで一緒に移りました。

それから新潟大神経内科の桜川宣男君は鳥取の方に時々、顔を出していましたので、やるかと言ったら、行きたいと。疾病研究第二部の中の第一室長、第二室長に、鳥取の1人と桜川宣男君を1人入れました。桜川君は東邦にいた時から、時々来ていましたので。彼はアメリカで小児神経のレジデントをやってたし、英語はペラペラな人で、しかも、実験的なことも好きだというので、ちょうどいいから、病棟の方の責任者になってもらおうと思いました。研究所の室長が決まって、病棟ができ始めたので、小児神経の部長を併任をしてもらうと、そういう条件で彼に来てもらった経緯がありました。

**加我**　全国で小児神経科の講座があった大学は鳥取大学だけでした。大学以外で、小児神経を専門に勉強する場所は、他にはほとんどなかったのではないかと思います。精神・神経センターに小児神経科を作られる時に、目標とか、こういう人を育てようとかいう事がおありだったのでしょうか?

**有馬**　そうですね。武蔵療養所の中に新しい建物を造ってたんですね。研究所の方ができるのと、ほぼ並行して、同じ敷地の中に7号館ができました。病棟は1から6まであって、6号館が従来から重症心身障害病棟だったんですね。7号館を、小児神経科と神経内科の病室にしようという計画がありました。1階を小児神経科に、2階を神経内科にしようという話はできておりました。取りあえず、桜川君は研究所の方にも籍を置いて、7号館という新しくできた小児神経科の病棟も彼の責任でやってほしいという事で始まった、そんな経過でしたね。

**加我**　桜川先生は、昼間は病棟の業務をなさって、夕方5時を過ぎると、研究所で夜中まで研究をしていたという噂を伺った事があります。

**有馬**　それは本当です。

**加我**　みなさん、そんな形で仕事をしていらしたという事でしょうね。

**有馬**　はい、そうです。

**加我**　多分、あの時代はそれが普通の勉強のスタイルだったと思います。最初に桜川先生の下に迎えたドクター、レジデントは？

**有馬**　これはレジデントというか、若い小児科医が来ましたけど。その前に鳥取から、２人送ってたんです。たまたまその精神科の医長が、６号館という重症心身病棟を受け持ってたんですね。これは、人を配置できるのならと、いろんな療養所が重症児の病棟を造る傾向は日本あちこちであったので、武蔵療養所でもそれを真似していたという事があるんです。

ただ、本物の重症心身障害の患者さんが入ってきますので、精神科としては、やっぱり手が出ないという所があったんで。小児神経の先生達が来るんだったら、ここはもう精神科のドクターではなくって、小児神経のドクターを入れて下さいますかと、療養所の所長から頼まれたんです。

ちょうど自分も行くんだから、先遣隊を鳥取から送ろうとドクター２人、１人は落合（靖男）君という千葉大から来て鳥大にいた人で、それから、数年若い鈴木康之君という２人を送りました。どっちも関東の人間です。自分も、いずれ行くだろうから、重症心身障害病棟を君達２人で見といてくれないかとお願いしました。

医長１人と医員ていう事で、落合、鈴木っていう二人が、私より先に行ったんですね。落合君は外来もなかなか開けないと、ぶーぶー言ってましたけども。

何せ、新しく作る時には、ありがちないろいろな事があったんですが、2人がそこを守ってくれて、6号館という小児神経科医が管理してる病棟が先にできていたと、そういう事がありました。

桜川君の方は、6号館と一緒にやってたと言っていいんでしょうね。

千葉大出の高田（邦安）君というのが、7号館の新しい方に来ました。

あと1人はちょっとわかりませんが、いずれにしても、そういう病棟ができたんで、できるだけ早い時期に、レジデント、研修医と言ってもいいかもしれない、そういう制度を作って、そこの病棟に入れる、そういうポストを取ろうという事を最初から、いろいろ考えました。

結局それが本当にたくさん取れるようになったのは、10年近く経ってから、ナショナルセンターになってからですね。そんな事で、精神科は30人くらいいたんですけど、小児神経科も神経内科も4人ぐらいのポストで大分長い間続いたっていう事です。ですから、研究所の方から、ある程度応援をするという体制を作ったという事ですかね。

**加我**　研究所の方は研究所の方で、いろいろな基礎的な研究が進んでいます。そして病棟には患者さんが入ってこられるようになって、重症心身障害児は病棟の他、新しくできた小児神経科の病棟や外来では、どんな患者さんが多かったですか？

**有馬**　外来を始めて、割合と多かったのは、進行性の変性疾患、リピドージスと言われるグループ。これは、ちょこちょこ入りましたね。

人の名前が付いてるテイサックス（Tay Sachs）だとかビールショウスキー（Bielshowsky）とかそういう人の名前の付いた乳児型、幼児型などのリピドージス。それから、レッシュ・ナイハン（Lesch-Nyhan）症候群がありましたね。

これは、この前触れなかったんですが、東京小児療育病院から、東邦大学にLesch-Nyhanの患者さんを、送ってくれていましたが、鳥取まで患者さんを紹介してくれた事があります。Lesch-Nyhan病は核酸の代謝性の病気で、血液中の尿酸が非常に高くなる病気です。その頃ちょうど酵素欠損がわかったりして、学問的にも興味深い病気だったものですから。

私が東邦大にいた時から、その病気は東京小児療育病院と関係を持ってましたので、あちらから何人かの患者を見つけてくれて、東邦の小児科に送ってくれてたんです。私がいる６・７年の間に東邦の小児科自体が、かなり代謝病の多い病院になってました。

東邦大は私が鳥取に行った後、青木継稔君（後の東邦大学学長）が、私の所に来たいろんな代謝病の患者さんを若い彼が全部引き受けてくれました。大変ですねと言いながら、やってくれました。彼自身もLesh Nyhanの酵素、欠損してる酵素を自分自身で測ってました。彼が日本で初めて、この酵素を測ったんじゃないかと思います。東邦ではそういう事もありました。

研究所の方に何人か、東邦の人が出入りもしていましたし、患者さんは武蔵病院に来ていただいてやり取りするという事もありました。お互い近いですからね。東京小児と言っても武蔵と同じ、歩いても行けるぐらいの距離の所ですからね。

鳥取から来た人と、東邦から来た人と、東京小児にいたような、脳性麻痺に紛れ込んだ代謝病について、それぞれの所で協力して、診療や研究をしていたとそういう事だと思います。

**加我**　武蔵療養所は、療養所という事なので、もともとは外来を持つ事は前提になっていませんでした。外来を開くのが、とても大変だったという話を伺った事があります。小児神経の外来を開く時も、かなり大変な状態だったんでしょうか。

**有馬**　場所とナースの取り合いになるんですね。これは、落合君が非常に頑張ったんですよね。外来する場所ないよ、と言われるわけですね、先住民に（笑）。粘り粘って、1部屋もらって、ナースが1人それにつくように。むしろ、神経内科の方が後からだったので、（少し楽に）外来を作れたと、そういう状況だったと思います。

**加我**　先遣隊が頑張って下さって、外来を始めると、ほんとに稀な病気の患者さんがたくさんいらっしゃるという状況で、病棟への入院もふえていった事ですね。

**有馬**　そうですね。そこで建築中だった7号館、自分達が使える病棟が、ちょうどできてきたという事で、ラッキーだったと思いますね。

**加我**　7号館は一応、ある程度、病名がついている患者さんが多くて、6号館の重症児の病棟の方は、脳性麻痺プラス知的障害といったクラシックな病名の方が多かったと思うんですが、どうしても、混じっていましたね。6号館にはLesch Nyhan症候群の患者さんもいらっしゃいました。そういう環境で患者さんについての勉強会とか、先生の厳しい回診があったわけです。回診は、病棟を開いてすぐ始められたという事ですか？

## ＝有馬症候群の患者さんとの出会い＝

**有馬**　そうですね。赴任してすぐ、６号館とはまあ、ツーカーで、自分達と一緒にいる仲間が６号館に入ってますので、外来の方もぽつぽつとやってくれてました。

私達が行った時は、もう鈴木君、落合君が半年ぐらいしてから、外来をできるように説得してくれてました。

６号館は、重症心身障害病棟で、有馬症候群の患者さんもいました。

最初にあの病気の子どもを診たのは、東京小児療育病院で、脳性麻痺の子どもでした。どうも熱がしょっちゅう出る、体が弱い脳性麻痺であると、送ってくれた。それで、これは腎臓が悪いなという事がわかりました。

腎臓に病気があって尿崩症になり、熱が出ると脱水が起こりやすい。これは、東邦大学に入院して、それがわかりました。

腎臓と脳、ちょっと顔つきが変っていまして、片側の目の瞼が下がっていて、顔つきもちょっと気になるなという事でした。東邦にいた時にそれが、一症候群だと思いました。たまたま、それが兄弟で出たものですから、遺伝性の何か特別な病気だと思って、ケースレポートをした事があったんですね。

この前も話した府中療育センターにも行ってましたので。府中療育センターでも顔がそっくりなのがいるなということがわかりました。府中の方が大きい子でしたけど。

やはり、尿崩症を持ってる同じような子どもがいるということに気がついたんですね。それから、今度は、また東京に出てきたら、6号館の中にも似たような子どもがいると。その剖検例で、これは症候群と言っていいだろうという事は、その頃には私も口にしていました。6号館でその子が腎不全で亡くなった後に、剖検をして、（脳も調べて）長崎大学の医学部から6号館に研修で来ていたドクター、松坂哲應先生が英文で書いたんですね。

その頃Cerebro-Hepato-Renal syndrome（脳肝腎症候群）といった、そんな病名で、Annals of Neurologyに出したら、向こうのエディターが、これは有馬症候群てつけて出した方がいいんじゃないかって、そう言ってくれましたね。そう言ってくれるなら、ありがたいという事で、「Arima Syndrome」として報告したと思いますね。有馬症候群として、アメリカの雑誌が採ってくれた、そういう事がありました。

ですから、重症児病棟というのは、非常に大事な病棟だと思いました。Lesch Nyhan症候群の患者もいましたし。

有馬症候群はCerebro-RenalにOculo Syndrome、目が見えなくて、腎臓が悪くて、それから、運動系が悪いし、知恵が遅いと。脳には小脳の奇形があるという組合せは、文献的には今までない、しかも家族性だという事で、出したんですが。それが最近になって、難病に指定されたりしました。

**加我**　東邦の時から、府中療育センターに関わっていらして、武蔵病院に繋がる長い時間の中で出会った患者さん達から、有馬症候群の患者さんが抽出されてきたということですね。

臨床医にとって、自分の名前がついた病気があるということは、誇らしい事だろうと思います。

それ以外に、先天代謝異常など、代謝の病気とかたくさんの患者さんをご覧になって、特に印象に残る患者さんいらっしゃると思います。今でも、思い出すとか、気になる患者さんやご家族の事などありますか？

## ＝治らない病気の子どものお母さんへの思い＝

**有馬**　そうですね。患者さんの方でも非常に、私の事を近く思ってくれて。日本で何番目かの異染性白質ジストロフィー、metachromatic leukodystrophyという診断をつけた方があります。当然、進行性の病気ですけど、最初に東大で診てたんですね。東邦に行って、常染色体劣性遺伝性の病気だという事はこちらも伝えていたんですね。ご両親に異常傾向があると。

それで、なかなか（次のお子さんを）産めなかったんだけどやはり寂しいと。かなり経ってから、決心して産んだ2番目の子どもが、途中で、人工流産など、いろいろあったという噂は聞いてますけど、1ヶ月経ったら、母親が足の格好が前のあの子とそっくりと、という事で気付いた。だんだんはっきりしてきて、6歳か7歳で2人目も亡くなって。

その人は、横浜の人でしたけど、ずっと自分で子どもを見ていました。東大病院以来の子どもで、東大の時、それから、東邦に行ってからもとずっと続いてたので、2人共亡くなった時、ちょっとやっぱり怖くて次のお子さんを産めないという事でした。

その方から先生の秘書をさせて下さいって、来られました。で、まあほんとに奉仕のつもりで来たんだと思いますが、横浜から通ってきてくれていました。だんだん環境が少し変わって、その方も少しずつ歳を取ってきます。お仕事はもういいですよという事になりました（笑）。今でも年賀状くれますけどね。昭和40年ぐらいですから、40年近いつき合いが続いております。そういう人もいます。

母親は親類からあんたが悪いと言われるんだと言って、いじめられて、というような母親も何人かありました。大体、男はあまり言われなくて、母親が自分の家系には誰もいないのに、あの嫁が悪いと言われる事が多い。どうですかね、今でもあるのかな？　そういうのは結構いましたね。

そういう点では、ウィルソン病は、診断をつけて、早ければ、一生大丈夫だと、治療さえしていれば大丈夫だということが、１つはできたということですね。一番多い病気であったのですから、私がそういうチャンスに恵まれたっていうのは、ラッキーだと思います。

## ＝新しい治療法について＝

**加我**　治せる代謝病があるということは、光だという気がします。現在、遺伝子治療とかいろいろな方法が試みられている所だと思うんですけれど、新しい医療についてはどう考えていらっしゃいますか？　これからも進歩して行くだろうと信じて良さそうでしょうか？

**有馬**　早い遅いはあるけども、できるんじゃないかという気はしますね。今の遺伝子（矯正）という技術は、だんだん完成してくるでしょうし。移植の技術も進んでるでしょうし。時々、インチキもあるみたいですけど（笑）。

これはできるんじゃないかと思いますがね。理論的には大体できるようにはなってる、後はどれだけ早く見つけられるか、それを治せるような方法が確実にできるかと、そういう事は一生懸命やってるんでしょうから、と思っています。

**加我**　遺伝子がわかっても、治せない病気の方がまだ多いんですけど、いつかは治せるようになると期待して、という所かと思います。

武蔵病院の患者さん達については症例報告も含めて、患者さんから学ぶ、患者さんから研究するという事を、若い先生達に直接、間接に指導してらっしゃるお姿を見せていただいていたと思います。若いドクターにどんな事をわかって欲しいとか、どんな事をやって欲しいという事がありますか？

**有馬**　そうですね、大抵のドクターはやっぱり早く見つけられる方法があると良かったという感じですね。わからない内に、グズグズしてる内に悪くなっていく病気を、もっと軽い内に見つけられれば、便利だな、という所まではみんな同じ思いを持っているのかと思いますね。それで、早く見つかったって、手がないね、というのは、どういう風に感じるかは、その状況によるものです。治せる病気が前よりは、増えてると。薬でもできる、それから、移植の技術も進んできてると。実際にそれがどれだけ有効かっていうのは、きっちりと臨床で言うんじゃなくて、エビデンスを持って、これは大丈夫だと、そこまで追跡して欲しいという気はしてますけどね。

**加我**　医学的な薬とか、遺伝子治療も含めて、直接、治療できればと思いますが、先生が医者になられてから、今日までの間に、リハビリテーションの領域も随分広がってきたと思います。リハビリテーションの効果測定法はいろいろあると思うんですが、かつては、重症児は、そもそも、リハビリテーションの対象とは考えられなかった時代があると思います。現在は積極的に治療する、リハビリテーションをするという考え方が、普通になってきたと思いますが、そのあたりについてのお考えはありますか？

**有馬**　そうですね、リハというのは、非常に領域の広いものだと思うんですね。進行を食い止めるような部分もあるでしょうし、その人、子どもにとって世間（世界）が広がるとか、人生が広がると、そこに一番意義を見つけられる領域でもありますし。

昔、言わば、按摩さんがやるような、そういうような時代から、リハビリテーションという、生きがいを作るという、そういうようなものだという風に、世相が一般的にそういう風に変わってきておりますよね。

私達が考える以上に、リハビリテーションについて考えてる人は沢山いるんじゃないかという気はします。

**加我**　先生は１９７８年、昭和53年に国立武蔵療養所神経センターにお越しになったという事ですけど、そのあと１９８６年に、国立精神・神経センターになって、武蔵病院の副院長になられました。

そして、その後、１９９０年ですね、平成2年に国府台病院の院長になられ、2年余りで、武蔵病院の院長として、戻られました。

その時に放射線科の松田博史先生をお呼びになり、高次脳機能画像解析センターの他、ＤＮＡ解析室を作る準備をなさったという事ですね。

今の国立精神・神経センターの最初の頃から科学的に、病気を診ていく、そして病気の患者さんを診ていくといった事を、確立してこられた感じがします。先生の履歴の中でもウィルソン病の新薬の採用の事では、大変力を尽くされたわけですね。

かつての国際精神薄弱研究会副会長や、学術会議の出生発達障害の委員をなさったり、対外的なお仕事も多かったと思うのですが、院外の活動に関して、思い出や、記憶がおありの分野がありますか？

**有馬**　たまたま関係があったのは、障害の補償という問題と関係してました。前にも申しましたけども、例えば、原爆の小頭症の認定、サリドマイドの認定などです。

サリドマイドは裁判の証人として出て、それについては、私も、外因性奇形の原因の証明というような論文を書いて、それが取り上げられて、サリドマイドのやり取りが決着が付いたっていう事が1つありました。

外因性の奇形の予防というのは、環境の影響といつでも心しておかなきゃならないなというのが思った事が1つあります。

それから、一方で遺伝性のものがあります。うちにいた研究所の室長の田中晴美さんていう女性が、今の外因性脳障害で最初に、博士論文を取った人でした。元々公衆衛生で勉強していて、遺伝的ではなくて、環境でおこるものに、自分は興味があると、頑張ってましたけど。

それから、胎児性アルコール症候群っていうのに、取りかかったんですね。アメリカでは親がアルコールを飲んで、子どもに知的障害が起こるということが結構言われてるけど、日本であんまり言われてないと。これは自分がやるんだと言って、頑張ってました。

## =胎児性アルコール症候群=

実際、重症心身障害で日本で第1例目の胎児性アルコール症候群として、報告されたのは、岩手の方の重症心身障害の施設なんですね。

それから、第2例というと、実際もっとあったんでしょうけど、報告できたのは、武蔵の人でした。

そんな事で、彼女は疫学的な事もやりたいと。アルコールを非常にたくさん飲む事が有名な地域っていうのがあると、そこに見に行きましょうっていう。

診察するのは、私の方が巧みです。横浜にドヤ街というのがある。そんな所で、アル中がうろうろ歩いてるわけです。男も歩いてるけど、女も子ども連れて酔っぱらって、アルコールをプンプン臭わせながら、子どもを健康診断に連れてくるような、そういう地域でした。

そんな所で、胎児性アルコール症候群ていうのは、一体どれだけ特徴的なのかと。これは、田中さんのおかげです。室長がやってるんだから、部長もちょっとくっついて寿町に見に行こうという感じ。そういう経験はしました。あれは面白い経験でしたけど。こういう地域もあるんだなと。

田中さんは、それを今度、ねずみで実験しました。ねずみにアルコールを飲ませて、子どもの脳を分析して、脳がどれぐらい小さいかというような仕事をしていました。他のねずみがアルコールの臭いで酔っぱらうんじゃないかと、冗談とも本気とも取れるような、周りから批判を浴びてました。アルコールの関係は面白い体験でした。

**加我**　いろいろな場面に積極的に出ていらっしゃったんだということは、常々感じていましたが、横浜のドヤ街にまでいらしたとは思いませんでした。

それ以外に小平、武蔵地区での思い出、他にございますか？

**有馬**　研究所には、一番最初から行きましたが、そこは、部長、室長２人だけが確か、公務員でした。それだけでは、実際に動かない事があるんで、何とか一緒にやれるような技術者というか、一緒に研究をやれるような人達が必要だろうと。ですから、研究員、流動研究員というのを、つけるようにと。

これに特に尽力してくれたのは、里吉営二郎さんという研究所のセンター長でした。彼がかなり頑張って交渉してくれて、流動研究員というのを、各部に全部つけるようにしました。これは、医者じゃない人が結構来ました。2部でも医者というよりは、むしろ、理学部を出たのと、薬学部を出た人達と、そういう人達が出入りしてました。

測定技術とか、そんなのは、我々医者よりはずっと上手にやってくれましたので。信頼のおけるデータを作ってくれたんだという気がします。

〝環境性〟という事で、放射線をかけて見たり、アルコールもそうですけど、そういうような食物に関係、栄養に関係、それから放射線、そんなものでどういう風な変化が起こるかというのを、実験的に作りました。うちの部で結構やってたんですね。

アメリカは胎児性アルコール症候群、アメリカの方がのんべえが多いんでしょうかね。それで、向こうで出してないような考え方っていうのは、いろいろありましたのでね。

私の有馬症候群というのは、これはもう、最初のケースから常染色体劣性遺伝の病気だというのはわかって、2人目を産んでもそうだし、3人目を産んでもまた同じと、そういうような状況に、何とか今、少なくとも、出生前遺伝子診断ができないだろうかとか、出生前遺伝子治療ができないでしょうかと、親から真剣に言われましたけどね、その当時は…。産まれてみなきゃわからないなーと、そういう風に言うしかしょうがなかったんです。鳥取の方までそういうのは来てましたからね。

遺伝病というものは、早く見つけて、早く処置すれば、上手く行くというものはむしろ運がいいと。早くわかっても、手をこまねいて見ているしかないという、このお子さんは病気ですよと、親にいつ告げるんだ、そういうような事を考えるという事がしょっちゅうありました。

それから、加我先生はadrenoleukodystrophy（ALD, 副腎白質ジストロフィー症）をやってますけども、あれは、私達はShilder病と言ってたのですが、診断名は。脳炎という病名をつけていました。剖検例が結構あったのですが、「雑誌 Brain」ですかね、家族に急死する者が出ると報告され、そこでadrenoleukodystrophy副腎不全という言葉が出てきたんです。

その後、副腎に妙なものが溜まってるという論文を鈴木邦彦さんという方のラボにいた、アメリカのアルバートアインシュタインの五十嵐（正紘）君という方が、変な結晶が副腎にあるという事でlong chain（長鎖）の脂肪酸をみつけました。病気が副腎と脳に症状が出るという見当がつけられるようになったわけです。剖検例はしょっちゅう見ていたので、意外な事実があるものだなとBrainの論文を見た時に感じました。

**加我**　染色体の技術が出てきたり、ＡＬＤも、ウィルソンも、リピドーシスも新しい事がたくさん出てきた時代を、くぐり抜けていらしたというか、通ってこられたという事に歴史を感じます。

その中で患者さんに対応してこられて、患者さんの中から、研究が進んできたという事自体がすごいと思います。小平地区での臨床と研究の卒業式というか、ご定年になって、平成６年にセンターを退官されてらっしゃるんですが、その後、東京小児療育病院に半年いらして、都立東大和療育センター院長を10年お勤めになった。都立東部療育センターには設立の準備室の時から関わっていらっしゃいました。次回から今の私達に続く、歴史に繋がるお話をしていただこうと思うんですけど、ちょうど、先生が小平地区をお辞めになった時ご退官をお祝いする会が、今はなき、赤坂プリンスホテルで行われたんですが、憶えてらっしゃるでしょうか？

**有馬**　良く憶えてます。

**加我**　竹下先生から始まって、厚労省の課長さんたち、里吉（営二郎）先生、大熊（輝雄）先生、秋元（波留夫）先生、高橋（清久）先生など、たくさんの高名な先生方が発起人としてご出席でした。さっき数えてみたら、約１８０人がこの会に出席をして、先生に感謝をしつつ、多分、みんな「逃がさないぞ」っていう気が、あったのではないかと思うんですけど（笑）。

私達も先生を逃がさないように今後とも頑張りたいと思いますので（笑）。引き続き、このインタビューにもお付き合いいただけますとありがたいと思います。

**有馬**　どうもありがとうございます。良く憶えてます。非常に幸せな事は、いい仲間に恵まれたという事だと思いますが。青は藍より出でて、藍より青しっていう言葉があるんですけどね。

私の持っている物よりも、はるかに実のある、あるいは、色の濃い物を作ってくれた仲間がいっぱい出たという、その人達と今までこうしてこれたというのは、幸せな人生だったと、そういう風に感じますね。これで見ますともう、これに出ていただいた多くの方が相当亡くなってますよね。

**加我**　はい。亡くなった方もいらっしゃいます。

**有馬**　大谷（藤郎）さんも、厚生省の局長でしたけども。この大谷さんは、療養所課長だったものですから。

私が鳥取時代に、たまたま重症児、県立の松江の療養所に行ってる時に、彼が療養所課長で、全国の療養所を廻って、それでぱったり大谷さんに会ったんですね。名前は知ってましたけど、療養所課長ですから。「有馬と申します」と言ったら、「有馬先生、有名な人ですね」と（笑）。のっけから、調子のいい人だなと（笑）、思ったんですが。それが、後までずっと憶えててくれて。この方も亡くなりました。厚生省の局長時代に手術をして。糸賀（賞）というのがあるんですけど、それの世話をやってたんで、私もそれの委員として、滋賀県に時々行ってたんです。

大谷さんも京大の医学部を出てて、滋賀の人だったんですね。滋賀県で糸賀賞のチェアマンをやってらっしゃったんです。それで、1年に1度は会ってたんですが、だんだん彼、痩せていくんですよね。厚生省時代に手術したんじゃないかな、直腸がんか何かで。前はふくよかな人でしたけど、だんだん痩せて、昼飯が出ても、もうほとんど、ちょこっとしか食べないような、だんだん衰えていくのを見てましたから、ちょっと悲しい事だなーと思いました。

秋元先生は、私を武蔵に引っ張り込んだ武蔵療養所所長でしたからね。

**加我**　大谷先生は、重症心身障害の会を小林先生のあとを継いでなさっていたところ、次は先生にという話があったとお聞きしました。

**有馬**　重症心身障害学会っていうのは、初代会長が小林堤樹先生だったんですよ。小林堤樹先生がいろいろ世話になってたんでしょうね、その次に、大谷さんに。大谷さんを理事長に推薦して、自分は身を退かれたんです。3年やられたのかな、これはやっぱり、我々みたいな事務の方の人間がやる仕事じゃない、やっぱり、現場をちゃんと知ってる人の方がいい、先生に譲りますからと言われて、それで、ずっと今まで。

理事長とは事務的な事の責任は、私が負いますからという事で、今までできてるんですけど。

**加我**　すごく広い領域だと思うんですけど、歴史のいろどりというか、歴史の一部をいろいろ味わわせていただいて、その中のちょっとの時間を一緒に近くで見せていただいて、大変ありがたい事だと思っています。不肖の弟子で申し訳ないんですけど（笑）。

**有馬**　私もだんだんポンコツになってますから、もう（笑）。

**加我**　あまり長時間、拘束してはいけないという事で（笑）、と言いながらも1時間以上も話を伺っています。ありがとうございました。

第9回有馬先生インタビュー

# 東京都立東大和療育センターのこと

平成27年10月13日
聞き手　水野　眞

**水野**　前回は国立精神・神経センターでのお話を中心に、かなり細かい所までお伺いしましたので、今日から、いよいよ東大和療育センターにご就任という辺りから、東大和でのエピソードをお聞きしたいと思っております。

## ＝北浦雅子　重症心身障害児（者）を守る会名誉会長との出会い＝

その前に、有馬先生と全国重症心身障害者を守る会との関係というのは、今まであまり出てこなかったと思いますので、守る会、北浦（雅子）会長との接点は、いつ頃から、どういう関係がおありになったのかお聞かせいただければと思うんですが、いかがでしょうか？

**有馬**　北浦会長には、かなり印象があります。最初、私もどこでお目にかかったかという事は、ちょっと定かでないんですね。ですが、北浦会長が仰ったお話の中で、東大和療育センターを造る時に、武蔵にいた私を院長にと思って、国立病院は厚生省だから、厚生省に行って、「有馬さんを東大和に欲しいと思ってるんですが」と、そう言われたと言うんですね。

まだ私が武蔵病院の院長の頃だろうと思うんですが、厚生省の方は、ちょっと確答はできないという事だったんです。北浦会長の話によれば、北浦さんにとって大事な人は、厚生省にとっても大事な人なんですからと、そう言って、すぐは向こうも返事をしなかったという事を、北浦さん自身の口から聞きました。

どこで、私に目をかけられたのか、こちらもわからないんですが、そういう事で、私に直接交渉される前に、もう厚生省に声をかけておられたという事はあったらしいです。

これは間接的にいろんな人からの噂話だったんだろうと思いますけども、武蔵の院長、国府台の院長、そういう所を、一応そつなくやってきてるという事だったんじゃないかな。そろそろ定年も近いしという事だったんだろうなと思うんです。でも少なくとも、厚生省から、私に東大和どうか？というお話はなかったです。

**水野**　わかりました。その頃は、守る会の北浦さんとは接点はおありだったのでしょうか？

**有馬**　あんまり印象として、残ってないんですよね。むしろ、武蔵にいた時は、研究所の方では、精神薄弱の育成会が強いプレッシャーをかけてましたから。そっちの方の印象が強くて。育成会の会長のおじいちゃま（仲野好雄氏）と、それから、理事になっておられた方とは、よく研究所にも見えてましたし、いろんな話をしておられ、守る会の方に、育成会の１つの分派に入らないかという事を言われてたんです。

北浦さんはあそこに入ったら全部取られてしまうというお考えが、当然あったんだろうと思いますね。かなり、押しの強い会長という事では、仲野（好雄）さんという育成会と、それから、筋ジスの方の川端（静子）さんという方が、厚生省にしょっちゅう行って、運動をしておられたんです。その辺との競り合いっていうのは、北浦さんは感じておられたんじゃないかなという気は致します。

川端さんというのは、筋ジストロフィー症の方の母親ですけども、厚生省に私も行ったりしてると、今日は川端さんが見えるんだとか言って（笑）、厚生省のお役所の担当の人も、多少緊張してる趣きがありました。

あの頃の親の会の運動というのは、それぞれリーダーは、強いというか、熱心な人が勢力を広げていって、全体の会を大きく育てていった。そういう時代だったんだろうなと思いますね。

## ＝東大和療育センターのこと＝

**水野**　私は当時東大和療育センターの開設準備を担当していて、先生と東大和の建設現場を北浦会長と一緒に見学に行った事があるんですが、多分、国府台病院の院長をなさっておられた時だと思います。その時に初めて、東大和の建設現場を見ていただいて。まだその当時は、全然、工事も始まってなくて、国が管理している米軍の基地の跡で、いろいろ建物も残っていたのを、外から見学をしたのです。その時に、有馬先生には院長になっていただくんだというお話を、会長から伺った記憶があります。

**有馬**　東大和ができたのは、いつでしたかね？　初代院長は私じゃなくて、三吉野（産治）院長でした。

**水野**　開設は平成４年８月ですね。北浦さんの当初の腹積もりとしては、平成４年に有馬先生が国府台病院の院長を辞められて、その後すぐに、東大和の院長になっていただけるという思いでいらしたんです。ところが、多分、退職の時期を会長が勘違いしておられて、先生はその後、武蔵病院の院長に異動されたのですよね。

**有馬**　そうです。

**水野**　それで、最初の院長が有馬先生にならないという事で、非常に困って三吉野先生のお名前が出てきたわけですね。

**有馬**　恐らく私が三吉野先生の名前を出したか、三吉野先生に直接お話しされたのか。私がしたんじゃないかなという気は致します。誰かいい人がいないかという事で。

知ってる人、ちょうど年頃から、一番いいと思ったのは三吉野先生。というのは、三吉野先生と私は、厚生省の会議で、あちらは筋ジスの会議の議長もやっておられたし、重症心身障害の研究班のリーダーもやっておられたので。国立病院で誰を選ぶかというと、三吉野先生が一番関係の深い方だと、私達は思っておりました。

自分が行けなくて、誰かと言われたら、三吉野先生がいいんじゃないですかと。私が直接任命するわけじゃありませんから、北浦さんも、では暫くそれで行こうかという気持ちになられたんだろうなっていう気が致しますね。

**水野**　そのとき、私は北浦会長から言われて、大分の西別府病院まで三吉野先生にご挨拶にうかがったことを憶えています。

**有馬**　それから、国府台病院にいた時に、どういう経緯があったのか詳しくは知らないけど、とにかく東大和を造るんだという事で、準備室ができたわけですね。

準備室には武蔵にいた平山（義人）医長をと、特に重症心身障害病棟の医長をやってるんだから、平山先生が一番いいし、人柄も温厚な方だし、という事で、準備室の方に推薦しました。

**水野**　この時、都は東大和の運営は公設民間委託方式で行うことにしており、委託先は全国重症心身障害児（者）を守る会ということに決めていたんです。それで開設準備の段階から都は守る会と委託契約を結んだんです。都から開設準備の委託を受けるにあたっては、有馬先生から平山先生を準備室の段階から常勤で置くようにという、条件といいますか、そのようなお話が北浦会長からありました。

**有馬**　都の方に、北浦会長から、そういう風な推薦があったと思うんですが、名前を出して、本人に頼んだのは、私だろうと思います。

**水野**　そうですね。それで、平成3年、開設の1年前ですけれども、すでに、工事は始まっておりましたが、4月から守る会と準備委託の契約をしました。最初の頃、平山先生を筆頭として、3～4人だったと思います。飯田橋の都が借りている部屋に都の準備担当と隣り合わせに守る会の準備室ができたのです。

その時は、平山先生が準備室長でしたが、多分、平山先生が有馬先生といろいろ連絡を取られて、中の設計変更だとか、備えるべき備品だとか、運営方法などについて、いろいろ先生にご指導いただいていたのではないかと思います。

**有馬**　そうですね。何か設計図を平山君が私の家に持ってきて、2人で何時間か設計図を眺めて、こうしようか、ああしようか。そういう話はした事を憶えております。

飯田橋っていうと、自宅が近いものですから。ちょっと、家に寄ってきて、お茶でも飲みながら、少しゆっくりと話す、そういう話をした事はありますね。

**水野**　この話はしていいのかわかりませんが、ちょうどその頃、民間の施設で、島田療育園が、藤永（数江）先生が院長をしておられて、東京小児・みどり愛育園を鈴木（康之）先生が、それから、むらさき愛育園が児玉（和夫）先生が施設長をなさってました。藤永先生は違うかわかりませんが、児玉先生と鈴木先生については、有馬先生の門下であったという風にお伺いしております。やはり、そんな関係だったんでしょうか？

**有馬**　そうですね。確かに鈴木君は、私が鳥取にいる時に、神奈川のこども病院のレジデントだったんで。レジデントでこういうのがいて、長崎大を卒業してて、先生の鳥取大脳神経小児科に興味を持ってるみたいですが採りませんかという、紹介状が来たんですね。それが、鈴木康之君でした。

脳神経小児科には一番最初に鳥大から何人か来ました。その次に一番早かったのが、鈴木君と千葉大からの何人かが来ましたね。千葉大以外では、鈴木君が一番早い方だったんじゃないかと思います。

そんな事で、鈴木君が鳥取で一緒だったんですが、関東の人間だからって、武蔵の重症児の病棟ができた時に、鈴木君ともう1人、千葉大から落合君というのを、先遣隊で私より早く、武蔵の方へ行ってもらいました。

鈴木君の方は長崎大を出てたんですが、関東に家があったので、関東に戻るという事で、武蔵に送って、医員をやってもらって。

それから、大分大学が設立され、長崎大の助教授の人が、大分の教授で来ました。彼はその人から呼ばれたんだろうと思いますね。大分大学の講師か何かになっていたんですね。そんな所にちょうど東京小児療育病院の院長が島田に移ってしまったという事もありまして。誰か後任がいないかと、鶴風会のOBの人に私が聞かれまして。

それだったら、若いけれども鈴木君というのが、大分大学にいます。東京を知ってて、家が横浜でご家族がいるから、決して見知らぬところじゃないし、鈴木君を説得してみたらどうですか？　若いけども、なかなか、気骨のある人だから、何とか1人でも頑張れるんじゃないでしょうかと、そういう事を言ったんです。

鶴風会の人達は、大分に何回か行ったみたいですね。なかなか、向こうの教授がうんと言わなかったという事がありました。しかし結局、承知して、彼が若い院長で東京小児に来ました。それで、鈴木君の所に、1人鳥取大に関係がある若い人を1人つけました。それから、東邦大から鳥大に行った東邦大のＯＢの小野君というのが、東京小児に一時戻ってきました。彼も開業すると言って、どうしても、鈴木康之君に頑張ってもらわなきゃならないという話で、鈴木君が１人院長から、だんだん医師を集めて、かなり繁盛する病院を作り上げたと思うんですね。

**水野**　北浦会長が仰ってたのは、藤永先生だとか、鈴木先生だとか、児玉先生など、それぞれ民間の施設で、非常に頑張ってこられた方達がいらっしゃる中で、東大和ができた時に、それらの先生方としっかり調整できるのは、有馬先生しかいないという事でした。そんな事を聞いていたことがあったものですから、ちょっとお伺いしてみました。

**有馬**　おそらく、東京都の西のあの辺というのは、群雄割拠ですよね、島田あり、秋津あり、府中療育センターあり、それから、精神・神経センターもある。そういう所でやれるんだろうかという懸念が、みんな多かれ少なかれ、あったんでしょうけど。よく鈴木君も頑張ってくれました。

**水野**　それで、東大和療育センターは、平成４年の８月に開設して、三吉野先生が院長、平山先生が副院長という事で運営が始まったわけです。

　その後、有馬先生は平成６年の３月に武蔵の神経センターをご退職になられて、４月には、院長先生交代かと思ってましたが、10月でしたね、東大和の院長になられたのは。半年間は東京小児の方に行かれてたんですが、その辺の経緯はどうだったんでしょうか？

**有馬**　これは、もう時効だと思いますが（笑）、三吉野先生がそうやって大分から出てきていただいて、三吉野先生自身も割合と気っぷのいい、自信もある方で、国立療養所の中では、自分がリーダーだったんだという自負心もおありだったんだろうと思いますが、私より、ちょっと上、2年ぐらい上かな、歳が。

そんな三吉野先生から、2・3年経った時に、2月頃でしたかね。ちょうど、私が10月に赴任した年の2月頃、電話がかかってきて、「先生、実は、北浦さんから、『もう辞めてくれ』と言われた」と(笑)。急に言われてもなーって、彼が言ったと思うんですけど。大体、状況は察したんですがね。

北浦さんとしては、私の方を、逃がしちゃ困ると思っておられるんじゃないかという事もあって。その為には、私がちょうど定年で辞める時を確認して、三吉野先生に辞めてもらうという事で、声をかけられたんだと思います。三吉野さんの方は、青天の霹靂だったと思うんですよね。

そう電話がかかってきて、私も、そんな話があったんですかと。私の判断では、私が後任と決まっていても、私は東京の人間ですから、どこでも食える所はありますので、先生は大分から来られたんですから、いきなり、1ヶ月の内に引っ越せと言われても、大分に帰れと言われても、それは無理な話です。ちょっと余裕を置きましょうかと。せめて、秋までは、先生おられないと、引っ越しもできないでしょうと。そんな話を、私は三吉野さんとしたんです。

それで、三吉野さんもちょっと折れたというか、それじゃあという事で、10月ぐらいの所で、動かれたという事だったんですよね。

先程話のあった鈴木康之君が、私が定年で辞めると聞いて、パッと彼が車で来まして。私の部屋に本がたくさんあったんですが、彼がそれを、どんどん持って行って、東京小児の場所を設定してたらしくって、すっかり持ってちゃったんですね。

先生、院長は自分だから、それをやめるわけにもいかないけど、総施設長という名前で、全体を統合してみて下さいと。そういう事を、あちらの鶴風会の方で説得して。

そういう事で、鈴木君が取りあえず、仲間内という事で、「先生、もう定年でお辞めになるんだったら、これは向こうに持って行きますから。先生の場所は東京小児に設定してありますから」と、そんな話で。

これは、随分気を使ったなとは思ったけど、せっかくの話ですからね。私も確かにこれ、家に持って帰れる量じゃないから、そうしていただけるんだったら、それはありがたいですなーと言って、彼に任せたんですね。

それで総施設長という名前は、辞令をもらったような気がしますね。ただ常勤的に行くにしても、パートでいいんじゃないですかと、自分も今までずっと勤めてきたから、少しこの機会に、外国旅行でもちょこっと行ってもいいし。こちらが休みたい時に休めるような立場だったらば、せっかくいただいたお話だから、参りましょうかと、そんな話で、鈴木君とは同意したんですね。

一方では、三吉野さんと北浦さんの間で、話が出てたみたいで、私も、せめて秋まで、ちょっとのんびりしたいからと。では、10月ぐらいでという話になったんだろうと思いますね。

**水野**　そういう裏話があったのですね。知りませんでした。とにかく10月という事で三吉野先生とも折り合いがついて、東京小児の方も、半年間、総施設長ということで、鈴木先生とも折り合いがついたのですね。

**有馬**　そうですね。鈴木先生も院長辞めるわけにはいかないので、私の顔を立ててくれて、そういう名前をくれたんだろうと思います。外来なんかはちょっとやりましたけども。

こうやって、暇な時間を取らしてもらったんで、家族で、家内と娘が案内役でトルコ旅行をしました。うちの娘がブリュッセルに住んでるもので、ヨーロッパに行きました。トルコいいよ、案内してあげるからって言うもんですから。そういう旅行ができたんです。

**水野**　とてもいい時間が持てたのですね。ずっとそれまで、働き詰めでしたから（笑）。

**有馬**　そうですね。またぐうたらして、何もできなかったろうと思うんですが、その時は娘も誘ったし、こちらも暇があるし、という事で。

**水野**　10月にいよいよ東大和療育センター院長にご就任になったわけですけど、最初に、院長になった時のご感想といいますか、意気込みといいますか、いかがだったのでしょうか？

**有馬**　重症心身障害なんですが、北浦会長には、親がずっと子どもを育ててきた、親に楽をさせてやりたいと、そういうお考えがあったようなんですね。

年長になっても（入所施設に）入れないで、グルグル短期入所を廻ってるような、あるいは、自宅でずっと親が見っぱなしで、入所を待ってる待機者、これが何十人といるわけですね。そういう親をもうそろそろ楽にさせてやりたいという、それを第一選択に北浦会長に言われたんですね。ですから、東大和の入所対象は在宅の18歳以上の重症心身障害者ということだったんです。

それで、私は東大和の院長になる前から、東大和の入所選考に関わっていました。私達がやったのは、どういう人を選ぶかという作業と、それから、もう一つは、子どもではなくて、大人を対象としたら、どういうような設定にするかということでした。国立でもかなり大きい人が、育ってるのが出てましたので、府中療育センターの時のように子どもがどっと来るというのに比べれば、楽だろうという事は、私も考えてはいたんですけど、何せ、募集をしてもらわなきゃならない。これは都がやってくれる。その中から競争率が5倍出るか、10倍出るか、それは分からないけど、東京都の入所選考委員会に私達も加えていただいて、入所をどういう人を取るかというのを、決めていこうと、そういう作業が1つありました。

もう一つ。これも院長になる前、東大和をオープンさせるときに、私としては、やっぱりドクターを集めなきゃならない、8人か9人はいないと、取りあえずでも、開設ができないわけですから。

いろんな人、特に若い人達に声をかけて、来てもらう。それまでも、見て、島田に行くとか、東京小児に行くとか、来る人もそれぞれの好みがありましたから。

現在、医師は大体10人いますが、ほとんど変わってませんね、当時と。何年かの内に多少変わったにしても、今でもいるような人達が、その時、来たという事でしょうね。

**水野**　東大和にいらっしゃる、今の先生方というのは、有馬先生の…。

**有馬**　そうですね。私の時に一緒にいた、国立精神・神経センターから移ったのが、何人かいます。それ以外に、どっかでちょっと繋がりがあったというような人が、何人かいます。

定着率が随分いいですよね、10年以上経って、それぞれみんな、50過ぎてきてますから。

**水野**　先程、入所選考の話がありましたけども、その当時、先生も入所選考委員会のメンバーの1人であったんですか？

**有馬**　どうだったんでしょう。今やってるような形の委員会に、私が入ってたかどうか、ちょっと記憶がないんですが。何にせよ、児童相談所が募集して、その中から一次選考をしてある程度に絞られた年長の何十人かのリストを見せてもらって、入所者の選定を行ったような気がしますね。

**水野**　いずれにしても東大和の入所選考の時、有馬先生も参画されていらっしゃったということですね。

**有馬**　そうですね。

**水野**　東大和は、今の先生のお話で、親に楽をさせてやりたいという事で、18歳以上の方という入所基準を設けていたと思います。先生が院長になられた平成6年は、開所してから2年ほど経ってるんですが、入所した後に亡くなる方というのはいらしたんでしょうか？

**有馬**　数はそんなに、府中の時みたいに2桁になるという事はなかったと思います。府中の昭和40年代に比べると、こちらの扱いも上手になってましたからね。

次の東部の時は、やはり在宅で重い人が残ってるから、重い人を優先的に取るというスタンスで挑みましたので、かなり緊張が続きましたけどね。

**水野**　東大和の設備や運営面などで、何かエピソードはございますでしょうか？

**有馬**　あそこは非常に庭が広い所で、私の印象としては、病室から入所者を庭にすぐ下ろせると。だから、中が火事の時には、庭で1人待ってて、次から次へと、受け渡しをすれば、火事から逃れられるなと、それが一番安心でしたね。

災害に強いだろうという事が一番印象に残ってます。他にもいろいろなことがありました。あの辺のどこかに爆弾らしきものが発見されて、西武線の方に近い所で、それを取り除く作業をするから、その日は気を付けて下さいというお触れが一度回った事がありましたね。

**水野**　あの辺りは、やはり軍事基地があったせいでしょうか。

実は、東大和の工事中のときにもあったんです。ちょうど建設現場の所に、不発弾が出まして、今、先生が仰ったように、西武線を止めて、不発弾処理をした事があります。その後も、今のお話で、多分、不発弾か何かが見つかったんだと思うんですけれど。あの辺りで結構多かったようですね。

**有馬**　そうみたいですね。ほかには看護宿舎が敷地の中にあるって事ですね。何かの時には、ナースがあそこに寝泊まりしていてくれるっていう事が、こちらとしては、安心の一つと。後は、運動場が広かったので花火はいくら打ち上げても、周りに漏れる事はないだろうという事。

それから私が国府台病院の院長をやっていた時に、兼任で看護学校の校長もやってたんですが、東大和の時は、隣に北多摩看護専門学校があって、あそこの講義を頼まれました。あれは医師会立でしたかね。

**水野**　あそこは都立の看護学校です。ただ、私の記憶は定かではないのですが、あの看護学校の前身が北多摩医師会立の看護専門学校だったことから、最初、校長先生が医師会から来ていたように思います。

**有馬**　式などの時に、ちょっと挨拶したように記憶しています。また、あそこは桜並木がありますし、景観はよかったですね、駅からも近いし。

**岩崎**　東大和に、僕も1年間だけ、働いていた事があるのですが、驚いたのは、研究室というか、培養できるような部屋もあったし、電子顕微鏡が置いてあったんですよね。

あの規模の施設であんなに充実してる所は、ないんじゃないかなと、ちょっとびっくりしました。

**有馬**　そうですね。電顕は、平山君が欲しがっていました。彼が筋肉のバイオプシーをやってたんですが、これから、電顕もやりたいと。でも、彼やる暇なかったですね（笑）。そこで、石井さんという、検査室の女性を1人連れてきました。

**水野**　最初の計画では、あそこはあんなに重装備にする予定はなく、電顕は途中から出てきた要望で、てっきり有馬先生のご要望かと思ってました（笑）。

**有馬**　平山先生、摂食も熱心だったし、プールも熱心だったし、温度はいくらがいいとか、深さはどれぐらいがいいとか。平山先生は、自分がスポーツマンだから、そういう所によく気がついてましたね。

**水野**　そうですね。いろんな所で、設計変更をさせられたという記憶があります（笑）。バックに有馬先生がついてるので、こちらも、あまり嫌とは言えない（笑）。

**有馬**　私は、最初に何かの式典という程ではないけど、お披露目みたいな、まだ利用者が入る前に、行ったんですね。

その時に感じたのは、玄関から入っていって、壁が石壁みたいな感じですね、打ちっぱなしの。あれ、まだ未完成なのかなと（笑）、そういう印象をまず持ちました。

これでできてるんですよって言われたんで、ああ、そうですか、こういうのが、最近の流行であるんでしょうかと、建築の何とか賞をもらった建物なんですと、説明を受けました。

**水野**　その当時、流行ってたんでしょうけども、あまり評判は良くなかったですね、デザインも含めて。工場みたいな感じだとか、いろいろ言われた事があります。

## ＝よつぎ療育園＝

**岩崎**　よつぎ療育園が平成10年でしたっけ？

**水野**　平成8年の8月です。よつぎ療育園は、東大和の分園という形で、組織的には造られたのですが、よつぎとの関係では何かありますか？

**有馬**　よつぎについては、岩崎先生の方が状況は、ご存知でしょう（笑）。

**岩崎**　分園にしては、ちょっと遠いですよね。

**水野**　そうですね。

**有馬**　確かに、分園と言っても、すぐにそう行って帰れる距離じゃない（笑）。

やっぱり出来るという人を、特に臨床をできる人、大きな間違いをしないような人に、施設長をお願いしたい、という事は必要条件としてあったわけですね。

そこで岩崎先生、それから、先生に東部に来ていただいた時に、中山（治美）さんを後任に。

**水野**　最初の園長が宮尾（益知）先生でした。これも先生のご紹介ですか？

**有馬**　そうですね。自治医大から元々は、御父様が徳島大の小児科の教授で、私の東大の先輩だったんですね。

それで、徳島で学会があった時に、お家に招いていただいて一杯飲んだりした事があって。その息子が確か徳島大医学部を卒業し、東京の方に出て自治医大に勤めてて、御父様も定年で辞められて、御自身も東京に来て、開業されたんですね。

子どもさんが何人か、女の子も含めて医者になられて。そういう事があるんで、どちらかというと、東京に出たがってるんじゃないかと、こちらも思ったんです。宮尾君にこういう所でよつぎでポストがあるんだけどと話して。そんなふうに、最初の基礎を造ってくれた事になるんだと思います。

**水野**　宮尾先生が1年数ヶ月で辞められて、その後、岩崎先生が平成10年の4月からご就任になってますけど、岩崎先生も有馬先生がお声をかけられたのですね。

**有馬**　そうですね。

**岩崎**　その前に東大和療育センターに1年いました。

**有馬**　長野に帰ってたというか、長野こども病院に行ってて、東京にもういっぺん来ない？と声をかけたと思います。

**岩崎**　そうですね。

**有馬**　やっぱり、岩崎ファンというのが、何人か周りにいましたのでね（笑）。その人達の意見を聞いて、じゃあ、引っ張ってくるのは、自分の責任だなという感じはありましたのでね。

**水野**　ところで東大和では、先生がいらっしゃる間に、10周年記念もやってらっしゃるんですね。

**有馬**　ちょっと私も、どういうあれだったか…。記念誌はあったかと思いますね。

**水野**　先生が東大和療育センターにいらっしゃる間に、東部療育センターの計画が出て、10年間つとめた東大和療育センター院長を退職されて、東部療育センター準備室長に就任されることになったのですね。次回は東部療育センターの開設準備という事で、ご苦労されたことなどをお聞きしたいと思います。

今日はどうもありがとうございました。

# 第6章

# 都立東部療育センターのこと 国内学会との関わり、国際交流について

# 第10回　有馬先生インタビュー
# 東京都立東部療育センター

平成27年11月17日
聞き手　岩崎裕治

## ＝東京都立東部療育センターができるまで＝

**岩崎**　前回は東大和療育センターでのお話を中心に聞かせていただきまして、本日はいよいよ東部療育センターという事ですけれど、まず最初に、東部療育センターが、この地域で設立された経緯を少しお話ししていただいて、その後、準備室のお話、それから開設という順番でお話を伺えればと思います。

**有馬**　都が一番最初に、府中療育センターを造って、次の東大和療育センターを造る間に、法人では、むらさき愛育園と東京小児のみどり愛育園などの肢体不自由児施設に付設されて、重症児の病棟がぽつぽつと出来ていた時代です。

国立は療養所に、筋ジストロフィー症の病棟と、重症心身障害の病棟を全国的に展開すると。これは国の方針として決まっていたんです。

私は、鳥取から移って、旧武蔵療養所が国立精神・神経センターと変革される時に、中にある重症児の施設、あるいは、筋ジスの施設というもの、その中の子どもが関係する所を、広い意味の発達障害という名前で、国立精神・神経センターの１つの部門として、発達障害という部門とレジデント制度を作りました。

それで、次に東大和療育センターを東京都が造った時に、ちょうど私は国の方は、定年という事もあったので、そちらに移る機会を得たという事です。

東大和ができる時に、どんな重症児施設を作るか、都と守る会で話し合いもあったんだろうと思うんですが、守る会が運営を受けるという事がありました。

北浦会長のお話は、今まで何十年も子どもを見続けてきた親もかなり歳を取ってきて、家でしか見られないような人達もかなり多くなってる、そういう親を助ける意味もあって、年長の大人の重症心身障害者を診るような施設を作ってほしいというのが、東大和療育センターの１つのコンセプトとしてありました。

ですから、私が最初に府中療育センターに勤めた時は、多くが子どもで入ってきてたんですが、東大和療育センターの時は、ほとんど在宅の大人に重点を置いてる、そういう感じを持ちました。

それで始まって、それなりに安定してきて、最初に入ってきた入所者があんまり変らず、10人近いドクターがいたという時期でした。

都内の施設の新しい入所者の決定は、選考委員会がやってたんですが、重症児は言わば措置で扱うので、児童相談所が窓口でした。どこかの重症児施設に欠員がでると、都と児相が一体になって募集をして、都の中に作った選考委員会が、多数の入所希望者の中からその施設の示した採用条件に合う1人を選ぶという作業を長い間続けておりました。私も東大和療育センターにいた事もあり、その選考委員会に入っていたわけです。

だんだんと重い子どもの希望者が増えてきて、これからは非常に重い子どもを何とかしなきゃならないだろうと、そういう話が都の委員会でも出ておりました。何処に作るかは直接関係はしてなかったんですが、東京都の守る会の人達が、多摩地区にばっかり重症児の施設があって、自分達は何か見捨てられてるような感じがあると、そういうような意見がぽつぽつと出てて、もし都で造れるんだったら、今度は東の方に造って欲しいという親達の希望が、だんだん集中してきた状態があったように聞いております。

都内には、非常に症状の重い子どもがいっぱいいる、養護学校にも、かなり重い子がいるし、人工呼吸器を使う子どもが増えてきた。そういう子ども達は、どこの重症児施設でも短期入所も受けてくれる余裕などないし、病院でも受けられるところは少ない。そういう人達がかなり増えて、家庭的に見ても、本人の状況を見ても何とかしなきゃいけないんじゃないか。都の委員会に申し出ても、実際に重いから、今の重症児の施設では、そう簡単にはいかない。それでも比較的それを受けてくれるのは、都立府中療育センターと、東京小児のみどり愛育園でした。これらは、肢体不自由児の病棟を使って診るわけですが、何とかしなきゃという事で、受けてくれた。後はみんな、希望は出しても、取ってくれる所は無さそうだと。

東京都としては、都内がいっぱいだから、他の県にも委託したりしていたんですが、そういう所では、尚更、都からそんな重い子が来ても困る、受けるわけには行かないと。長年看てきたという親たちのパンク状態に加えて、今度は、一晩に5時間しか寝られないとか、どうかすると徹夜になってしまうという様な、手が掛かる子どもをしょっちゅう看てるという親が目立ってきた。そんな状況の中で、東の方に造ってもらう方が、通りやすいんじゃないかという話があったと思います。その辺の経緯は、水野さんの方がよくご存知じゃないかな、この場所を決めたという事は。

西の方に偏在してるから、東の方に1つ造るという事で、江東区、江戸川区、その辺が話題になったんじゃないかと私は理解しておりました。

都立東部療育センターができるという事で建設が始まり、また指定管理制度になることが決まって、実際に指定管理者を都が公募することになったんです。このとき、できれば、東大和のようにまた「守る会」が運営を受けてくれないかという話を、ぽつぽつと、聞いておりました。

指定管理の公募には応募せざるを得ないだろうというのは、特に守る会の親達が造れと動いた所ですから、守る会が知らん顔はできないだろうと思ってました。指定管理の公募に対しては、守る会がもし選ばれれば受けましょうといわなきゃ済まないだろうという事は、私達も内々感じていたという事です。

そういう経緯があって、公募に守る会が応募し、他に競争相手がいなかったという話で守る会が受ける事になったんです。

私自身、中で思ったんですが、もし守る会で受けるのなら、この人を院長にという申請書案を書く事になるんですね。その時に、例えば北住（映二）先生なんて書いて、北住先生が了承してくれても、指定管理者に受からなければ、北住先生には行かないわけですから、頼んで推薦した人が落っこったという事になると守る会として面目ない。内輪で出しといた方が、仮に駄目になっても、内部の話で収まる。だから、院長には私がどうかという話が出たんじゃないかと思います。そんな事を考えて、自分が候補に出る方が無難だろうという話になったわけです。

**岩崎**　水野さん、ここに東部療育センターをという経緯について何かありますか。

**水野**　東部療育センターの経緯については、センターの事業概要に、比較的詳しく記述されています。

東大和療育センターができたのが、平成4年でしたけれども、東大和ができて待機者がかなり減るだろうという予想があったんですが、実は、待機者は全然減らなかったんですね。そんな事もあって、確かその2年後、平成6年ぐらいだったと思うんですが、実態調査をし、外部の委員を入れた検討委員会を開いて、やっぱりまだ入所施設が足りないという事で、新たな施設を造る必要があるだろうというご意見をいただいたと思います。

その時には、先生からお話があったように、区の東部地域には中核となる施設が無いので、新しい施設を造るとすれば、区の東部地域に造るべきだろうというようなことが最初の検討委員会であったんですね。この検討委員会では、単に施設を造るということだけでなく、在宅支援の必要性も提言されていて、都内を島しょを除いて11の療育圏に分けて療育圏ごとに中核施設を整備し、そこを中心に在宅支援を進めていくという、現在の体制の基礎が示されてるんです。その後、引き続いて、やはり外部委員をいれた検討委員会を設置して、新たに造る東部の施設について、機能や役割をどうするか、どういう人を対象にするかという検討を行いました。その中で、先生からお話があったように、在宅で重い人が増えているので、東部については、医療ケアの重い方を重点的に入れましょうという事になりました。それから、東部の建設用地に関しては平成8年に取得したんですが、これが江東高齢者の複合施設を造るという事で、その一画を衛生局でいただこうという事になったわけですね。

その時は、最初の用地はこの場所ではなく、もう少し北の方だったんですが、その後、全体計画の中で、最終的にここの場所になったわけです。

平成8年に用地取得をしたんですが、非常に財政が厳しい状況の中で、新しい箱物は造らないという、東京都の方針が出まして、しばらく棚上げになってたんですね。

それが動き出したのが、平成12年の第４回都議会定例会だったと思います。ここの地元の都議で山崎孝明先生が「用地取得をして、ほったらかしになってる」と、「もっとこれを進めるべきではないか」、「在宅では、重い方を抱えてお母様方が困ってるから、早くこの話を進めるべきだ」というような議会での発言があって。その年度、年としては、その翌年になるんですが、平成13年の1月の議会ですね。13年度の予算を審議する議会なんですが、その前の知事査定で、当時は石原慎太郎知事でした。ここの東部療育センターの基本設計の予算がつくことになり、議会でも承認されたのです。それから急遽、話が進んでいくことになったんです。

それで、その時に、運営の方をどうするかという事で、ここでまた新たな委員会が設置され、もちろん外部委員を入れて検討されてます。そうだ、これまでの委員会にはすべて、外部委員の一員として都の守る会の役員が参画されてます。直営というのは、あり得ないので、また委託方式にしましょうという結論になったんです。そこで、その委託が、後に地方自治法の改正があって、指定管理制度という新しい制度に塗り替えられることになりましたけれども。じゃあ、委託するにあたっては、どこに委託したらいいかという事で、当時は、まだ指定管理の公募という話がなかったものですから、東大和療育センターと同じように、守る会に委託を受けていただこうという話が、東京都の内部では検討されていたわけですね。

ところが、その間に指定管理制度の法律ができてしまいまして、指定管理はどうしても公募しなくてはいけないという事で、守る会にはぜひ応募をしていただきたいと思っていました。

結果的には守る会のみが応募したので、最終的に守る会を指定管理者として指定する事ができました。実はその守る会にお願いするといった時に、北浦会長から話があったのが、東部療育センターの新しい施設の運営を受けるにあたっては、有馬先生に院長になっていただき、最初から、準備室の段階から、ぜひ関わらせて欲しいということでした。

**岩崎**　東大和療育センターについで、東部療育センターも有馬先生が院長という事で、関わっていただく事になりました。準備室から先生が入られたという事ですが、その前の設計段階から、既に少し関わってらっしゃったという風には聞いているのですが。

**有馬**　東部というより、むしろ入所する重症児の公募をするとか、そういった日常的な事で、定例の委員会みたいなのにも出てましたので、もし、取るのなら、どういう人達を優先的に取るべきかとか、言わば、選考委員会みたいなものに関わっていました。東部のことに関しては、どういう風に作るかとか、そんな話は時々、私も聞かれたり、あるいは、意見を言ったりした事はあったように思います。

北浦会長も何回か、都と話し合いをされていたと思うんですね。私が言えないようなユーザー側の代表として、やっぱり北浦さんの発言は強い。ピシッと言われますのでね。その線で行きましょうという、話はまとまりやすかったと思います。

親御さんからもいろいろな意見が出て、それがまとまらないと、一番厄介な事になるんですが、その点は北浦会長は、山崎区長、議会の方ともお互いに連携を取るような事をしておられたんじゃないかなと思います。比較的スムーズに、あまり競り合うような事も起こらずに済んで良かったと思います。

**岩崎**　その後、準備室に入られてという事になるのでしょうか。

**＝開設準備室時代＝**

**有馬**　平成16年の４月から準備室開設ですね。

**岩崎**　準備室は始めから都庁の中でしたか？

**有馬**　はい、都庁の中です。前の東大和の時も準備室があったんですが、あれは別の所だったんですよね。飯田橋の方の、平山院長がその時は、準備室長で、私の方は東京都庁の高い建物の部屋を取って、割と広々とした部屋でしたね。生まれて初めて、都庁の建物の中で、毎日過ごせたというのは、これは一生の思い出になりました。

準備室時代っていうのは、ちょっと違う世界で働いてるなという気がしましたね。

**岩崎**　水野さんも、始めから。

**水野**　そうですね。東京都の準備担当と、守る会の準備室と、同じ部屋の中の同じスペースの中で、仕事をやりました。

**有馬**　一応、定員がそれぞれ7人でしたかね。

**水野**　そうですね。始めはそれぐらいだったと思います。

**有馬**　我々も全部、都の方から、資金を出していただいたという事ですよね。

**水野**　開設準備の委託ということで、委託料で人件費も含めてお願いをしました。

**岩崎**　そこでは、どんな準備をされてたのですか？

**有馬**　そうですね、やっぱり最初は建物の細かいところをどうするかと、それから組織人員をどうするか、どうやって、人を募集するかというようなことだったように思います。

全体の規模というのがまず、建物の面積はある程度、分かってるとしても、建物の内部の大きさ、設備や備品の予算はもう組んであるのか、例えば、外来は100人受け入れるとか、全部で120床の病床を4病棟造る、通所を造るとか、そういう基本的な事から見ていったと思います。まあ、部屋の間取りはある程度、できてたんじゃないかなと思いますが。その辺は、準備室のメンバーの中で、ここはこういう風にとか、こちらに出口を造った方がいいんじゃないかとか、最初はそういう粗い話から、後は、エレベーターの中の絵はどうするんだとか、そんなような細かな話に、段々と移っていったという事です。

それから私がやらなきゃいけなかったのは、医者をどう確保するかという事でしたね。助けてくれる人がいたという事と、それまで鳥大や精神・神経センターの経験があって、そこに日本中から来て研修したひとたちがたくさんいたことが大きかったと思いますね。開設するのに、９人ぐらいは、常勤が必要で。どこでも新しく造る所は、医者の確保が一番苦労するんだろうと思いますが。うちの場合は、はじめから仕事がよく出来る人、核になる人が何人かすぐ来てくれましたので、助かったと思います。

４月から翌年の10月頃に引っ越すまで約1年半、準備室で、そんな仕事をしていました。

**岩崎**　この時に、ある程度、核になる方を募集して、研修もこの時に行ったのですか。

**有馬**　研修は、見学的な事をやったのと、それから、特にナースは府中療育センターと東大和も、そういう実際にやってる所に日常の看護業務をお願いするという事はありました。

私達の場合ですと、後は電（子）カル（テ）をやるというお話があります。

都立の総合病院は電カルになってる。これは、新しい所だから、この機会に重症児の施設とはいうけれども、これからやっぱり、電カルにしましょうよという話がきました。

人を取る時に、ドクターも電カルをできる人を取ろうという事で、東京小児の椎木（俊秀）

医師というような工学部出の医者を、優先的に1人、2人、リーダーになれる人を採用という事をしましたね。

私なんか全然ダメですけどね。私も一応、言葉だけでもわからないといかんと思って、アビバなんていうのに習いに行きましたけど、1年習っても全然物になりませんでしたけど（笑）。

**岩崎**　入職される方の選考も、この時にされたのですか？

**有馬**　そうです。数としては、看護師の募集が圧倒的に多いです。医者はむしろ個人的に1人1人聞いて回るという感じがありましたけど。向こうから来た人ももちろんいますけど。

ケースワーカーなんか、東大和の人で、1人ぐらい動く人がいてもいいかなと、あるいは、よつぎがありましたから、よつぎの人と交流してもいいかなとか、そういうのがぽつぽつありましたけどね。

あと、全般的な基本設計の建物の面積がこれだけだと、こっちが玄関で、こっちが病棟でという、そういう大きな事は、決まってますから、その中をどういう風に動線を作るかというのは、準備室の方で一応考えました。

それから、重症者対象ですから、3階4階に入れるとしたら、何かあった時に看護室から、パッと行かなきゃならない、普通の病棟のように、オンコールでできる相手ではない、自動モニターを全部つけなきゃだめだろうから、モニターが鳴った時に、看護室からすぐ行ける所にできるだけ重い人を集中させると、できれば、窓越しに隣の部屋も覗けるような、そういう構造にしときたいと。

後、細かい所では、よその施設の外来で、障害児を診てる所では、子どもが逃げ出して、追っかけるのが大変なんですね。

どうやったら、逃げ出さない様な感じを出すかと、それには、見て面白そうな、少なくとも入って、子どもがびっくりして玄関から飛び出して逃げてしまう、そういう事は、あっちゃ困るんで、もっと奥に行ったら、もっと面白いものがあるんじゃないだろうかという、自閉症の子どもなんかが、そういう感じを持てるような、造り方、あるいは、絵、明るさとか。

東大和は非常に重厚な建物ですので、あれじゃ、ちょっとうちはそぐわないから、幼稚園的な感じを出した方がいいんじゃないかと、そういう考えがありました。

ですから、いろんな所を見学に行きました。岡山、京都、北海道も行ったし、それぞれの所、古くてよく行き届くと、それぞれの工夫がありましたね。これは、うちも役に立てられるなと、準備室の人達が手分けして考えて決めましたね。

一番身近なのは、国立成育医療センターが子どもの病院ですから、あそこの絵を参考にしましたね。立派な絵でした。これぐらいきれいに描けるといいね、天井が。予算が足りないから駄目ですよ（笑）、なんて話も中でしました。

**岩崎**　エレベーターの中の天井の絵とか、すごく評判がいいですよね、見学に来て下さって、みなさん「いいですね。」って言って下さいます。

**有馬**　立って覗くんじゃなくて、ストレッチャーで押して、上を見る子ども達ばっかりですから、やっぱり天井には気を遣わなきゃいかんだろうと、そんなような雑談はしょっちゅうしてました。

**水野**　（実施）設計で基本的な構造というのはもうすでに出来てたわけですけども、いわゆる内装だとか、それから設備面ですね、備品もそうですけれど、そういうものについては、従来は、東京都の施設なので、東京都の考えでどんどんやっていた時期もありましたが、東部については、準備室の意見を聞こうという事で、今、先生のお話にあったように、細かい所まで、色合いだとかですね、図柄だとか、そんなのも意見を聞いて、一つひとつ施工していったように思います。財務局の建築担当とはだいぶやりあいましたが（笑）。

それにしても守る会の準備室の皆さんは大変だったと思います、いろいろ細かい所まで。

**有馬**　どっちの方が喜ぶでしょうかと、都の担当者から聞かれますんで、こちらもはてなと思いながら（笑）勉強する事が多かったですね。ですから水野さん、大変だったろうと思います。

**岩崎**　そのおかげで、すごく明るくてきれいで、評判がいい施設ができたと思います。床も木の感じがすごくいいですね。内装についてもすごく良い感想をいただいてます。

**水野**　そうですね。平成16年の4月から、準備室が出来て、最初の1年というのは、今お話があったように、建物のいろいろ内装だとかですね、そういうものをやっていただいたのと、職員の確保とか、中の運営方法だとか、そういう細かい準備をいろいろやっていただきました。平成17年の4月からは何回かに分けて職員を採用して、最初は中核になる方を半分くらい入れて研修と運営マニュアルの検討、備品の選定などをやっていただきましたね。

**有馬**　そうですね。

**岩崎**　その他に、どういう方に入所していただくかということを、準備室のチームで家庭訪問したりして、見に行かれたというお話も伺ってます。

**水野**　17年の春頃からですかね、入所の応募を締め切って、名簿の一覧を有馬先生の方にお渡しをして、選考していただきました。

その後、さらに絞込みをして、家庭訪問をなさったのですね。

**有馬**　そうですね。

**水野**　絞込みは書類選考かなにかでなさったのですか。

**有馬**　書類選考しました。児相から全部、こういう事で事前にこちらで検討するからという事で、家庭の介護状況とか、重症度とか、呼吸器を使っているのか、いないのかとか、そういうような、いくつかの項目が、入所選考に必要な決まった項目がありますから、そういうのを出してもらって、一覧表を作って。これは、うちのケースワーカーが大体そういう作業をやりました。

あとは、それを訪問するという事も、必要に応じてやったんですね。ドクターもこの機会だから、見られる所はできるだけ手分けして見ましょうと。

地方じゃなくて、都内ですからね。有力候補だと思えるような人について、少し疑問な所を確かめるぐらいの意味で、ナース、ドクター、ケースワーカーが、お互いに連携を取りながら、訪問してました。取った人全部は行ってないと思いますがね。

**水野**　何人ぐらい訪問されたんですか？

**有馬**　おそらく60・70人じゃないですかね。

**水野**　ある程度、入所させてもいいだろうという候補の方でしょうか。

**有馬**　はい。そういう人の中でですね。12月に第一陣を取って、第二陣を翌年の4月からと、2回に分けました。この分け方というのは、最初から、一番重症なケースを取るとちょっと負担が大きい。やはり職員が少し慣れるのが必要なんで、前半では多少軽い人を取ろうかと、そういう配慮はありましたね。

12月に開設して、するとすぐインフルエンザの季節ですよね。一番最初に重い子を、どんどん取ると、こちらがみんな、パンクしちゃうんですよ。ほとんど全部重いんだけども、どっちかというと最初は、家庭環境の方がより重そうな子どもを先に選んで入れると。翌年になって、少し慣れた所で、本当に重症な人を受け入れると。

きれいに分けられるわけではないんですが、一応そういう考えでケースワーカーが選んでくれました。

**水野**　その他、入所者の選考で印象に残っていることはありますか。

**有馬**　そうですね、都の入所選考委員会で一番記憶に残ってる幼児は、保護者が非常に厳しくて、それまでにもケアをする人達が毎回こてんぱんに言われてしまうようなことがありました。家庭環境も大変な方でしたが、そんなこともあってこれまで児相が入所の候補に出しても、なかなか入所できないでいたようです。その子がまた選考委員会の候補として出てきてたんですね。そこにいた委員は、状況を大体知ってますけど、せっかくだから入所させて下さいとはいうんだけど、悪いとは思っているからこちらの顔を見ながら、そう言うわけですよね。相当考えましたが、結局取ることにしました。私の印象に残ってるのは、そのやり取りでした。

**水野**　ところで、準備も進んで12月1日の開設に先立って、11月に東京都が主催して開所式を行ったのですが、この時、石原都知事、北浦会長にも出席していただきました。もちろん有馬先生は院長として出席し、知事にセンター内の案内もされました。この時、こういう席にあまり出てこられなかった石原都知事が出席されたので、関係者は皆驚いたんです。実は、石原都知事が就任まもない頃、府中療育センターを視察した際、「ああいう人って人格あるのかね」と発言して、マスコミや障害者団体等からバッシングされたことがありました。その時、北浦会長は知事の発言を非難するのではなく、重症児（者）に対する理解を深めてもらうことが大事だということから、知事宛に丁寧な手紙をしたためたんです。そのことが知事の気持ちを動かしたのかどうかよく分かりませんが、そんなことも影響したのかなと思っています。

## ＝いよいよ開設＝

**岩崎**　準備室から開設、受け入れの話まで進んできました。今年度（平成27年）10周年を迎えるわけですけれど、最初の頃はいろいろご苦労もおありだったと思います。最初の1年目、2

年目で、何か先生の思い出に残ってらっしゃる事とかございますか？

**有馬**　そうですね、12月1日からぽつぽつと入所者を取りだして、半分近く、比較的軽いと思われるケースが入っているのですが…。昔、自分が若い時に小児科の当直をやってると、大晦日っていうのは一晩中寝られない。それに重くなってから来るのが多いんで、見てる前で亡くなるのを、しょっちゅう見てたんですね。

だから、小児科の当直の大晦日っていうのはまず寝られないという事を若い頃、私たちは経験してたので、ここの大晦日はどうだろうと思っていたんです。30日、31日、1日と見て、大晦日の31日に、夜7時から8時くらいに病棟回ったら、職員、ナース、指導員が、一生懸命食べさせてる。こちらの方に、まだ食べさせてない、車いすに乗った子がそこにいるわけですね。親も何人か来て、一緒に食べさせてましたけども。

8時になっても、こっちの子は自分の番がまだ回ってこないと待っている、これは、やっぱり将来かなり厳しいなと思いましたね。そんな事が7・8ヶ月続いて。1年とは経たなかったですけど。7時ぐらいには大体終わるようになりましたね、数が満タン（満床）になっても。目に見えないけど、職員が慣れてきたんだなと見てて感じました。親も、四苦八苦しながら、家庭でやってたのと、ちょっと感覚が違うんでしょうね。子どもの方も緊張してて、口を上手く開けてくれなくて、ナース、指導員がやった食事だと、子どもの方も余計緊張して。12月に始まって、その年の一番印象に残ってる、かなりしんどいと感じたエピソードです。

それが、翌年は残りの半分の病棟を開いて。翌年はより重症の人が来始めたんですけど、4

月を超えた時はもう大分、職員が慣れてきてましたからね。食事の終わる時間は、大晦日の頃よりは、1時間ぐらいは早くなった気がしましたね。

**岩崎**　初めから東部療育センターは小さくて重度の子達も入れるようにという事なのですよね。

**有馬**　そうですね。

**岩崎**　東大和とは、大分コンセプトが違う施設だと思うのですけれど、やはり重症度が高いなとか感じられましたか？

**有馬**　大体、募集をする時にですね、児相に注文つけるわけですね、施設の方が。例えば、呼吸器は使用してないケースだとか、10歳以上とかですね、管じゃなくって経口で食べられるひととか、施設によって、条件を書く欄があるわけですけど。それに応じて、児相も選んで、審査委員会の方に出してくるんです。今度の東部では重症度は問わずと書きますからね、但し重い方は少し、区切りを児相の方に言ってたような気がするんですね。

12月にもらうリストは何歳以上とか、大体、年齢で切ったんじゃなかったかなと思うんですがね。3歳を超す者とか、何かそういうような。

4月以後になると、残り全部という事になります。かなり、そこでまた、医療的に重いひとも結構来ました。

ちょうど5年目に私は講演をしたんですが、その間の死亡例がほとんど無かったんですね。

私は、府中療育センターに昭和43年から4年いたんですが、あの頃は、府中が200人をとって、3年か4年、大体4年までに40人ぐらい亡くなっていますね。剖検になりましたね。

ですから、200の中の40人亡くなったという事は、20％ですよね。最初ほど、たくさん亡くなりましたけど、平均すると10％ずつ亡くなっている。当時に比べて、東部療育センターで亡くなったのは数人ですよね。5年間でですよね。

ですから、府中ができた昭和40年代の前半の時に比べると、東部のケアのレベルは明らかに上がってるというのは、実感できたっていう事でしょうかね。

**岩崎**　先生が5年目で講演をされたのを憶えていますが、確か、奇跡的にという言葉を使ってらしたと思います。亡くなる方も少なかったという事なのですね。

**有馬**　当時の府中は？　呼吸器をあんまり使わなかったんですけど、東部療育センターでは呼吸器を使ったということ、それから、やっぱりモニターをちゃんと付けたっていう事ですね。あと、看護室から近い所に、モニター付きの重症度が特に重いひとを配備したと。そういういくつかの配慮が相加的に働いたんだと思いますがね。

**岩崎**　他には何か、10年間でこれはという事はありますか？

**有馬**　そうですね。死亡という事では、確かに昭和40年代から二十数年の間に、医療や介護の常識が広まってきて、亡くなる人は相当減ってるんじゃないかなという気はします。おそらくうちだけではないと思いますが。それにしても、うちはもう10年経って、本当に進行性の病気などやむを得ないひと以外は、亡くなっていないんじゃないかと思います。ですから、生命管理という意味じゃ、うちのレベルは、どこに出しても恥ずかしくないものを作ってくれたなという気がしてます。

後はそうですね、一般的な事を言いますと、生活の質というのを、どういう風に維持していくかということ。まだまだ遊ばせ方とか、いろいろ日常的な事ですね。大人になった時の教育、それから楽しみ、その辺の所をどういう風に、うちの職員の数、時間、そういうもので補っていけるかと思っています。これはきりがないと言えばきりがないんでしょうけれども。

知的障害の教育、ケアというのは、どうしても日本よりヨーロッパの方が、進んでる点はありますので、もう少し、参考になる点を付け加えていってもいいんじゃないかという気はします。

在宅に対する援助という問題は、うちだけじゃなくて、入所施設の場合、その何%をどれだけ在宅の人達にも提供できるかと言われてるわけですね。これは人の数の問題もありますけども、職員の数には、限界があるので、どれだけそれを、結集できるかという事があります。

**岩崎**　はい、これからの課題ですね。

**有馬**　それから私が開設の時に一番問題だったのは看護師の確保です。医者は医療法上の問題で。10人いなければ開設出来ませんから、ぎりぎり集まったんですが、看護師がすごく大変でしたね。

保険点数の7対1看護で、大学病院なんかが、ごっそり看護婦を持っていっちゃったものですから。特に、都内の方が大変だったですね。

東大和だけじゃなくて、病棟閉鎖をせざるを得ない、補充がつかなくて、そういう事がありました。外圧です。看護師が病院の経済的な問題でそっちに引き抜かれてしまう、重症児の病院に看護師がとれない、あるいは、引き抜かれて不足してしまう、そういう事が起こらないとも限らないんで、そういう時はどういう風にするかですよね。

これは、保育士さんとか、指導員、そういうような人達は、数と質を確保しといた方がいい時代がくるかもしれないという事は思います。

**加我**　今でも、看護師さんが足りず、指導員、保育士で埋めています（注　平成29年1月1日現在看護師は充足）。医者もずっとキープできるか不安な状況です。育児中などで当直できない先生方もいらっしゃるので、人員の確保については構造的な問題があります。東部療育センターのような、重症の中でも特に重症の方のための施設では、重症の患者さん達のための医療が絶対に必要だというコンセンサスを持ち続けられるかどうかが、文明度を表しているのだと思います。何とか平和であって欲しいと、最近はそればっかり考えています。

**有馬**　仰るように、戦争になったら、全部がパーですからね。それは、間違いなくそうなると思いますけどね。空襲を受けなくても、召集でどんどん若い人達が取られる世の中になると、こっちの方が後に残されるでしょうから。

お聞きになってるかもしれませんが、児者一貫という体制をどう思うかというのが1つ話題になってるんですね。守る会ではずっと児者一貫と、子どもを診て、子どもが大人になっても、同じ施設入所で診ていく。大人と子どもの施設に分けないという事で、北浦さん達は、そういうお考えで、「児者一貫」というキャッチフレーズでずっとやってきてるわけです。じゃあ、その「者」になった時に「児」のままでいいんですか？という、そういう言われ方で、逆に問われてるんだそうです、厚労省の中の委員会で。

ですから、成人が多くなって、子どもが成人になった時に、全体の体制を大人向けに変えていくという、手の抜ける所はできるだけ抜いていくという、そういう事も必要になってくるかもしれません。

一方で、大人だから、これだけ手がかかるんですと、子どもよりも大人の方が、こういう点で手がかかるんです、という事を言えるような、現場の人達が考えていて、むざむざとその療育費がダンピングされないような事はしといた方がいいという事は思います。

せっかく全員就学制ができて、昔の事を思いますと、私達が小児科で、てんかんだとか、脳性麻痺の外来を昭和30年代半ばぐらいまで、毎週毎週やってたんですけど、9月、10月になりますと、就学猶予、就学免除、この子は弱いから就学を猶予して、1年延ばして下さいと、それから、通学して勉強することも期待できませんから、免除という風に診断書を書く、医者の役割っていうのは、それが9、10、11月ぐらいの時は、多かったですね。

全員就学制になって、私達はその診断書書かなくても、少なくとも、特別支援教育があって、全部学校に行くんだという風に法律が変わったので、以前は書かされてた、そういう診断書を書かなくていい時代が、昭和40年代の後半に来ました。外来やって、小児神経をたくさん持ってる所では、これは楽になったなという気持ちは、大きかったと思います。

教育っていうのも、全員就学制があったからこそ、ここの分教室があって、我々が見なくても、少なくとも義務教育の段階までは、学校の先生がほとんど1対1で見て下さるという、この制度は、壊しちゃならないという事は思いますね。

障害者の教育っていうのは、ヨーロッパから入ってきましたけど、宗教が絡んでなくても、ヨーロッパの人達の方が、扱い方というのは、伝統的なものを持ってたんじゃないかと思うんですけどね。

でも重症児のような、寝たきりで本当に、医療的に命の問題を抱えるような人達の教育っていうのは、ヨーロッパはあまりやってなかった。これは、日本に出来た世界に冠たる制度だと、私達は思っているんです。

**岩崎**　今日は東部療育センターの立ち上げの頃からのお話を聞かせていただきました。そして最後には、今後の課題や、重症児の教育のお話まで、いろいろ幅広くお話いただきありがとうございました。

**有馬**　ここができた時に、地下鉄に看護師募集の広告が出てました。私の家は、都営の地下鉄で降りるんですが、改札の方に行く長い渡り廊下の壁に、東部療育センター看護師募集って何枚も貼ってあって、記念に写真を撮ってありますけどね。

都があれだけの事をやってくれたって事は、非常に大変な事だったけど、ありがたかったと思いますね。看護師募集ができなくて、医者は集まっても、これはほんの一握りですから。

**水野**　何年か前にクリアファイルとかティッシュなどを作ってPRをしましたが、それだけではあまり効果がなかったですね。最初の頃は、看護師をたくさん集めなきゃいけなかったので、准看も含めて、採用したんですが、最初の頃の定着率が良くなくて、最初の2・3年はたくさん採用しても、たくさん辞めていくという、そんな事がありましたね。最近はそういう点では、比較的安定はしてきていますが、それでも、来てくれる人が少なくて、採用者の数と同じぐらいの数の人が辞めていく感じなので、結果的に増えない。なかなか難しいですね。

あと、療育施設という事で、希望してくるんですけど、イメージが違う方もいらっしゃるんですね。療育施設だから、少し、あの言葉悪いですけど、楽な看護ができるんじゃないかというような認識で、うちは医療的に大変な看護が求められるので、そういう認識で来られた方はやっぱり持たないですね。そういう方は1年持たないぐらいで辞めていってしまう。

**加我**　世の中には、資格はあっても、仕事をしていない方もたくさんいらっしゃるはずなのですが。

**水野**　今、保育士さんも足りなくて、今朝の新聞見たら、養護教諭を保育士として使っていくというような意見も出てるみたいですね。

**加我**　確かに、待機児童問題などで保育園に保育士がたくさん必要な時代になってますしね。

**有馬**　話は替わりますが、ここに東部療育センター前というバスが停ありますよね。私、ずっと長く勤めてますけど、自分の勤めてる病院の名前が、バスの停留所の名前になったの初めてなんですよね。病院前っていうのまでは、あったんですけど（笑）。何病院とは書いてないんですね。

ここでは、東部療育センターなんて、ちゃんとうちだけの独立したりっぱな案内標識があって、それが、地下鉄の駅を出たところの公園からずっと案内が何か所も建ってるんですね。あれはやっぱり、東京都は素晴らしい、と私は思いましたね。

これだけちゃんとやってくれる、駅にももちろん何番出口に出て下さいと、出てますよね。それで、公園には、案内標識が出てて。バスの停留所まである。非常にいいとこに勤めさせてもらったなあ、と思います。

**水野**　この停留所もなかなか大変だったんです。

**有馬**　きっとそうだと思います。

**水野**　高齢者医療センターが近いので、そんなに利用者いないだろうっていう事で。最初はなかなか、けんもほろろに言われて。

**加我**　じゃあ、そこら辺は奮闘していただいたんですね。

**有馬**　水野さん、その他の方に感謝しなきゃ、どっかで言わなきゃと思ってたんで。ちょうど今日（笑）。

**水野**　バスが高齢者医療センター行きなんですよね。ところが、ここで乗った人は、もっと先へ行きたいわけですよ。それまでは、循環じゃなかったんですよ。終点が高齢者医療センターだったので。

ここで乗ってすぐ隣で降りなきゃならない。その先まで行きたい人は新たに料金がかかるという変なことになるので。それは、交通局の方でいろいろ、考えてくれて循環方式にしたんですね。ですから、ここで乗っても、亀戸までは、一定の料金で行けると。

**有馬**　どうもありがとうございました。

**岩崎**　次回は、重症心身障害学会のお話をお願いいたします。これまでも所々でお話はしていただいてたのですが、まとめてお話いただく様な感じでお願いしたいと思います。ありがとうございました。

第11回有馬先生インタビュー

# 知的障害について・学会との関わり

平成27年12月22日
聞き手　加我牧子

## ＝重症心身障害学会のこと＝

**加我**　本日は重症心身障害学会のお話を中心によろしくお願いします。

**有馬**　数年は大谷（藤郎）先生も重症心身障害学会長をやったんだけども、やっぱり自分みたいな技官がやる仕事じゃないという事で。

**加我**　2回会長をしていらっしゃるようですね。

**有馬**　やっぱり現場を知ってる人がやるべきだと思うから、有馬先生やってくれませんかといわれたので。今までずっと小林（提樹）先生が全部やっておられたけど、もし私がやるんだったら普通の学会みたいに、あちらこちら回って会長をやる方が、長続きもするし、会員も増えるので、そういう風に、こちらで、定款を変えていいんならお受けしましょうと、大谷さんに言ったんですね。

それで大谷さんが、結構ですからと言って。そんな事で2・3年後に、会長は1年1年で回すという規則になりました。その辺が一番、重症児学会としては大きな変化だったんじゃないかと思うんですね。

**加我**　会長が小林先生から大谷先生に移ったというのは、何か、あったんでしょうか。

**有馬**　大谷先生というのは、厚生省といっても、京大出られたドクターですから、障害関係の事は、厚生省の中で、かなりやっておられたんだと思います。

それで、小林先生を応援されたんじゃないかと思うんですね。児童福祉法に重症心身障害という規則を入れるとかですね。行政の方から小林先生を応援しようとなさったはずです。

そういう事で、小林先生も大谷先生に頼んでおけば、やってくれるんじゃないかという事だったと思うんですね。重症心身障害学会というのは、小林先生が島田を辞められて作られた会であった事は確かですね。

日本医師会長の大御所、武見太郎会長も勧められたときいています。

**加我**　会長をなさって12年間ですか。

**有馬**　はい。それで、最初の時の機関誌なんかも、小林先生が全部作って、それから誰かになにかを頼むなんて事も小林先生がやってらっしゃった。

一番最初の第1号は特別講演だけの会なんですね。アミノ酸代謝異常か、先天性代謝異常の話を誰がするとか、知的障害の話を誰がするとか、そういうような事で。

それから、発起人の会を作って会を始めるから、賛成する方集まって下さいという事で、私、その時、鳥取大学に勤めてたと思うんですね。何十人か発起人がいたんで、私を、狙い撃ちにされたわけでもないと思うんですがね。

**加我**　発起人が何人か集まって、会議を続けていくようにしたっていう感じなんでしょうか。

**有馬**　そうですね。発起人はかなり多かったと思うんですね。

**加我**　大体、小児神経の方ですか？

**有馬**　そうばっかりでもなかったですね。基礎医学の教授や大谷さんなんかも入ってますし。

しかし、小児神経との関係っていうのは、小林先生と小児神経との関係っていうのは、これは多少ストーリーがありましてね。これでいいかしら、小林先生、面白くないんじゃないかなと思うような感じも、私達、傍目で見ていたんですけど。話していいですか？

**加我**　はい、お願いします。

**有馬**　小林先生と私が知り合ったのは、あちらは慶應の小児科の先生ですね、私は東大の小児科で、神経外来を昭和30年ぐらいから始めて。小林先生は、昭和20年前半くらいから始めておられたんです。

小林先生は精神衛生外来というのをずっとやっていらっしゃって。精神衛生っていうのは、メインは知的障害なんですね。知恵の遅れた子どもをどこも誰も診てくれない、小児科で診る人があんまりいないから、小林先生の精神衛生外来に相談すると、よく親の気持ちを察して、扱ってくれると。そういう事を昭和20年代前半からやっておられたんですね。

あの先生は戦前の出身者で、私より20年ぐらい上じゃないかと思うんです。子どもさんを亡くされたという事もあって、小児科教室に入ったんですが、年齢がかなりいっておられた先生で、教授とあまり変わらなかったんじゃないかなと思います。

それで自分は精神の方に行きたいという事で、慶應の小児科外来で精神衛生外来というのを開かれた。それで慶應から日赤産院病院の小児科部長に移られたんです。両方、慶應の外来もやっておられたと思いますけどね。それで、日赤産院は乳児院も持ってたんですね。

大体、乳児院の小児科の医者が、乳児院の院長も兼ねてる所が多かったですね。東大小児科でもそうでしたし、慶應もそういうスタイルを取って、小林堤樹先生は乳児院長も兼ねてらっしゃった。

何かに書いた事もあるんですが、小児科の外来をやって、小児科の病棟医長もやって、乳児院の院長もやって、精神衛生外来っていうのを診てらっしゃるから、そういう子どもが段々、小林先生の慶應の外来、日赤の外来、両方に関係が出てくるわけですね。その内に、親がなかなか見きれないというのがあるんで、乳児院に入れて下さい、或いは、最初から、ダウン症みたいに幼い時から分かるようなのは、小児科に行っても、診断だけなのに、小林先生の所に行ったら、乳児院に引き取って下さるという事もあったんだと想像します。

精神衛生外来というのは、昭和20年代前半からやってらっしゃった。私達は新米でしたけど、昭和30年ぐらいから、東京の小児科医会っていうのがありまして、慶應と東大の小児科が交互に世話役をやってた時代がありました。

そこで、その精神神経的な演題が出てくるわけです。小林先生は知的障害の話をなさる、私達は、てんかんの話、そんなような事で、お互いに顔見知りになってたんです。でも、小林先生とは年齢も違うし、こっちから、声をかけられるような感じではなかったんですが。

石橋泰子先生と小野忠平先生という若い慶應出身の小児科の先生、その3人で、小児精神衛生外来を診ておられたんじゃないかと思います。

石橋先生は、その後、結婚されて、名字変わりましたけども、福島医大出てらした先生で、心理の事なんかよくやってらっしゃった、めずらしいパイオニアの1人だったんですね。石橋先生とその小野先生が、小林先生と組んで、やっておられたという事がありますね。

どっちかというと、小林先生はより乳児院的な所で、全国的な会議にも参加してらっしゃったわけですけども、重症心身障害っていうものを、最初に話をされたのが、昭和30年代前半だったと思うんですが、全国の乳児院の会で話されたんですね。

その経緯っていうのは、日赤産院には、他の小児科で引き取り手が無くって、小児科病棟で診てる子どもが多く、退院もなかなかさせられないと。それで、乳児院で引き取るんだけど、やっぱり医療的な事になると、小児科病棟で診て。そうすると、そこから帰せない、日赤の小児科は、いっぱいになってしまった。退院もさせられない、新しい入院も段々取れなくなる、小林はけしからんじゃないかという、そういう批判が恐らく、日赤の方から出たんじゃないかと思うんです。それで小林先生も、じゃあ、どうすればいいんだという事で。

それで、全国の乳児院の会で、現実にこういう事があって、乳児院にたくさん入ってくる。それで手一杯になるし、それから、医療的な事で、小児科に行っても、そこもいっぱいになってしまう。病気も持ってるのに、保険みたいなものも、県、国が面倒見ないので、病院の持ち出しになってしまうんだと。これはおかしいんじゃないかと言って、小林先生が乳児院長の全国の会で、お話になったら、東京だけに限ってませんので、全国で同じような事、我々の所もそれで困ってるという人が、あちこちから聞こえてきました。じゃあ、委員会を作って、これを何とかしようという意見が、乳児院の会で出てきた。

それで、乳児院自体が行政の機関ですから。行政が入らないといけないから、そういう声を出そうと、そんな話になったんだと思いますね。

その時、この問題を協議する全国的な委員会を作るという時に、じゃあ、こんな子どもを何と名前をつけたらいいかという話が出て、それで、非常に重い事は確かだと、生命にも危険が及ぶという、歩けもしない、言葉も話せない、知的にも重いし、身体障害としても重い、その辺にいるポリオや股脱（先天性股関節脱臼）の肢体不自由児の子どもよりもずっと厄介な子どもだと。そういう事だからというんで、誰が言われたかわかりませんけども、重症心身はどうかと、精神遅滞と、運動障害を伴ってるのと身体の身と、心、心は知恵というのに、置き換えられるわけですね。だから、知恵も遅れてるし、身体障害も持ってるし、それが、両方とも重いのに、どこの肢体不自由児施設も受け取らないし、知的障害の施設でも、これは自分達の所では受け取れないと、そういう事だから、重症心身障害という名前にしようということが、昭和30年代半ばに決まったらしいですね。全国の乳児院の委員会から、そういう話がきて、そう名前をつけたという事のようですね。

これは、石橋泰子先生から、あの名前がやっと決まったよって、小林先生がほっとされたように、そう言われたっていう話を聞いた事あります。

ところで、東大と慶應と交代で小児科東京地方会をやって、その後、懇親会みたいなのを、慶應と東大の小児科がやってたんですね。小林先生は、一緒に騒ぐというタイプの人じゃないなという風に私、その雰囲気を見てました。

我々、若い小児科医は、わーわー飲んだり、歌を歌ったり。小林先生はとてもそういう雰囲気じゃないわけです。ただ、出てはいらっしゃって。黙ってにこにこしながら、それを聞いてるという感じでした。

話題としては、私達、小林先生に知恵遅れについては、とてもかなわないけども、てんかんなんかは、我々の方が、上なんじゃないかなと（笑）、そういうような事がありましたね。あちらが点頭てんかん、30例出してくると、うちは70例ありますがなんて（笑）。結構そういう事で、我々も少なくとも、話は通る人だったんで。

それから、私が非常に面白かったのは、小林先生が知恵遅れの原因というのを、丹念に書いてらっしゃって。小林先生が書かれた論文というのは、精神薄弱の子どもは変質徴候を持ってるのが多いと、変質徴候にはこれぐらいあるから、これは恐らく、原因としては、出生前にあるものだと。それまでは、遺伝や育て方が悪い、環境が悪いとか、いろいろ諸説出てたんだけど、もう、お腹の中で出来ているものが非常に多いんじゃないかと、形態異常の方から発表されてたんですね。昭和30年代半ばぐらいまで。

私、これ非常に面白いなと。ダウン症を診てれば、確かに、あれがお産でああなったとは思えない、お腹の中で出てると、ダウン症を初めとして、何か先天的な、産まれる前に何かあるんじゃないかと、小林先生がそう言ってるのは、もっともな事を言ってるんじゃないかという気持ちは持ってたんですね。

私もminor anomaly（小奇形）の論文をいくつか書いてますけども、元々は、小林先生達がそう言ってたのを参考にして、prenatal, perinatal, postnatal（出生前、周生期、出生後）の3つに分ける事を、我々もやるようになったんですね。

そんなような事があって、小林先生を面白いというか、非常にポツンとしてらっしゃる先生だけど、学問的にも人格的にも、いろいろ交流できる方だなと、思っていたんです。

## =小児精神神経学会のはじまり=

昭和35・36年ですね、小林先生が精神衛生学会、小児精神衛生研究会かな、そういう名前の会を作られたんです。

私、福山先生と、ちょっとちょっかいを出したんですが、小児精神疾患だったか、衛生だったか、ちょっと憶えてませんけど、いずれにしても、精神障害、知恵遅れですよね、精神衛生。それの障害が主体であって、それから、ちょっと自閉症という概念が出てくるようになって、それも疾患だと、小児精神衛生学会、小児精神障害学会、そういうものを作られた。それは確かに大事だろうと思う。しかし神経もあるんだから、神経とくっつけてくれませんかと、どうせ作るんならばという事を、福山さんが言ったんじゃないかな。そうしたら、いいですよ、精神神経にしましょうと、そう言ったんですね。

それで、小林先生達が作られた、小児精神神経研究会だったと思います。それで、『小児の精神と神経』という雑誌ができたわけですね。

それで、ミルク屋さんに、恐らく、和光堂に小林先生が話されたんだと思います。あそこから、出ましたから、あの雑誌はね。私達もそれで一緒に、研究会に参加するようにしてたんです。

その内に、こちらで入れてくれと言ったんだけど、小児じゃなくて、成人の方の臨床神経学会っていうのもできたんですね。成人の神経が1つの独立した学会としてできて、そうすると、子どもの方も、小児神経という独立した学会を作るべきじゃないかという事を、一番最初に考えられたのは、高津先生なんですね。東大の小児科教授の。

小児循環器、小児内分泌、小児腎臓と、小児科学会の中でも、小児科医は専門分化をすべきであると、それについては、何でも、ただ栄養と感染だけやってればいいという、そういう時代ではないと。子どもで来た病気は、全部一応、小児科の中でそれを専門家として扱えるようにすべきであると。

これは、高津先生としては、非常に確固とした、信念というか、できるかどうかは別として、そうしなきゃいかんというものを持っていた。精神、神経というと、何となく、どっちでもいいような感じで、分けてもらえと（笑）。ちょっと困ったなと、福山先生も思ったんだろうと思うんですけど。それで、分けて下さいよと、また改めて、小林先生の所に行ったようですね。

小林先生もそっちが言って、こうしたものを、今更、元に戻せませんなんて、渋い顔しておられたらしいですがね。

その内に、小児神経だけで、独立した名前を作りましょうという事で、小児神経研究会という、小児臨床神経かな、そんなような名前でした。

内科の方は、臨床神経学会っていうのにしましたのでね。という事は、内科の方が、臨床神経学会とした、臨床をくっつけた。神経というと、精神科の領域だから。精神神経科というと、精神科のものであると。精神科のドクターがそれは、自分達が何十年も前からやってると、新参者が何を言うかというような感じですよね。ですから、神経の方も、あんまり喧嘩もできないんで、神経の場合は、臨床神経って臨床っていうのを付けましょうと、臨床神経学会にしたんですね。ですから、最初の名前はそうだったと思います。

それで、それを真似て、小児も小児神経と言うと、また精神科から何か言われるかもしれないという事で、こちらも臨床と付けようかなというような話はしてました。結局、あんまり臨床というのは、受けなかったんですけども。

## ＝小児神経学会と機関紙「脳と発達」の命名＝

機関誌の創刊の時に、何とするかというので、これは、まあ「脳と発達」にしましょうとか、これは、小児神経の方の新しい編集委員会の中で、私が言い出した事なんですけどね。ちょうど吉倉先生って、長老の先生が、小児神経学っていう著書を書いておられたんですね。フランス派神経学の大先生で、「それならいい、そうしよう」と、吉倉先生が推してくれるという事で、編集委員会の方も、脳と発達にしますか、一番無難じゃないですかと、そういう事で、それが、今日まで続いてるんですけどね。

小児臨床神経の臨床は消えてしまいましたけど、小児神経学会ですね。ターミノロジー、それぞれが、自分達がパイオニアをやってるんだという所を、少しむしり取るだけでも大変な時代ではあったと思うんですね。

**加我**　小児の精神と神経の方が、先に誕生していたという事は、先生にうかがうまで知らなかったんですけど、小児神経学会誕生秘話みたいなお話を聞かせていただいたことがあります。最初は小児神経懇話会ですか？

**有馬**　そうですね。

**加我**　年に2回ぐらい、やっていましたね。

**有馬**　会としては、そうですね。

**加我**　それから、研究会になり、学会になり、機関誌も随分早くから出されてたんですね。

**有馬**　そうですね。福山先生もそろそろ出さなきゃと、吉倉先生もそうだと言って後押しをしてくれたんです。

吉倉先生は、日大教授で歳が随分上の先生でしたから、フランス、アンドレトーマなんかの弟子に近い先生ですね。ですから、新生児反射なんか良く知っておられましたね。ヨーロッパの神経っていうと、フランスが一番進んでいるという自負心を持っておられましたね。

**加我**　吉倉範光先生の教科書は残念ながら今や絶版ですけど。

**有馬**　東部療育センターの図書室にも、寄贈したのがあるんじゃないかな。

**加我**　私も1冊持っています。〝脳と発達〟の命名者が先生だというのも初耳です。

**有馬**　やっぱり、吉倉さんが、それはいいって言ってくれたことが決定的ですけどね。

**加我**　和文機関誌〝脳と発達〟が英文機関誌"Brain and Development"の名前になったわけですから。すばらしいことですね。

**有馬**　そうですね。

**加我**　小児神経研究会は学会になって、会員も大分増えました。小児精神神経学会は、今、年に2回開催されています。

**有馬**　精神の方の立ち上げで、小林先生と一緒に組んだのは、お茶の水女子大の平井信義先生、それから、静岡におられましたね、もう1人、東北大からの新井先生だったかな。機能発達に関する立派な訳本を出しておられました。

**加我**　発達を研究していらした先生ですよね。新井清三郎先生。

**有馬**　それと、小林堤樹先生、3人が、進められたんですね。確かに、精神の方も興味を持ってる先生達ですね。平井先生は小児科医ですけども、お茶の水大におられたわけですから。

**加我**　お二人とも、平井先生も小児科医ですか？

**有馬**　小児科医です。自閉症のグループ指導を学生とやってられました。

**加我**　精神衛生という言葉は、戦後すぐに、アメリカから輸入した言葉だと思うんですよね。精神衛生研究所の歴史を調べると。

**有馬**　そうですか。

**加我**　メンタルヘルスという言葉が出来て、統合失調症など精神疾患の患者さん達の治療や処遇をどうしようかということが考えられたようでした。それを、子どもの知的障害や自閉症に応用されたというのは、それはまたそれで、小林先生のすごい所だと思います。

## =知的障害との関わり=

有馬先生は、精神薄弱研究会、知的障害研究会、知的障害学会、発達障害学会と名前は変わりましたが、知的障害についてずっと献身的に関わってこられました。筑波でアジア知的障害学会も主催されましたし、国際学会の理事もいらしていたということでしたね。

**有馬**　原因不明の精神遅滞、知的障害というのが、実際はかなり多いんですけども、例えばダウン症、クレチン症、結節性硬化症とか、ああいう、ちょっと重症の子は、私達は外来でも普通に診ましたのでね。ですから、知的障害が自分の領域ではないとは、思えなかったんですね。

小児科の中でも、小林先生なんかは、それを私達より先に、そこに注目されたという事ですね。それを何とか小児科的なもので行けないかと。それで、変質徴候とか、形態異常の合併っていう事を、原因の探索の方法として、小林先生がそれを論文に書いて。それは私達に影響を与えました。

**加我**　病気としての知的障害っていう事ですね。

**有馬**　そういう事ですね。

**加我**　知的障害の医学的な面だけでなくて、患者さんの暮らしや生活も考えないといけないという所で、リハビリテーションとか、療育とか、そういう広い範囲に広がっていきます。小児科医としても、広がりがでてくると思います。

重症心身障害学会や小児神経学会の事以外はいかがでしょう。知的障害の関係の学会について、記憶に残ってらっしゃる事などありますか？国際学会も含めて、お話しいただければと思いますけど。

**有馬**　そうですね。私が、割合と知的障害を毛嫌いしなかったのは、例えば、あの頃、秩父学園の園長は精神科のドクターで菅（修）先生でしたね。それで、園児の健康上の問題を、どうしてもしなきゃならないので、ちょっと診てくれませんかという話があったので、東大の小児科から1人若いドクターを送った事があります。職員としてね。彼はつまんない、つまんないと、言ってましたけどね（笑）。実は、もう事故で亡くなった人なんですけど。金沢医大の助教授までやった人で、岡田（良甫）君という、東大で一緒に神経外来やってた人です。

彼は順天堂大を出て、東大の医局には入ったけども、割合とフリーな立場だという事で、秩父学園で、健康管理やってくれる医師という事で送りました。結局それから、新しく金沢医大ができた時に、そこの助教授で行ったと思いますがね。事故で亡くなったようです。交通事故じゃなかったかな。

私も、秩父学園を手伝ってあげてくれと言ったんで、彼がその後、どういう人生を送ったのか、気になっていたんですが、亡くなってしまったという事で。考えさせられました。

知的障害の施設長になってる精神科出身の人は多かったし、それから、規則みたいなのがあったんですね、精神科のドクターを、施設の顧問につけておかなければならないと。ですから、何と言うんでしょうか、言わば校医みたいなものは、精神科のドクターが専門だという事になってました。知的障害の、その当時は精神薄弱と言いましたけども、精薄施設では、どれぐらいタッチしてるかは別として、少なくとも形式的には精神科のドクターがコンサルタントにはなってたんですね。別に小児科医をコンサルタントにする必要はなかったんですね。

ただ秩父学園みたいなところは、比較的小さい子を診るから、やっぱり小児科も1人いないと困るという話があって、私達の所に話がきたんだと思います。あの規則はどうなったかな、今でもあるのかな。

**加我**　身体障害児の施設は、整形外科の先生が診ておられたんでしょうが。

**有馬**　そういう所で、知的障害児施設では小児科医はちょっと離れた存在ではあったんだろうと思いますね。小児科はそういう心理的な或いは、知的な行動上の問題には、あんまり興味を持ってくれる科じゃないという一般的な評価はあったんじゃないでしょうか。

小児の精神と神経を作られた、平井先生もどっちかというと小児科、それから、新井清三郎先生も東北大からきた小児科医ですよね。

それが小林提樹先生と組んで、会を作られたっていう事は、小児科で主流ではないけども、そういうことに興味を持って、自分の仕事としてやっておられた人達がその領域を、築かれたという事は確かだと思うんですね。それで、我々みたいな後輩を真剣に入れて下さる、そういう話にいったっていう事ですね。

**加我**　知的障害の学会の歴史も、一代記になりそうなので、どこで話をしていただきましょうか。

**有馬**　一番話題になりましたのは、精神薄弱、mental deficiencyという言葉がこれは差別用語だという話で、表に出てきましたね。

**加我**　精神薄弱が知的障害になる時も、いろいろな話がありましたが、先生からはあまりうかがった事がありませんね。

**有馬**　あれはですね、日本が、精神薄弱って言葉を法律から消した方がいいという事になって、私が精神薄弱者福祉連盟の委員、最後は会長をやりましたけども。あそこが国際学会と組んでたんですね。

国際精神薄弱学会、大体アメリカがmental deficiencyで、ずっと通してて、それで、国際的には、mental deficiencyだった。

私達もInternational Association for the Scientific Study of Mental Deficiency と、長っ

たらしいそういう名前の国際会議では、日本も、それにアソシエイトしているグループという事で、秩父学園や学芸大学の先生達が精神薄弱研究協会っていうのを作られて、私達もそれに参加してて、それがインターナショナルの1つのブランチになったんですね。それで、International Association for the Scientific Study of Mental Deficiency。そこでMental Deficiency っていうのが基になりました。アメリカは大体強いですから。アメリカはAssociation For the Mental Deficiency と言ってた。それでずっと通っていて。ところが、国連が動き出しMental Deficiency に関する会議をいろいろやりまして、Mental Deficiency の権利擁護っていう事を言い出したんですね。

やっぱりMental Deficiencyというのは、あんまりいい言葉じゃないよなあという事で。国連の中では、そういう話が出始めましたね。

精神薄弱の権利に関する国連の会議というのを、10年にいっぺんずつぐらい開いてました。昭和20年代、１９５０年ぐらいから。１９８０年に国際障害者年というのが、できました。国連でですね。その時に、初めてですが、障害とは何かという事で、IDH ; impairment, disability, handicapの3段階がある（日本訳は機能障害、能力障害、社会的不利益）。それが本当に最終的に障害、欠陥deficiencyに行き着くのは、社会がそれを障害としてしまうからだと。障害の3段階というのは、国連の国際障害者年１９８０年の時に作ったんですね。これは我々にとっても、非常に大きなインパクトでしたね。

そんな事で、deficiencyというのは、バカにしたような言葉だったというのは、やっぱりアメリカ人でも思っていたらしいですね。

但しアメリカが一番保守的であると。アメリカはAssociation for the Mental Deficiency、それを変えようと言っても、何て変えるんだと言って、まとまらなかったですね。

私達は'International Association for the Scientific Study of Mental Deficiencyというのに、日本に精神薄弱研究会っていうのができて、その構成団体に入ったんです。国際の会議です。

加我先生も一緒に行かれた事があると思うんですが、国際会議に出て。秩父学園のドクターだった菅（修）先生、高橋（彰彦）先生たちと共に日本の代表に入ってましたね。途中から私にお鉢が回ってきたんで、私も、日本代表の委員という事で、その会の理事会に出るようになったんですね。もう1つは、それと平行して、アジアがやっぱり精神薄弱の会を持ってたんですね。アジアは14カ国かな。

精神薄弱に関係した会を持ってる14カ国が結成したAsian Federation for the Mentally Retardedというのがあって。それはアジアだけで、回してました。

第1回の会は、マニラ、1973年、第2回東京（1975年）と。それでずっと14カ国、回ったから、この次はもう一度日本だという時に、たまたま、私が日本代表でした。コロンボで会議があって、そこで第3副会長っていうのをやったんですね。第3副会長、第2副会長、第1副会長になって、その次は会長、そういう決まりで。

私に、ちょっと日本代表で出て下さいよという話で、私が第3副会長だという事で、わかりましたと。だんだん聞いてみると、3年、2年、1年、その次には第16回を2003年に日本でやらなくちゃいけない、それの会長という事が、後から分かったんですがね。

**加我**　それが筑波での会だったんですか？

**有馬**　はい。第16回会議で2003年8月21日から26日まで筑波国際会議場でやりました。2年毎に順繰りに会をやるという事で、日本のメンバーとして、少なくとも理事会には出なきゃならない、そんな事で、アジアの会と、もう1つは、インターナショナルのブランチと、両方出ることになりました。

国際の方は、私の後は岡山の末光（茂）先生に出てもらいました。ちょうど私が、国際会議をやってる時に、国連の会議であったような、名前をmental retardationというのを変えようという動議が、オーストラリアの知的障害の会から出てきましたね。

それまで、mental deficiencyで何とか続けてきたが、それ以上に進まなかったので、オーストラリアで今度、国際会議があるから、その時には、自分達の所でメンタルっていうのを無くし、intellectual deficiencyという動議を出すから、理事会、考えておいてくれと。それでも、最後までアメリカはAmerican Association of Mental Retardation残しましたけど。

結局、アメリカだけになっちゃって。

**加我**　mental retardation（精神遅滞）といわれていた時期もあると思うんですけど。

**有馬**　はい、1960年頃から米国で一般的に使われ、日本も米国の精神科にならって医学や心理で一般的になりました。

mental retardationも差別用語だというのが、イギリス系のオーストラリアではmental っていう言葉が気にくわなかったんでしょうね。オーストラリアの言った通り、１９９8年9月に日本も公用語だった精神薄弱を知的障害と変えようと決定しました。

日本語としてはdeficiency、欠損という言葉の訳ではだめだという事で、知的障害、この場合の障害というのは、機能障害もあるし、生活上の不自由、しかし、社会によって作られるという、そういうような国連の3段階の障害、それを理解した。少なくとも、知的障害という時には、社会が知的障害者を不変の障害者とみなすべきではない、少なくとも、国際ではそう言われてるという、それに則って、日本も考えましょうと、そういう話になりましたね。

**加我**　まだまだうかがいたいんですけど、1時間経ってしまいました。重症心身障害学会で今の重症心身障害医学、重症心身障害医療に大きな貢献をなさったと思うので、本当はその辺りをもう少し伺いたいと思っています。それと学術会議や医学界、日本の科学的な部分に影響を与えるような会でのお仕事についてもうすこしいただけたらと思いますが、間に合わないので、もう1回延ばしていただいもいいでしょうか。

## ＝重症心身障害学会＝

重症心身障害学会の事は、学会誌の歴史を眺めていると、流れがある程度わかりそうな気もします。先生は会の責任者になられて、今もずっと理事長をしてらっしゃるわけですけど、これを見て学会自体の主催はなさっていらっしゃらないという事を発見しました。

**有馬**　一言だけ、よろしいですか。

**加我**　はい。

**有馬**　今、お配りしたのは、この学会誌の会員名簿の所のコピー取ったわけですね。どこまで小林先生が、会を開催されたのか、その後、どうされたのか、さっき触れましたけども、小林堤樹先生が私に、島田療育園をもう辞めると。実際に組合問題で辞められて、失望されてた事があるんですね。その後、島田は1年1年で院長が替わるという非常に不安定な状態が、ずっと続いてたんですね。

小林先生自身も自分が作ったと思ってた島田っていうのが、全然、自分の意にそぐわないようなものになってしまった。その時に、武見太郎さんという日本医師会長、当時、武見天皇と言われた人ですけどね、強い人で、応援するから学会を作れと言われたらしいですね。

それで小林先生が病院の方は、自分の精神衛生上良くないというそんな事があったものですから、重症心身障害研究会という学会を作り、私は鳥取にいたんだけれども、東京で第1回の発起人会をやるかという事でした。その時の会が第1回だったでしょう。小林先生が指名した人達の特別講演の会でしたね。うちに第1号から機関誌がありますから、そこを見れば、目録が分かると思いますね、その時、誰が何を講演したか。

その後、普通の学会的な形に移行して、一般演題を採りだしたのは、何回目だったか、しばらくしてからだと思いますね。それまでは、小林先生が10回目ぐらいまで、自分が代表者として、どこで、いつやるか決めておられたんですね。その後は、小林先生自身、体調も良くなかったんじゃないかと思いますがね。大谷藤郎先生という、厚生省の保健局長までやった人にあとを託しました。ハンセン病の対策に力を入れた人権派の局長だと言って、厚生省の中で、議論を醸した人ですけど。ハンセン病の人達を療養所に囲ってたのは、我々の間違いであったと局長が自分で言われたという、それで困ると周りで言われたのが、大谷さんだったんですね。

恐らく、重症心身障害っていうものを法制化するために児童福祉法の中に定義を入れようとしてました。それで昭和37・38年に重症心身障害の定義を入れるのに、他の所でどこも引き取らないような重い人を、重症心身障害とするんだという定義を、厚生省次官通達で出させました。それから、昭和42年頃に、児童福祉法の中に重症心身障害の定義ができたんですね。言葉はそれまでにできてましたけども、定義を作って、国としてその人達を見るという、そういう政策を決定していくわけですね。そうすると、そこに入院が必要であれば、国がそれを造らなければならないという、そういう解釈があるんですね、お役所的に。では、どうすればいいかという時に、厚生省の知恵としては、結核などの療養所の中に、重症児病棟を造るという、そういう決定をしたわけですね。結核病棟がかなり空いてるからと。それで、結局４０００ベッド作ったんです。全国の空いた結核療養所の中に、１病棟か、２病棟か重症児病棟を造り、４０００床だったかな、40床の所もあるし、80床の所もありますから、できるはずなんですすね。

**加我**　8000床ぐらいになってますね。

**有馬**　それは出来上がりですね。

**加我**　4000ぐらいを目標に始めて、8000床まで増やしていったという事ですね。

**有馬**　そうですね。恐らく、その辺では、大谷さん達は、働いてたはずですね。京都大学出た医者ですけど。

それで、小林堤樹先生からもう辞めるから、あなた理事長やってと。それで、大谷先生がそれを引き継いだんですね。2・3年、されたのかな。

私の所に来られた時は、これはもう、自分達が、役所の人間じゃなくて、現場でちゃんとやってらっしゃる人がやらないと。先生がしてくれませんかと。御自身の手術など医療上の問題もあったかもしれませんが。

そういう事で、仰るのはわかりましたと。ただ、私としては、もし引き受けるとしたら、今まで一ヶ所でずっと、小林先生が会議をやってたようにすると、会員も伸びないだろうから、普通の学会でやってるように定款を変えると、それで良ければ、私がやってもいいですよと。それで結構だからと。大谷先生もっと続けるのかと思ったら3年ぐらいで（笑）、こちらに渡されたんですね。

それまでは、会長一本だったのが、私の所で、持ち回りの会長制と、事務方の理事長と分けますと。事務の方は慣れるまでずっとやっててもいいですが、いずれ誰かに交替してもらいますからと。それで、私が大谷さんから引き継いで。

これ、いつまで続けるんだという気が自分でもしましたけど、今日まで続いているという事です。

**加我**　まだまだ、お伺いしたいんですが、お時間の方が。何かご追加がありますか？

**岩崎**　先生は、何か話し足りない事とかありますか？

**有馬**　そうですね、話すとしたら、やっぱり重症児の立場ですから、重症児について、絞った話、行政的なものでもいいし、あるべき姿でもいいし、国際規格もいいですね。

むしろ岩崎先生が、ある程度バトンタッチされてるような気がするんですけど。私の所に、雑談的に来て、訪問した外人が、どんな風な感想を、重症児施設について漏らしたのか、そんな所のストーリーがちょっとあるかもしれません。

**岩崎**　重症児の行政的な施策の流れとか、日本の重症児施策が国際的にどう評価されているのかとか、そこら辺でよろしいですか。

**有馬**　さっきの４０００床なんて話は、やっぱり守る会の圧力がありましたからね。この辺からまた、北浦さんの出番ですね。

**岩崎**　昭和30年代の守る会の立ち上げや、その後の重症児施設の移り変わりとか、国際的な評価などでしょうか。

**有馬**　結局、親の会を作れって北浦会長に言ったのは、小林先生ですからね。御自分が主治医だったわけですから、北浦さんは私の外来に来なくて良かったと思うんですがね（笑）。

**加我**　北浦さんと有馬先生の出会いというのも、ぜひ伺いたい話です（笑）。

**有馬**　小林先生だったから、やっぱり夢中になってやれたんじゃないですか、日赤で自分自身も困ってたし。私はむしろ、てんかん、その他いっぱい、多すぎて困るぐらい。

**岩崎**　では、次回は来年に入ってから、いよいよまとめの事も考えながら、進めたいと思います。

**加我、岩崎**　ありがとうございました。

第12回　有馬先生インタビュー

# 海外との交流について

平成28年1月26日
聞き手　岩崎裕治

**＝海外との交流について＝**

**岩崎**　今日は、先生、どのようなお話を伺えますでしょうか？

**有馬**　記録を見て、あまり、話してなかった海外との関係があるんですが。

特に精神薄弱、知的障害の関係の国際会議、第16回アジア知的障害会議と、アジアの人達の研修生を受ける事をやりました。受けたのは、日本発達障害連盟です。

昔、日本精神薄弱福祉連盟と言ってたのが、日本発達障害連盟に名前が変わり、東京に本部を持っていました。

**―知的障害のはなし―**

日本発達障害連盟というのは、日本精神薄弱研究会と、全日本特別支援教育研究連盟（特別支援学校の教師の会）、日本知的障害者福祉協会（知的障害施設の会）、全日本手をつなぐ育成会（親、家族の会）が協力して知的障害のある子ども、成人を守り育てようという目的で結成した会でした。

当初の名称は、日本精神薄弱連盟でしたが、日本発達障害連盟と名前を変え、東京に本部があり、アジアの研修生も主に東京に滞在して研修に参加していました。

たまたま私は医者が比較的少なく、教育の人達が強い会でしたから、そこに入らせていただきました。知的障害の研究会、それから先生達の会、それから施設の会、親の会、そういうのを集めたのが、日本精神薄弱福祉連盟となり、途中で、日本発達障害連盟になりました。そういう会が、東京にあったんです。そこの世話役みたいのになって、出入りしたという事があります。

特に国際のInternational Association for the Scientific Study of Mental Deficiency（IASSMD）と最初言ってたのが、途中から、Intellectual Disabilities（IASSID）に変わったんですが、そういう所と、日本の精神薄弱学会（１９９２年　発達障害学会と改名）は、アジアと世界の両方の国際会議のメンバーの一つになってたんですね。

そんな事で、日本からも役員を出してくれという話があった時に、最初は、秩父学園園長の菅修先生とそれを助けていた高橋彰彦先生（故人）とどっちも精神科のドクターですが、唯一の国立の施設だったもんですから、日本の精神薄弱の代表みたいな形で、会議にも出ておられたんです。

それが途中から、少しずつ、私も分担するようにという話があって、私が学会の方にもかなり参加したものですから、IASSIDの役員も途中で替わって、私に日本代表の理事会に出る役員にという話もきたりして。福祉連盟という所にいた事で、国際的な関係が増えたという事です。

申しましたように、福祉連盟っていうのは、最初から、精神薄弱者白書っていうのを、編集してたんですね。ちょうど医者も少ないけどいるし、学校の先生達は沢山いるし。それから、心理その他の人達、教育大の先生達とも交流がしやすい、そういうポジションに、たまたま私も、東京に出てきて、そういう役割が多くなったって事です。

昭和40年頃（１９６５年）、国際精神薄弱研究協会っていうのができ、それで、アジアでも代表を出すようになり、いろんな国際的な動きがありました。国際も作って、日本もそのメンバーに入るという、そういう事があった時期ですね。

**岩崎**　先程、先生が仰った、International Association for the Scientific Study of Intellectual Disabilities、あれの事ですか？

**有馬**　そうですね。それが1つですね。それと並んで、１９７3年に設立されたAsian Federation for the Mentally Retardedというのがあり、アジアの14カ国が参加して2年に1度の学会を開催してきました。

そこで特に日本の福祉連盟っていうのが、アジアの研修生を受けるという、これは厚生省からお金をもらう一つの手段でもあったんですが。

メンバーはいっぱいいますから、研修生を受ける時に、実習の場所を割り振るには、東京にいた方が便利だし、東京で各セクションが混じってる福祉連盟があるから、そこに頼みましょうと厚生省が言って、私が入る前からやってました。何回目からか、私も入って、英語で講義なんかしましたね。

これは、精神薄弱って言葉が多かったんですが、精神薄弱関係の研修生という人達で、アジアの10カ国ぐらいから、来てたんですね。1つの国、1人ずつですね。そういう研修生が来て、まず講義をやって、日本ではどんな事をやって、制度があるというような事を、英語で冊子を作って、それを渡して。研修生もそれぞれの国のcountry reportを発表して貰いました。

それから後は見学です。約3ヶ月の研修だったと思いますが、毎年、行事として出てました。福祉連盟にいた時は、そういう関係もあって、アジアとの関係が非常に増えた時期だったんです。研修生が必ず7・8人、アジアの1カ国、1人ずつ、例えば、タイから1人、シンガポールから1人と、そんな風で来ますので。

それで、後先になりますけども、たまに、研修生のフォローアップというのをするという事もありました。現地に帰っていった研修生がどうしてるかを回って、様子を見てきて、報告書を書いてくれという、そういう役割をぽっと言ってきて、私が一番暇だったんでしょうね(笑)。みんな、施設や教育の畑の先生達で、忙しくて。

私、精神・神経センターに来て知的障害と脳性麻痺の室を看ていた頃で、特に研究所だったから、時間の都合、私が確かに一番、つけられたように思うんですね。それですから、そのフォローアップの事でアジア各国を回るという事があって、思いがけない場所を見る事が出来ました。

何年何月頃だったかという、その辺の時間関係が非常に低下してます（笑）。ぱっと昭和と西暦の年月を変えたりするのは時間がかかります（笑）。

**岩崎**　特に、印象的な場所などはありますか？

**有馬**　それぞれ、ありましたけど、一番きれいに清潔に整ってるというのは、マレーシア半島でしたね。北からクアラルンプールを経て、シンガポールに至るあの道はきれいだし、建物もきれいだし、ゴミもほとんど無いしと。途中で所々、祠みたいな、ちょっと仏教、イスラム教か何かが残ってる所があって。

タイ、ボルネオ、それから、ベトナムのハノイに一度行きましたけど、戦争は済んでたわけですね。ベトナムで、国連の国際障害者年、その後のフォローアップをアジアでどういう風にするか、ベトナムでそういう会議がありまして。私も初めて、ベトナムっていう所に行って、日本としては、１９８０年の国際障害者年が済んでから、次の10年及び20年の間にどれだけの事をやるかという、そういう計画みたいなものをしゃべるような役割がきましたけど。

北ベトナムのハノイって非常に質素ではあったんですが、道で女子学生なんかに、英語でしゃべると、英語で向こうも答えられる。それから、決して派手ではないけど、清潔だ。それで、どこどこさんの所に、こういう所に行きたいんだけどと聞いたら、さあ、いるかしらとか言いながら、その女の子が私を連れてってくれましたね。今日は、いないみたいだと。非常に感じのいい受け答えをしてくれる国だという気がしました。

フランスから独立し、アメリカに勝った唯一の国ですからね、英語が公用語の学会発表をフランス語で堂々としゃべる女子もいました。あそこの人民は、それだけの事はやっぱりあるんだなという気がしましたね。

あと、汚いというか貧しいなという感じがしたのは、バングラディシュですかね。インドのこちら側の方ですね。日本と、人口はそれほど変わらないが、しかし、面積は狭いですからね。人は溢れてて、それでいて、湖が非常に多い国で、雨が降るとすぐ洪水になって。あ、貧しいなと思ったのは、池みたいな所で、やはり知的障害施設があるから、そんな所を回ってると、売店で、屋台店みたいに、魚の干物が並べてあるんですね。メダカを干物にしたようなのが。これだけ水に囲まれてるのに、普通の我々が食うようなこんな魚は、この国には無いんだなと、そういう印象を持ちました。

バングラディシュの貧困は、水が多すぎるという事があるんですが、内戦なんかがあって、平和じゃなかったんですね。研修生の所に行きましたけども、やっぱりちゃんと整った所に比べれば、これはなかなか大変だなと思いました。

あと、ネパールは2回行きました。カトマンズ、ネパールの首都ですね、あそこは仏教の盛んな所、仏教なんでしょうかね、ちょっと違った形の仏教でした。

住居や店はあり、都会ですが、ゴミ溜めみたいなのが、大きな道路の真ん中にぽんと掘られ、そこに、道の中に掘った所にゴミを放り込んでいくと、そういうような事でした。それはそれでいいんでしょうけども、あのゴミはどうなるんだろうという事を、思いましたね。平和ではあったんでしょうけど、その後、指導者同志で、内紛があったりしたみたいですから、結構大変かなと思いました。

アジアの中で、日本は確かにきれいだけど、他の国はなかなかきつい所が多いなという感じがして。そんな中で、豊かではないにしても、きちんときれいにして、受け答えもちゃんとしてる人達がいる所と、おねだりをする、物乞いがすごく多い国と、その辺が非常に目立った差だというのを、感じたんですね。

日本で教育をやる時も、こういう国の事情を考えてやらないと。日本で一方的に研修をやっても、自分の国に帰った時に、それをどれだけ活かせるかという事は、我々も、少し反省してやるべきかなと、そんな事を感じました。

それから、日本は海外協力隊JICAっていうんでしょうか、そういうのは結構行ってまして、日本人のボランティアでもないんでしょうけども、そういう人達が、ちょっとした物作りなんかを教えたり、そこにいる人達に、例えば、布の鉛筆入れみたいな物を作らせて、それを売れる程度のものに指導すると。そんな事は協力隊の人達、こまめにやってましたね。

先生、日本から来たんだから、せっかくだから、この店の物たくさん買ってってよなんて、言われたりもしましたけど（笑）。アジアというのは、なかなかいろいろだという気はしましたね。

私、アジアの国で一番行ったのは、マニラなんです。例えばシンガポール経由で帰る時に、飛行機でマニラ空港で降りて、マニラに一泊するなんて事をよくやったんですけど。それは、別な理由がありまして、マニラにWHOの日本人が働いているWHOウェスタンパシフィックっていう事務所があるんですね。そこに日本の医者も常駐してまして、ウェスタンパシフィックのアジアの国々の衛生状態を監視しながらそこに住み、必要な支援をするという、そういう役割を持った人達がいて、ちゃんとした事務所があるんですね。そこから頼まれて、私が、行く事もありました。

マレーシアの方の、例えばボルネアだとか、あの辺のなかなか行けないような所、例えば高床で、昔は首狩りがあった部落の衛生状態等を、ちょっと先生見てきて下さいと、そういうような事を言われた事が何回かありました。

また中国も区域に入っていて、障害児対策の講習会の講師として数回、南京に行きました。そこで中国の小児神経の医師と知り合えたことは、非常に有意義でした。特に北京大学病院の左啓華教授とは、その後、日中両国でお互いに招き合って交流が続きました。

マニラにWHOの支所があったというのは、私にとっても非常にありがたかったんです。実は、私の父は、マニラ近郊で戦死してるんです。航空隊の司令官をしてましたから、そこから飛行機に乗って、アメリカの艦隊を攻撃する。海の上で亡くなったんですけどね。父親がどんな所で最後を遂げたのか見たいっていう気持ちもあって、例えばシンガポールから日本に帰るという時に、ちょっと寄って帰りましたね。

数えてみたら、7回行ってるんですね。1回は国際小児科学会、1回は第15回アジア精神遅滞会議がマニラでありました。ですから、この時は一番ゆっくりできたんです。

フィリピンもなかなか政情不安で、あの時、学会の接待に出てきた大統領夫人なんかが、後に失脚したりしましたね。大統領自身の命が危ない事もあったし。

マニラに最初に行った時は、表は綺麗だけど、裏に行くと、日本に似てドブが汚いなんて感じを持ちました。何回か行ってるうちに、段々綺麗になってきたなと。最初はドブをネズミが走り回ってるような事がありましたけども。6・7年行ってる間に、裏道歩いても随分きれいになったなという気がしましたね。あそこは海が非常に綺麗でしたね。サンセットが見られたりして。

ただマニラ湾で沈んだ船の尻尾が海から飛び出してる。そんな光景があって、戦時中に沈んだのが、二十何年経っても船がそのままになってるというような、そんな光景は見ました。

フィリピンのクラークフィールドっていう航空隊のあった空港で、父が司令官をやってたんで、そこは一ぺん行ってみたいって言ったんですが、現地の人も、あそこまでタクシーで行くのは危険だから止めろと、途中で襲われるかもしれないからと、そう言われましたね。そうやってる内に、火山があって、飛行場そのものが、灰に埋れてしまって、前の姿はないと聞き、行くのは止めました。フィリピンは綺麗な所は綺麗だけども、やっぱり歩いてて、不安な所はあるなと、そういう気がしたのを憶えています。

マニラのアジア会議に続いて、日本が第16回アジア精神遅滞会議の主催国になりましたので、私が代表として2003年8月21～26日につくば国際会議場で開催しました。学術会議の支援で、開会式には皇太子殿下、妃殿下がご出席いただき、日本人681人、外国人３６４人（27カ国）の参加者がありました。東大和療育センターの職員にも1週間助けていただいて、無事に終了できて、ほっとしました。

**岩崎**　海外から研修で来られたり、学会の時に先生がお呼びになったりして、いろいろな方が来られてると思うのですが、その方達が日本の障害者施策とか、重症心身障害の現状・実態や、施策などについて、どのように見ていらっしゃったのか、どうお考えですか？

**有馬**　そうですね。日本の重症心身障害、これは、法律で重症児のベッドを持ってやってるわけですね、日本は。

タイが日本の真似しようと思って、国立の大きな知的障害の施設の一画に部屋を一つ造って、10ベッドぐらいあるんでしょうかね。日本がやってたような、重症心身の重いのを入れるベッドと思って造った。しかし、残念ながら、職員が集まらなかったんです。だからやっぱり開けない。一年以上も空のようです。マニラでも、そうですから、他の所はなかなか。

タイで1つだけですね。非常に熱心なドクターがいて、ベッドじゃなくって、通いでグループの訓練をやってる所がありました。同じような事は、デイサービスですよね。デイサービスは、ダウン症のデイサービス、これは、マレーシアでやってましたね。通所みたいなのは、制度化されてやってるのは、マレーシアが一番整ってた。

それから、知的障害の施設や特別支援学校という事では、服装とかそういうのは、ユニフォームまで作って、非常にきちっとやってるのが、マニラにはありました。これは、クリスチャン関係の所で、お金持ちだけと聞きましたね。宗教関係でやってる所は、それなりにいろいろある。国の費用でやってる所は、なかなかお金も不足だし、人も集まらないので、実際には運営できないという、そんな所も、何年かの間では良くなってないというようなのは、見ましたね。

シンガポール、マレーシア、あの辺は一応、日本に近いものをやってる所があったように思うんですね。ダウン症の通所なんていうのもありました。

**―重症心身障害のはなし―**

**岩崎**　以前に先生からお伺いした事ですが、国際知的障害研究会で、日本の医師が重症心身障害のことを発表をされた時、海外の方があまり理解されなかった、あまりわかっていただけなかったという事をうかがったのですが。

今は、日本のやってる事を、むしろ海外の方々がやり始めたという感じを受けるのですが。

**有馬**　そうですね。その後、東部に来てから、私は行ってないので、最近の状況はちょっとわかりませんけどもね。

国の豊かさというのが、どうしてもバックにありますので。民間では、宗教法人とか特別な所が運営している所は、非常に綺麗にやってる所があるという事ですよね。

マレーシアや別の所でもそうですが、国は知的障害の大きい施設を比較的持ってるんですね。知的障害と言っても、自分で食べて、歩けて、作業療法も、やろうとはしてますし、実際にやったりしてる所もあります。どれだけ、重症児をシステマティックにやってるかというのは、ちょっと短期間の数時間の訪問ではわかりにくかったですね。

**岩崎**　ヨーロッパからハグバーグ博士が来られた時は、すごく評価されてたというお話を伺った事があるのですが。

**有馬**　ハグバーグは彼自身がスウェーデンのイエーテボリ在住で、スカンジナビア、北欧ですね。彼は小児科医で、そういう障害児の事を一番にやってる人です。大学の小児科の教授でもありますけども、大学院生を持ってるわけですね。リハの職員と大学院生に訪問をやらせて、障害児をもつ親がどれぐらい時間と労力をかけてるか、ケアロードっていう言葉を彼、使ってましたけど。家庭におけるケアロードはどれぐらいかというのを、大学院生に書かせて、それを単行本にしたりしてましたけどね。訪問のケアというのは、北欧は、非常に良くできてるというのは、ハグバーグの話を聞いていてもわかりました。

それで、彼は国際小児神経学会の副会長でしたから、時々文通する事もあったんで。何かの機会で彼が日本に来た時に、武蔵の病棟を見せたんですね。

重症心身障害を何て訳すかと、英語で何て言うんだと聞かれて、Severe motor and intellectual disabilities（SMID）と。あの言葉はハーグバーグが書いた論文から取ったんですね。あなたの使った論文から、こういう名前を我々も使わせてもらったけど、あなたがああ言ってるのは、うちのこの病棟では、どの程度のものを指してるんだと聞いた事はあります。彼は、これとこれ、大体こんなもんだろうと、指さしてくれました。

あと、北欧では進行性疾患（リピドーシス等）も多いと言っていました。ヨーロッパでは、彼が一番その点じゃ真剣にやってたんじゃないでしょうかね。

竹下（研三）君が文部省の海外研修で、最初ドイツのハイデルベルグに留学して、しかし、ドイツだけでは、もう見る所ないから、少し北欧に行く事を許可を得たと言って、ちょうど鳥取大脳神経小児科助教授だった時なんですけどね。そう言って彼、スカンジナビアにハグバーグの所で数ヶ月過ごしたんですね。

ハグバークさんていうのは、非常に人格の丸い方で、そうやって、家庭を見ようという事を言ってるんで、臨床は本当に良くできる人だなと私は思いました。奥さんは統計学者なんですね。ですから、どれぐらい取れば、統計的に有意という、そんな所は奥さんがきっと手ほどきしてたんじゃないかと思います。

大体彼が、Severe motor and intellectual disabilities（SMID）と言ったのは、武蔵にいる普通の重症児病棟には、いくらでもいるような、そういう人たちと、ほぼ同じ状態を言ってたという風に、私達も理解できたんで、安心しました。

訪問看護が組織化されてはいても、結局、自分達もこういう病棟を造りたいと思ったと。大学病院の中に重症児のこういうのを造りたいと思ったと。という事は、親がミゼラブルだと、あの人達をやっぱり休ませてやらなきゃいけないと思ったと。

40ベッドぐらいの、一病棟、小児病院の中に造るようにリコメンドしたんだけども、残念ながら、スカンジナビアの方は法律で、どれぐらいって言ったかな、1ヶ月か2ヶ月以上、留めちゃいけないという法律があるんだそうですね。それだから、どうしても日本みたいに、必要な時に必要なだけの期間という、そういう事は、必要だと言って、自分達も運動したけど、どうしてもできないと言ってましたね。そういう意味では、日本が羨ましいって彼が言ったんです。どうなりましたかね、その後はちょっと分かりませんけども。彼は亡くなったと聞きましたね。

これとは、違いますけども、アフリカから1人、東部療育センターに見えましたね。重症児の所を見たいという事で、外務省から紹介されて見えました。アフリカですから、とてもとても夢みたいな話なんでしょうけども、自分達は、お金を欲しいとは、今更言えることではないけども、あなた達のそういうやり方っていうのは、これからも教えてもらうと有り難いと言って。大統領候補の奥さんでしたね、一人で見学に見えたんです。大統領になってないから、落選したんですかね。

**岩崎**　あと10分ぐらいです。何か他にお話しなさりたいことがあればお伺いしたいのですが。

**有馬**　日本の重症心身障害というのは、やっぱりそういう点じゃ独特な、似たような子どもも大人も確かにどこでもいるんだけど、それをどういう風に扱うかっていうのは、やっぱり国によって、或いは考え方によって違う所があるみたいだという事は、一つは言えると思うんですね。

それで、それぞれの国で個人的には工夫をしていて、ホームケア的にやってるような所もあるわけです。

生活の場っていう事をやってるような所も、かなりあって、参考になる所はあるんだけども、やはり日本みたいに、国として、全国的に差別のないような形でやってる制度は、私が見た範囲じゃ世界では無いと思います。やっぱり日本の親の会が強かったのでしょうかね。それを支援する政治家もいたという事で。我々、それで飯を食ってる人間も十分心掛けて、後ろ指を指されないようにしなきゃいかん事だろうと思いますけどね。

東大和と、東部では、対象が最初から違ってたから、東大和は最初から大人。東部の方はそういう点では、生涯の変化を見ていける。幼少の方が死亡率は非常に高いはずですけど、それをうちは押さえ込んで、生命管理っていう点じゃ、理想的にできたんだろうと思います。これが、3年、5年、10年経った時に、今いるこの人達がどういう風になっていくのがよいのか、こっちの体制もそれなりに、考えていかなくちゃならないなという懸念はあると思います。

岩崎先生がやってるような在宅のケアにどういう風にチームを組むかという、ああいう事はやっぱり大事な事なんだろうなと思います。

それから、パラパラとめくってて、profound intellectual and multiple disabilitiesあれが、イギリスから始まった国際会議・IASSIDでも、専門研究グループが結成されているという風に、あの本には書いてあったように思うんですけどね。

イギリスっていうのは、それなりにまた頑固な所があって、これがいいんだと思うと、それを一生懸命やる所がある国ですから。機会があれば、その後どんな風になってるかという事も参考にしてもいいんじゃないでしょうかね。人口がそんなに多くないから。

やっぱり、イギリスのイングランド、ウェールズっていうような所と、あちらのスコットランドその他、少し違うんだろうとも思います。もし機会がある人がいたら、その辺の状況を、教えてもらえれば。

この前、イギリスの親ごさんが一人きました。少しやり方が違うんだけどと言って、ちょっと話をしていきました。あれは、在宅で、ずっと大きくなるまで育て上げてるわけですね。

**岩崎**　その方は重症度がかなり高いと言っても、自分の意志の表示もかなりできる方でした。うちに入所されているような本当に重度の子達が、イギリスでどうやって暮らしているのかっていうのがちょっと。

**有馬**　見えないですよね。

**岩崎**　そこら辺を知りたいなと感じますよね。

**岩崎**　SMIDはハグバーグの論文から採ったというのは初耳でしたね。

**有馬**　Acta Pediatrica Scandinavica っていう雑誌は、北欧のスカンジナビア、あの辺の論文が結構ありますね。

**加我**　水色の表紙の雑誌。

**岩崎**　疫学的な研究が多いですよね。

**加我**　全員登録ですし、スウェーデンで発行されてますよね。

**有馬**　米国のカリフォルニア州で一つ知的障害の施設を縮小して、家庭、地域に戻してしまったというのがあって、それをずっとフォローしてる論文がありましたね。もう10年位前。

その時に、施設にいた時と帰してから、どっちが死亡率が高いか比較して。全員登録だから分かるわけです。施設にいた方が死亡率は低いと書いてありました。

どういうケースが、外に住んだ時に、リスクが高いグループかという、知的障害がどういう知的障害か、進行性の運動障害があるような人が入っているのかどうか、そんな細かなケースの特徴は論文からは掴めなかったんですがね。

**加我**　いつ頃の論文ですか？

**有馬**　もう10年位前ですかね。

**加我**　施設から出て、グループホームに帰ることで、地域に帰ったという事になりますよね。親御さんもご高齢になっているので大変でしょう。

**有馬**　うちに帰ってきてくれても世話は難しいでしょうね。自分がポンコツになってるし（笑）。

（全12回）終了

# 私家版「有馬正高ものがたり」の後に

# 私家版「有馬正髙ものがたり」の後に

２０２３年８月８日
加我牧子

２０１４年３月31日に有馬先生は東京都立東部療育センターの院長をご退任になりました。２００４年４月１日に同センター開設準備室長に就任されてからちょうど10年の節目にあたり、それまでの絶大なご貢献により、翌日（２０１４年４月１日）に名誉院長の称号をお受けになりました。

東部療育センター院長ご退任後も、原則として火曜日にはご出勤なさいました。有馬院長時代から続く、火曜日午前の病棟回診（院長加我牧子と藤野孝子療育部長、水野眞事務長）にも数か月に1回はご同行くださいました。そして、夕方の医局会や医局勉強会にはほぼ毎週ご出席になり、スタッフに向けて貴重なコメントを述べてくださいました。特に先天性銅代謝異常の疾患であるメンケス病の患者さんのカンファランスに際しては、先生のライフワークの一つであるウィルソン病と関係した所見について臨床面でも研究面でも鋭い指摘を、おだやかに説明してくださいました。このあたりはかつての鳥取大学脳神経小児科や国立精神・神経医療研究センター小児神経科での若手医師への指導とは趣を異にするものであったように思われます。

２０１５年3月18日からは1ないし数か月に1度、主として外部から、時には院内から講師を招いて医局主催の講演会を開催することにしました。第3回講演会（２０１５年1月17日）は「有馬症候群と繊毛障害―その臨床と遺伝子のスペクトラム」、第21回講演会（２０１８年6月19日）では「有馬正高遺伝子ものがたり」と題していずれも伊藤雅之先生（国立精神・神経医療研究センター神経研究所疾病研究二部室長）にご講演いただきました。伊藤先生は岩崎裕治先生らとともに継続しておられた有馬症候群についての厚生労働科学研究の成果を報告されました。この時、有馬先生はご自身が初めて記載されたこの疾患の原因究明が進んだことに特に大きな関心を示され、質問やご意見を述べられただけでなく、ご講演があったことをことのほかよろこんでくださいました。

この間の２０１５年5月19日から翌２０１６年1月26日までの8ヶ月間、「私家版有馬正高ものがたり」に掲載したインタビューを12回にわたってお引き受けくださったことになります。

その後も先生は毎週火曜日を中心に、定期的に東部療育センターにご出勤くださり、お仕事のかたわら休憩時間にはコーヒーやお菓子を楽しみながらおしゃべりに加わっていただいたりしていました。

## ２０１７年6月

大阪で第53回日本小児神経学会学術集会が開催されることになりました。有馬先生もご出席とうかがっていました。ところがその直前、長らくベルギーでご活躍中であったご長女輝様がご危篤との知らせが突然入りました。有馬先生ご夫妻は急遽、空路で彼の地に出発なさいました。そしてブリュッセル空港に降り立たれたその日、6月15日の朝、輝様が旅立たれたとのお知らせをお受けになられたということでした。輝様は享年57歳、そして有馬先生ご自身が88歳の時のことでした。

外国の暮らしが長かったお嬢様でしたが、学会や会議のためヨーロッパにお出かけになるに際してはお嬢様とお会いになれるようにスケジュール調整をなさっていらしたようですし、お嬢様が帰国なさるときには毎回嬉しそうで、ご一緒にお出かけになるのを楽しみにしていらっしゃるご様子でした。

そもそも「子どもは親より先に死んではいけない」という強い思いと共に小児科医になられた先生ですし、当然のことながらそのお嘆きは深く、しばらくの間、憔悴しきったお姿はお気の毒で見るに堪えないものがありました。そんな中でも常に姿勢正しく、まっすぐな生き方を貫いてこられた先生は、ご自身の思いを見せないよう努めていらっしゃるご様子がありありと見えました。とはいえ、当然のことながらお慰めするすべもないままに、医局にいらしてくださることを医局員一同ひそかに感謝しておりました。医局や名誉院長室でのスタッフとの短時間の何気ない会話が多少とも、先生のお気持ちを外に向けていただく機会になってくれればと、ひそかに願ってはおりましたが、先生はこのお悲しみを生涯背負っていらしたと思います……。

## 2018年2月8日

日本肢体不自由児協会創立75周年、心身障害児総合医療療育センター整枝療護園75周年、同むらさき愛育園50周年を記念する式典と講演会が、この協会の総裁である常陸宮殿下ご臨席のもと、東京大学伊藤謝恩ホールで開催されました。この式典で有馬先生は重症心身障害児（者）を守る会理事長として来賓祝辞を述べられました。現役時代の先生にはこのような機会が頻繁におありでしたが、この時は久しぶりの大きな会だったとのことでした。先生には珍しく何か失礼なことがなかったかと心配なさったとのことでしたが。守る会のスタッフに「大丈夫でしたよ」と太鼓判を押されてほっとなさった、とのお話をなさるというほほえましいエピソードもありました。

## 2018年4月3日

この年の桜の散り残る日に、先生が名誉院長室にいらっしゃったときには、奥様の道子様とのなれそめをお話しくださったりして嬉しそうでした。当時NHKで放映されていた「せごどん」で使われていた、字幕付きの鹿児島弁の話題から、先生と医局で唯一の鹿児島県出身で、しかも高校の同窓という立岡（裕司）先生との鹿児島弁での会話を楽しんでいらしたことなどもお話しくださいました。先生は以前から、「私は転校が多かったせいか、これまで、すごく親しい友人ってこれまでいないんですよね。でも鹿児島の出身だし、九州方面はいつも気になってましてね。鳥取大学時代にまず来てもらった竹下（研三）君もそうだし、埜中（征哉）君、高嶋（幸男）君や、黒川（徹）君、三吉野（産治）先生とか、一緒に仕事をした人には九州の人が多いかもしれませんね。」とおっしゃっていらしたのは至極納得できるお話しでした。

そんなある日の医局で、しばらくぶりに有馬先生にお目にかかった先生が、「有馬先生、お元気ですか？」とおうかがいしたら、「はい、順調にボケてきています」とおっしゃったとのことで、先生らしいユーモアと笑顔を医局に届けてくださることもありました。

## 2018年6月9日

社会福祉法人　重症心身障害児（者）を守る会は重症心身障害児者医療の父、小林提樹先生の絶大なご支援のもと、北浦貞夫、雅子ご夫妻を中心に、高い志、高い倫理性を掲げて、福祉施策ゼロの時代、1964年に設立されました。それ以後、守る会の会員は重症心身障害児（者）そしてすべての子どもたちを守るために文字通り血のにじむような活動を継続され、今日の手厚い福祉の時代を築いてきました。この「重症心身障害児（者）を守る会」で、有馬先生は1991年から副会長として28年間、北浦雅子会長を支えてこられました。2014年、この「守る会」は天皇皇后両陛下（現　上皇、上皇后両陛下）ご臨席のもと、50周年記念式典を開催しました、北浦会長はこの会を最後に、会長を勇退なさり、重症心身障害児（者）の「親」というわけではない有馬先生に後事を託されました。このことは、北浦会長の有馬先生への長年にわたる信頼の厚さを物語る出来事でした。その後、有馬先生は89歳までの4年間にわたり会長、次いで理事長として活躍され、2018年6月9日の理事会でご退任、倉田清子理事長が就任、有馬先生は名誉理事長の称号をお受けになりました。

## 2018年9月27日～28日

2日間にわたって、葛飾区船堀ホールで、第44回日本重症心身障害学会学術集会が開催されました。学会長は東京都立東部療育センター岩崎裕治副院長（当時、後に院長）で、センター職員一丸となって準備した大会でした。有馬先生は愛弟子のひとりである岩崎先生が主催する学会として、大いに楽しみになさっていらっしゃいました。この学術集会の開催前日に開かれた理事会で、先生は上記学会の理事長を退任され名誉理事長となり、みちのく療育園園長の伊東宗行先生が第四代理事長に選出されました。重症心身障害児医学の父ともいうべき初代理事長小林提樹先生、二代理事長大谷藤郎先生に続いて、28年間におよぶ第三代理事長の大任をみごとに果たされた上でのご勇退でした。先生は理事長の重責の肩の荷をおろせてほっとなさったご様子で、翌日、開催された本学会総会で先生は次世代への期待をこめて、理事長退任のご挨拶をなさいました。ちなみに2022年から本学会はびわ湖学園医療福祉センター草津施設長の口分田政夫先生が第五代理事長としてご活躍です。

この2018年に決断なさったこれら二つの大きな会からの見事な引き際は、先生ご自身に課された重いミッションへの責任感の強さと、かつての日本の美意識のひとつを具現するものであったように思われます。

## 2019年3月2日

先生ご夫妻をお招きして先生の90歳のお誕生日をお祝いする卒寿記念祝賀会を一ツ橋の学士会館で開催しました。これは都立東大和療育センター、同分園四つ木療育園、都立東部療育センターの3施設の医局員が集まって、先生のお誕生日をお祝いし、交友を深める恒例の行事の一環でした。この会は先生が都立東大和療育センター院長をご退任になり東京都立東部療育センター院長にご就任後、先生のお誕生日を祝して毎年行われてきた行事で、3施設の医局員は毎年この会を楽しみにしていました。

この会に、有馬先生ご夫妻が、おそろいでお元気にご出席くださったことはとにかくとてもうれしいことでした。3施設の新旧医局員がそろって先生のご長寿を祝し、長年のご指導に感謝する機会を頂けたことになります。後日談ですが、奥様からお手紙をいただきました。その中で、先生がこの会をとても楽しみにしてくださり、数日前から、会はまだかなあ、と何度も口に出してくださっていらしたとのことで、ほんとうに感激したことでした。

実は、筆者は「私家版有馬正高ものがたり」の「後書き（に代えて）」の最後に「次は白寿のお祝いをさせていただけますようにとお願いしつつ、結びの言葉に代えさせていただきます」と記載しました。残念ながら白寿のお祝いには届きませんでしたが、卒寿のお祝いをさせていただけたことに深く感謝している次第です。

**2019年11月5日**

卒寿のお祝いの後は、さすがに東部療育センターへのお越しも多少間遠になり、最後に当センターにご来院くださったのは2019年11月5日のことで、次女の中島邦様とごいっしょでした。この日先生はお部屋にある貴重な教科書や各種専門書、雑誌をみな図書室にご寄贈くださる旨おつたえくださり、ご自身が生涯にわたって書き残された大変な質と量の論文別冊や業務日誌を残してお帰りになりました。これらの財産は、筆者が何とかせよとのご意志であったと了解することになりました。

有馬先生が当センターにご出勤にならなくなってからは、数か月に一回、筆者が先生のご自宅を訪問させていただき、当センターの院内外、特に医局の様子や、日本小児神経学会の動向などのご報告をさせていただくようにしました。ご自宅ではいつも奥様と次女の邦様が同席してくださり、先生は毎回おだやかに、そして嬉しそうに報告を聞いてくださり、若い世代へのエールを送ってくださいました。もともと食の細い先生でしたが、甘いお菓子はお好きでした。おやつの時間をご一緒させて頂いて、個人的にもよい思い出となりました。

**2022年11月11日**

先生をお訪ねするとき、荒井(康裕)先生の発案があり、有馬先生が医局員に期待するメッセージの揮毫をお願いしました。最近しばらくは、ご自身で文章を書いたり、ご署名をなさる機会がほとんどなかったということでしたが、「ともに語らい、ともに競う」とお書きくださり、日付を記入し、署名してくださいました。

本書、口絵の写真に掲載しましたのでぜひご覧いただきたいと思います。これが先生の絶筆となり、医局の宝物として掲示してあります。またコピーをとらせていただいて全医局員にもお渡しすることができました。

この日が、先生にお目にかかれた最後の日になりました。約1か月後の12月12日夜、先生は93歳の天寿を全うなさいました。

この日先生が築き、育てられた東部療育センターの診療録番号が10、000を超えました。2005年に東部療育センターが開設して以来、1万人の患者さんに、先生の恩恵を受けていただけたことになります。

ご葬儀は12月17日家族葬としてしめやかに、あたたかく行われたとのことです。

第二次世界大戦敗戦の1年前の1944年、先生の父上、有馬正文中将は、特攻で若者を先に死なせてはいけないと、フィリピン沖で自身が特攻のさきがけのような形で戦死なさいました。志高く、知的で、しかも子煩悩でいらしたらしい父上の享年49歳、実に先生が15歳の時のことです。先生の周囲には、父親が戦死する学友が多い中、ごく普通に軍国少年として育った先生は旧制神奈川県立湘南中学（現在の県立湘南高校）から、16歳で、海軍兵学校に新設されたばかりの予科に合格し、入学されました。しかし4か月後には終戦、鹿児島への帰郷という激動の時代でした。その後、苦学して医師となられて以降、小児科医として、小児神経科医としての人生もまたそれ以前の波乱万丈にも匹敵しうる時代であったようです。しかし、ようやく訪れた平和な時代であり、実に建設的な生き方をなさっていらっしゃったように思います。そしてあの軍国少年だった先生が、1995年の日本医事新報に平和の大切さ、ありがたさを、さりげなく、しかし静かな熱意のこもった心打たれるみごとな随想として発表されました(No.3720, p.57)。先生がサイエンスとしての医学にとどまることなく、平和でなくては成立し得ない障害児医学の領域をも切り開き、育ててこられた道のりを後に続く私たちに教えてくださったわけで、残された者たち自身が後世に伝えるリレー走者になっていく必要があるのでしょう。

## 2023年1月5日

日本の小児神経学の父であり、障害児医学の父であり、あまたの医師にとってかけがえのない指導者、教師であった先生を失ったことは大いなる痛手であり、関係者にとっては何としてもお別れの機会をもたせてただくことは必須の願いでもありました。2023年1月5日に中川栄二(国立精神・神経医療研究センター病院)、清水教一(東邦大学)、前垣義弘(鳥取大学)、稲垣真澄(鳥取療育園、国立精神・神経医療研究センター精神保健研究所)と加我牧子(都立東部療育センター、国立精神・神経医療研究センター精神保健研究所)がweb会議を行い、有馬先生追悼の記念講演会の実現に向けて準備を開始することにしました。

中川先生が先導してくださり、岡山市で開催が決まっていた第65回日本小児小児神経学会学術集会の会期中の開催をめざしました。日程、会場などすでにすべてが決定されているなか、学術集会会長の小林勝弘先生をはじめ、関係者の絶大なご尽力、ご決断、ご協力を賜り、5月26日に「有馬正高先生追悼記念講演会」を開催することができました。プログラムは図に示す通りで、有馬先生が主としてご活躍になられた東京大学、東邦大学、鳥取大学、国立精神・神経医療研究センターの時代ごとに、ともに活躍なさった七名のお弟子さんというか7名の巨匠（鈴木義之、青木継稔、大野耕策、黒川徹、埜中征哉、高嶋幸男、須貝研司各先生）にご講演をいただくことができたのは大変幸せなことでした。この講演会には現地でご参加くださった日本小児神経学会会員のみならず、先生のライフワークのひとつであったウィルソン病の友の会会長　小峰恵子様、そして先生の直系のご遺族である中島淳、邦様ご夫妻をお迎えすることができました。当日のライブ配信のほか、後日オンデマンド配信も実施していただくことができました。

また２０２３年10月27日には第48回日本重症心身障害学会学術集会（石井光子会長）において、特別企画として追悼シンポジウム「有馬正高先生の足跡と重症心身障害児（者）医療」が開催される予定です。

第65回日本小児神経学会学術集会

## 有馬正高先生追悼記念講演会

日時　2023年5月26日（金）18時半～20時半

岡山コンベンションセンター 3階コンベンションホール

1. 東大小児科神経班と有馬正高先生
   鈴木義之先生　東京都医学総合研究所　特別客員研究員
2. 東邦大学時代を中心とした有馬正高先生
   青木継稔《つぐとし》先生 東邦大学名誉学長
3. 鳥取大学医学部脳神経小児科初代教授　有馬正高先生
   大野耕策先生　鳥取大学名誉教授/こども発達クリニック院長
4. 有馬先生に感謝して
   黒川徹先生　国立病院機構西別府病院/誠愛リハビリテーション病院名誉院長
5. 枕並べて
   埜中征哉先生　国立精神・神経医療研究センター病院　名誉院長
6. 米子から小平へ　有馬先生との対話から
   高嶋幸男先生　柳川療育センター　名誉センター長
7. 有馬先生の3つの教え
   須貝研司先生　重症児・者福祉医療施設ソレイユ川崎　副施設長

座長　加我牧子　東京都立東部療育センター名誉院長/
国立精神・神経医療研究センター精神保健研究所名誉所長

中川栄二　国立精神・神経医療研究センター病院特命副院長/外来部長/
国立精神・神経医療研究センター病院総合てんかんセンター長

有馬正高先生追悼記念会講演会プログラム　2023年5月26日

付録

# 有馬先生の系図ならびにご経歴

# 有馬正高先生系図

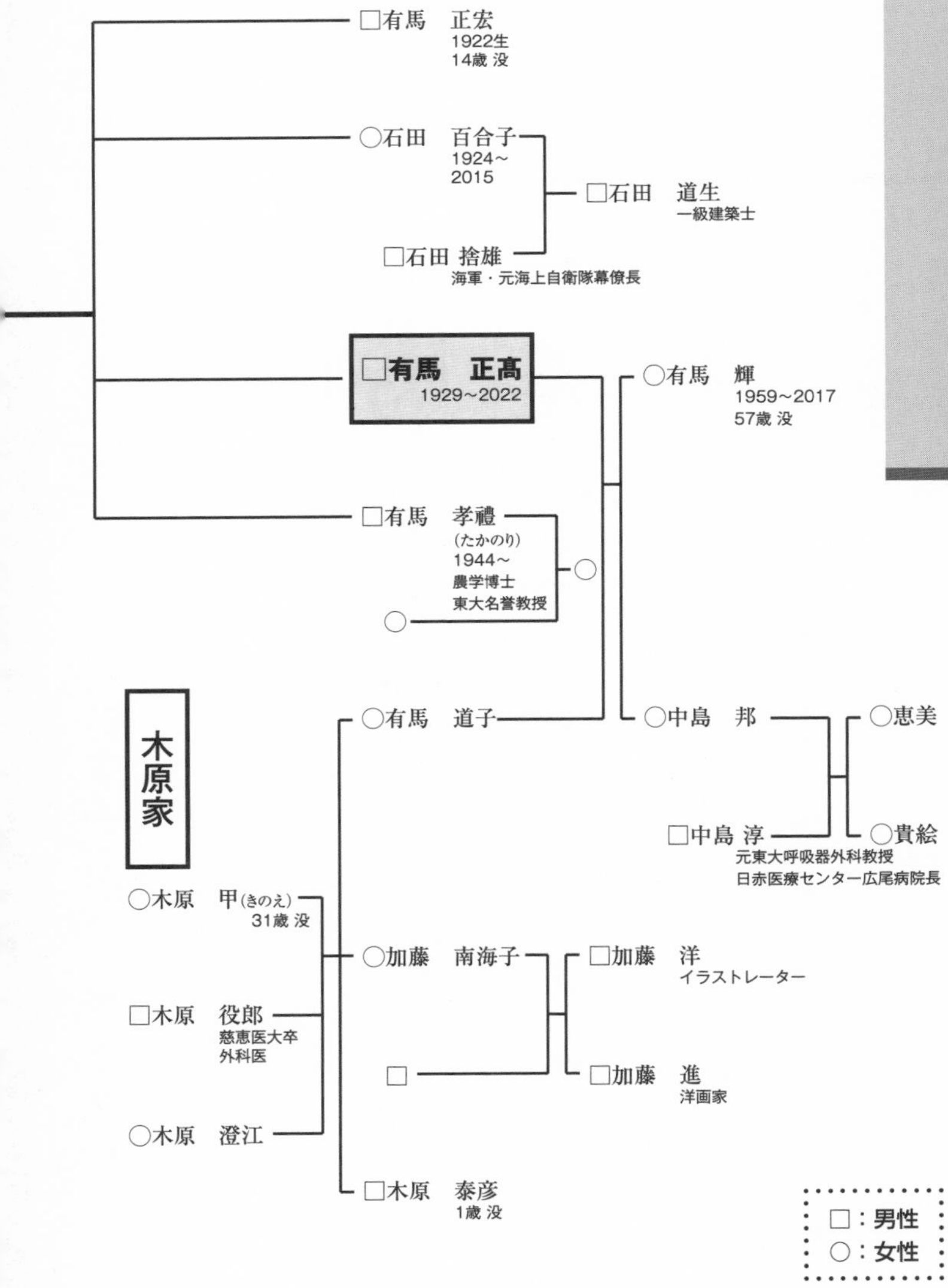
□有馬　正宏
1922生
14歳 没
○石田　百合子
1924～
2015
□石田　道生
一級建築士
□石田 捨雄
海軍・元海上自衛隊幕僚長
□有馬　正高
1929～2022
○有馬　輝
1959～2017
57歳 没
□有馬　孝禮
(たかのり)
1944～
農学博士
東大名誉教授
木原家
○有馬　道子
○中島　邦
○恵美
○貴絵
□中島 淳
元東大呼吸器外科教授
日赤医療センター広尾病院長
○木原　甲(きのえ)
31歳 没
□木原　役郎
慈恵医大卒
外科医
○木原　澄江
○加藤　南海子
□加藤　洋
イラストレーター
□加藤　進
洋画家
□木原　泰彦
1歳 没
□：男性
○：女性

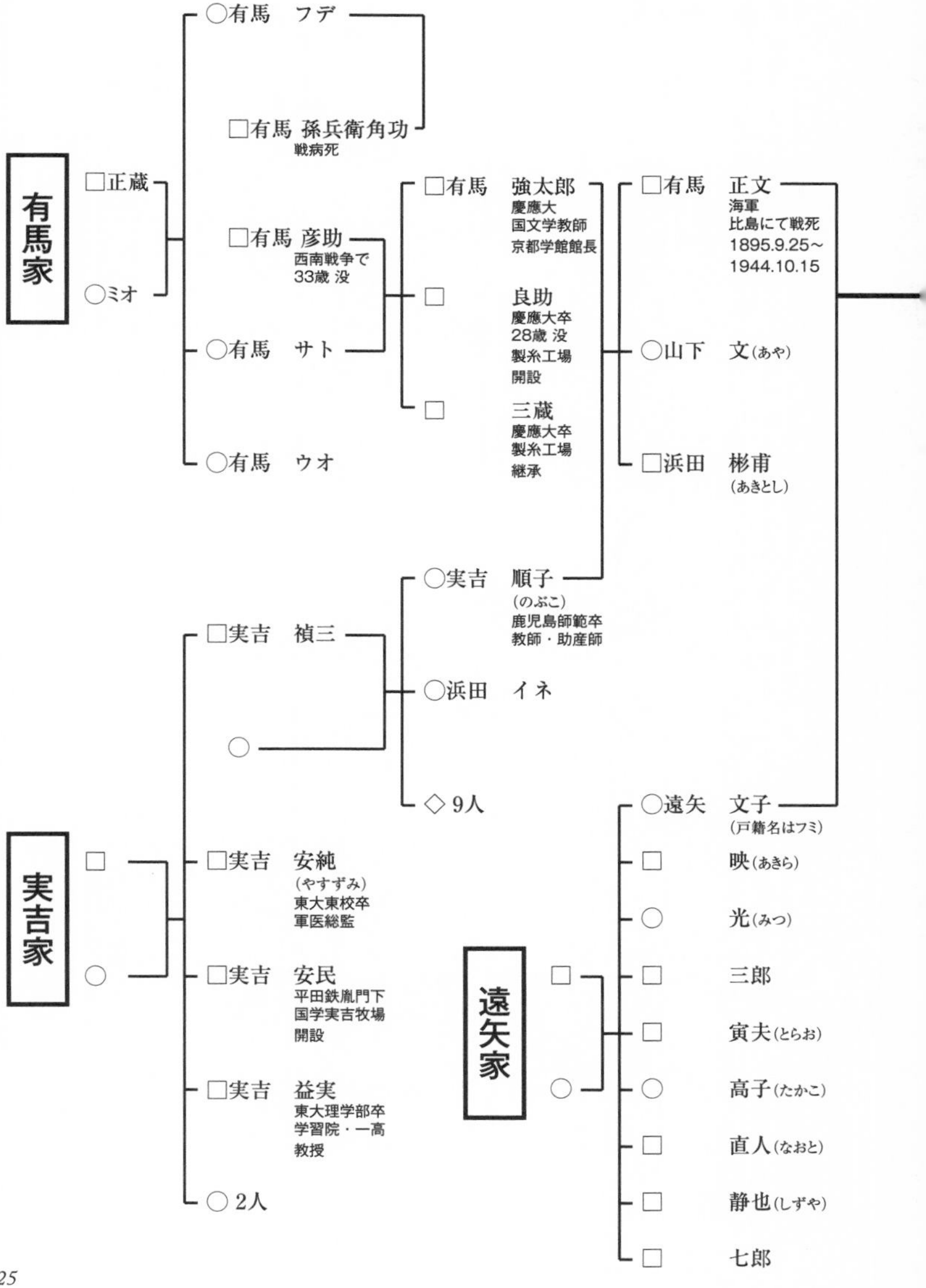
有馬家
□正蔵
○ミオ
○有馬　フデ
□有馬 孫兵衛角功
戦病死
□有馬 彦助
西南戦争で
33歳 没
○有馬　サト
○有馬　ウオ
□有馬　強太郎
慶應大
国文学教師
京都学館館長
□　良助
慶應大卒
28歳 没
製糸工場
開設
□　三蔵
慶應大卒
製糸工場
継承
□有馬　正文
海軍
比島にて戦死
1895.9.25～
1944.10.15
○山下　文(あや)
□浜田　彬甫
(あきとし)
実吉家
□
○
□実吉　禎三
○
○実吉　順子
(のぶこ)
鹿児島師範卒
教師・助産師
○浜田　イネ
◇ 9人
□実吉　安純
(やすずみ)
東大東校卒
軍医総監
□実吉　安民
平田鉄胤門下
国学実吉牧場
開設
□実吉　益実
東大理学部卒
学習院・一高
教授
○ 2人
遠矢家
□
○
○遠矢　文子
(戸籍名はフミ)
□　映(あきら)
○　光(みつ)
□　三郎
□　寅夫(とらお)
○　高子(たかこ)
□　直人(なおと)
□　静也(しずや)
□　七郎

## ＝有馬正高先生の経歴＝

| 年 | 年齢 | 有馬正高先生の経歴 | 国・社会の動き | 重症心身障害児（者）を守る会の動き |
|---|---|---|---|---|
| 1929年<br>（昭和4）<br>3月2日 | 0 | 鹿児島県鹿児島市にて父：正文、母：文子の第3子として生まれる | | |
| 1931年<br>（昭和6）<br>9月18日 | 2 | | 満州事変 | |
| 1932年<br>（昭和7） | 3 | 佐世保市、呉市に移転 | | |
| 5月15日 | 3 | | 5・15事件 | |
| 1933年<br>（昭和8） | 4 | 伊集院町、鹿児島市に移転 | | |
| 1935年<br>（昭和10） | 6 | 東京都杉並区永福町に移転 | | |
| 4月1日 | 6 | 杉並区大宮小学校入学（1年間休学） | | |
| 1936年<br>（昭和11）<br>2月26日 | 6 | | 2・26事件 | |
| 1937年<br>（昭和12）<br>7月7日 | 8 | | 日中戦争勃発 | |
| 1938年<br>（昭和13）<br>4月 | 9 | 杉並区高井戸小学校転校 | | |
| 9月 | 9 | 佐世保市大久保小学校転校 | | |

| 年 | 年齢 | 有馬正高先生の経歴 | 国・社会の動き | 重症心身障害児（者）を守る会の動き |
|---|---|---|---|---|
| 12月 | 9 | 千葉県木更津第二小学校転校 | | |
| 1940年（昭和15）1月 | 10 | 神奈川県逗子第一小学校転校 | | |
| 1941年（昭和16）12月8日 | 12 | | 太平洋戦争勃発 | |
| 1942年（昭和17）4月1日 | 13 | 神奈川県立湘南中学校入学 | | |
| 1944年（昭和19）10月15日 | 15 | 父：正文（第26海軍航空戦隊司令官・海軍中将）、フィリピン・ルソン島付近にて戦死 | フィリピン沖海戦 | |
| 1945年（昭和20）4月 | 16 | 海軍兵学校予科（長崎県針尾島）入学 | | |
| 7月 | 16 | 兵学校、山口県防府に移転 | | |
| 8月14日 | 16 | | ポツダム宣言受諾<br>翌15日、天皇の終戦詔書放送（終戦） | |
| 8月18日 | 16 | 海軍兵学校解散 | | |
| 9月 | 16 | 鹿児島県伊集院町へ帰郷 | | |

| 年 | 年齢 | 有馬正高先生の経歴 | 国・社会の動き | 重症心身障害児（者）を守る会の動き |
|---|---|---|---|---|
| 10月 | 16 | 鹿児島県立第二中学校<br>3年生に編入<br>（農業、商業、家事体験） | | |
| 1946年<br>（昭和21）<br>9月 | 17 | 旧制第七高等学校入学<br>（理科乙類－医学系） | 小林提樹先生、日赤産院にて診療相談開始 | |
| 1948年<br>（昭和23） | 19 | | 児童福祉法施行 | |
| 1949年<br>（昭和24）<br>3月31日 | 20 | 第七高等学校理科乙類<br>卒業 | | |
| 4月1日 | 20 | 東京大学医学部医学科<br>入学<br>島津奨学会同学舎に寄宿 | | |
| 1953年<br>（昭和28）<br>3月31日 | 24 | 東京大学医学部医学科<br>卒業 | | |
| 4月1日 | 24 | 東京大学医学部附属病院<br>にてインターン<br>（1954年3月終了） | | |
| 1954年<br>（昭和29）<br>4月1日 | 25 | 東京大学医学部附属病院<br>小児科入局 | | |
| 6月29日 | 25 | 第16回医師国家試験<br>合格 | | |
| 9月8日 | 25 | 医師免許取得<br>（医籍登録第153736号） | | |

| 年 | 年齢 | 有馬正高先生の経歴 | 国・社会の動き | 重症心身障害児(者)を守る会の動き |
|---|---|---|---|---|
| 1955年10月～1956年2月 | 25 | ニューヨーク航路の船医(3か月間) | | |
| 1955年(昭和30) | 26 | | 小林提樹、日赤産院にて「両親の集い」を開始 | |
| 1956年(昭和31)1月 | 26 | | 指導誌「両親の集い」発刊 | |
| 10月 | 27 | 東京大学医学部附属病院小児科助手(1959年4月20日まで) | | |
| 1958年(昭和33) | 29 | | 全社協、重症心身障害児対策委員会の設置を決議 | |
| | 29 | | 日本心身障害児協会設立 | |
| 12月 | 29 | 木原道子と結婚 | | |
| 1959年(昭和34)4月20日 | 30 | 自衛隊中央病院小児科(一等海尉)(伊勢湾台風の災害救助に参加) | | |
| 1960年(昭和35)3月31日 | 31 | 医学博士学位記授与(東京大学第8713号－小児てんかんの臨床と脳波の研究) | | |

| 年 | 年齢 | 有馬正高先生の経歴 | 国・社会の動き | 重症心身障害児（者）を守る会の動き |
|---|---|---|---|---|
| 9月1日 | 31 | 東京大学医学部附属病院助手 | | |
| 1961年<br>(昭和36)<br>2月16日 | 31 | 東京大学医学部講師<br>病棟医長<br>小児神経学研究会の設立に参加 | | |
| 5月 | 32 | | 島田療育園開園（初代園長、小林提樹） | |
| | 32 | | 島田療育園に初の国庫補助（重症心身障害児療育研究委託費400万円） | |
| 1962年<br>(昭和37)<br>4月1日 | 33 | 東京大学大学院生物系研究科第二臨床医学課程授業担当兼務<br>（1963年4月1日まで） | | |
| | 33 | | 島田療育園に研究委託費600万円 | |
| 1963年<br>(昭和38)<br>4月1日 | 34 | 東京大学大学院生物系研究科担当兼務<br>（1964年4月1日まで） | | |
| 4月 | 34 | | 第一びわこ学園開設 | |

| 年 | 年齢 | 有馬正高先生の経歴 | 国・社会の動き | 重症心身障害児（者）を守る会の動き |
|---|---|---|---|---|
| 5月 | 34 | | 水上勉「拝啓池田総理大臣殿」発表（中央公論6月号） | |
| 6月16日 | 34 | 東京大学医学部講師<br>外来医長<br>文部省重症心身障害研究班，NIH ウィルソン病遺伝学的研究班に参加 | | |
| 7月26日 | 34 | | 厚生事務次官通達「重症心身障害児の療育について」<br>施設入所療育費が公費に（重症児指導費） | |
| 1964年<br>（昭和39）<br>1月7日 | 34 | 東邦大学医学部助教授 | | |
| 3月 | 35 | 日本神経学会評議員<br>（1994年6月まで） | | |
| 6月13日 | 35 | | | 全国重症心身障害児（者）を守る会結成<br>指導誌「両親の集い」を引き継ぐ<br>療育相談、巡回相談開始 |
| 7月1日 | 35 | | おぎゃー献金運動 | 総理官邸にて重症児の懇談会 |

| 年 | 年齢 | 有馬正高先生の経歴 | 国・社会の動き | 重症心身障害児（者）を守る会の動き |
|---|---|---|---|---|
| 11月30日 | | | | 重症心身障害児の都政懇談会 |
| 12月 | | | 秋津療育園、重症児施設に | |
| 1965年（昭和40） | 36 | | | 第2回守る会全国大会（要望が国立療養所等の重症児病棟設置につながる） |
| 1966年（昭和41） | 37 | | 国立療養所に重症児病棟設置 | |
| 4月28日 | 37 | | | 守る会、社会福祉法人となる |
| | 37 | | サリドマイド事件 | |
| 1967年（昭和42） | 38 | | 児童福祉法改正（重症児施設法制化） | |
| 1968年（昭和43）3月14日 | 39 | 米国・カナダ出張（発症前の遺伝性疾患に関するシンポジウム出席（米）、大学視察（米・加） | | |
| 4月1日 | 39 | 都立府中療育センター開設 | | |
| 5月 | 39 | 日本小児科学会評議員（1973年4月まで） | | |
| 6月1日 | 39 | 都立府中療育センター小児科医長（非常勤） | | |

| 年 | 年齢 | 有馬正高先生の経歴 | 国・社会の動き | 重症心身障害児（者）を守る会の動き |
|---|---|---|---|---|
| 9月17日 | 39 | 中央児童福祉審議会臨時委員（1972年3月1日まで） | | |
| 9月18日 | 39 | | 糸賀一雄先生逝去 | |
| 1969年（昭和44）4月1日 | 40 | | | 重症心身障害児療育相談センター完成 |
| 1970年（昭和45） | 41 | | | 重症児センターで母子通園開始 |
| 5月 | 41 | | 心身障害者対策基本法制定（後に障害者基本法） | |
| 12月15日 | 41 | 東邦大学医学部助教授退職 | | |
| 12月16日 | 41 | 鳥取大学医学部附属脳幹性疾患研究施設教授<br>同　附属病院脳神経小児科長兼務 | | |
| 1971年（昭和46）4月1日 | 42 | 鳥取大学大学院医学研究科担当 | | |
| 4月20日 | 42 | 鳥取大学附属図書館委員（1973年12月19日まで） | | |
| 4月29日 | 42 | | | 天皇陛下より御下賜金 |

| 年 | 年齢 | 有馬正高先生の経歴 | 国・社会の動き | 重症心身障害児（者）を守る会の動き |
|---|---|---|---|---|
| 1972年（昭和47）5月1日 | 43 | 鳥取大学改革委員会管理運営制度専門委員（1973年4月30日まで） | | |
| | 43 | | 心身障害児通園事業開始 | |
| 1973年（昭和48）6月23日 | 44 | | | 創設10周年記念（厚生大臣より感謝状） |
| 10月1日 | 44 | 鳥取大学就職指導委員（1974年9月30日まで） | | |
| 10月5日 | 44 | 鳥取大学学寮委員、補導協議委員、会館委員、会館協議委員（1974年10月4日まで） | | |
| 1974年（昭和49）4月1日 | 45 | 広島大学医学部講師兼務（1975年3月31日まで）<br>神戸大学医学部大学院医学研究科兼務（1975年3月31日まで） | | |
| 6月3~4日 | 45 | 第16回日本小児神経学会学術集会会長（米子市） | | |
| | 45 | | 養護学校義務制（都） | |
| 1975年（昭和50）3月 | 46 | | 重症心身障害研究会（現・日本重症心身障害学会）発足 | |

| 年 | 年齢 | 有馬正高先生の経歴 | 国・社会の動き | 重症心身障害児（者）を守る会の動き |
|---|---|---|---|---|
| | 46 | | 国連障害者権利宣言 | |
| 1976年（昭和51） | 46 | | 緊急一時保護制度 | |
| 1月28日 | 46 | | | 北浦夫妻に朝日社会福祉賞 |
| 5月 | 47 | 日本小児科学会評議員（1978年5月まで） | | |
| 1977年（昭和52）7月 | 48 | 日本小児神経学会理事（1994年5月まで） | | |
| 1978年（昭和53）1月1日 | 48 | 国立武蔵療養所神経センター疾病研究第二部長 | | |
| 2月9日 | 48 | | | 北浦貞夫会長逝去 |
| 6月13日 | 49 | | | 北浦雅子会長就任 |
| 1979年（昭和54） | 50 | | 国際児童年 | |
| | 50 | | 養護学校義務制（国） | |
| 1981年（昭和56） | 52 | | 国際障害者年 | 厚生大臣表彰<br>社会福祉奨励賞受賞（読売光と愛の事業団） |
| 4月13日 | 52 | 鳥取大学医学部講師兼務（1982年3月31日まで） | | |

| 年 | 年齢 | 有馬正高先生の経歴 | 国・社会の動き | 重症心身障害児（者）を守る会の動き |
|---|---|---|---|---|
| 6月13日 | 52 | | | 「親の憲章」制定 |
| 1982年（昭和57）1月 | 52 | 国際小児神経学会会員 | | |
| 5月16日 | 53 | 総理府振興局兼務（1982年6月4日まで） | | |
| 5月16日 | 53 | 第3回国際小児神経学会（デンマーク出張）（1982年5月30日まで） | | |
| 1983年（昭和58） | 54 | | 国連・障害者の10年スタート | |
| 4月1日 | 54 | 東京大学医学部講師兼務（1984年3月31日まで） | | |
| 4月11日 | 54 | 鳥取大学医学部講師兼務（1984年3月31日まで） | | |
| 6月 | 54 | 日本人類遺伝学会評議員 | | |
| 9月10日 | 54 | | | 創立20周年記念大会 |
| 10月16日 | 54 | 神戸大学医学部講師兼務（1984年3月31日まで） | | |
| 11月21日 | 54 | 中央薬事審議会臨時委員（1985年10月31日まで） | | |
| 11月21日 | 54 | 先天異常調査会調査委員 | | |

| 年 | 年齢 | 有馬正高先生の経歴 | 国・社会の動き | 重症心身障害児（者）を守る会の動き |
|---|---|---|---|---|
| 1984年（昭和59） | 55 | | 身体障害者福祉法改正（理念整備・障害者の範囲拡大） | |
| 4月9日 | 55 | 鳥取大学医学部講師兼務（1985年3月31日まで） | | |
| 9月 | 55 | 国際知的障害研究協会理事（1992年7月まで） | | |
| 10月16日 | 55 | 神戸大学医学部講師兼務（1985年3月31日まで） | | |
| 1985年（昭和60）1月 | 55 | 日本発達障害学会理事 | | |
| 4月1日 | 56 | 千葉大学教育学部講師兼務（1985年9月30日まで） | | |
| 4月8日 | 56 | 鳥取大学医学部講師兼務（1986年3月31日まで） | | |
| 10月1日 | 56 | 国立武蔵療養所副院長兼務（1986年3月31日まで） | | |
| 10月16日 | 56 | 神戸大学医学部講師兼務（1986年3月31日まで） | | |
| 11月1日 | 56 | 中央薬事審議会臨時委員（1987年10月31日まで） | | |

| 年 | 年齢 | 有馬正高先生の経歴 | 国・社会の動き | 重症心身障害児（者）を守る会の動き |
|---|---|---|---|---|
| 11月1日 | 56 | 先天異常調査会調査委員 | | |
| 1986年（昭和61） | 57 | | 障害者基礎年金制度創設 | |
| 4月1日 | 57 | 千葉大学教育学部講師兼務（1986年9月30日まで） | | |
| 7月 | 57 | 日本先天異常学会学術集会会長（東京） | | |
| 10月1日 | 57 | 国立精神・神経センター武蔵病院副院長 | | |
| 11月1日 | 57 | 神戸大学医学部講師兼務（1987年3月31日まで） | | |
| 1987年（昭和62） | 57 | | 国連・障害者の10年中間年 | |
| 4月1日 | 58 | 国立精神・神経センター武蔵病院<br>手術部長、放射線診療部長、心理・指導部長事務取扱 | | |
| 5月30日 | 58 | | | 重症児施設法制化20周年記念全国大会 |
| 10月16日 | 58 | 神戸大学医学部講師兼務（1988年3月31日まで） | | |

| 年 | 年齢 | 有馬正高先生の経歴 | 国・社会の動き | 重症心身障害児（者）を守る会の動き |
|---|---|---|---|---|
| 1988年（昭和63）1月 | 58 | 日本先天異常学会理事（1994年6月まで） | | |
| 2月1日 | 58 | 国立特殊教育総合研究所運営委員 | | |
| 6月1日 | 59 | | | 世田谷区立つくしんぼホーム開所・管理運営受託 |
| 10月12日 | 59 | 日本学術会議出生・発達障害研究連絡委員会委員（1997年10月まで） | | |
| 10月16日 | 59 | 神戸大学医学部講師兼務（1989年3月31日まで） | | |
| 1989年（平成元）4月1日 | 60 | 千葉大学教育学部講師兼務（1989年9月30日まで） | | |
| 6月1日 | 60 | | | あけぼの学園、都の重症児通所施設として認可 |
| 7月 | 60 | 国際小児科学会出席（仏　パリ） | | |
| 9月3日 | 60 | | | 創立25周年記念大会 |
| 11月1日 | 60 | 中央薬事審議会臨時委員（1991年10月31日まで） | | |

| 年 | 年齢 | 有馬正高先生の経歴 | 国・社会の動き | 重症心身障害児（者）を守る会の動き |
|---|---|---|---|---|
| 1990年<br>(平成2)<br>1月 | 60 | 米国人類遺伝学会会員 | | |
| 4月1日 | 61 | 国立精神・神経センター国府台病院院長 兼 同附属看護学校校長 | | |
| 4月1日 | 61 | 千葉大学教育学部講師兼務（1991年9月30日まで） | | |
| 7月31日 | 61 | フランス・パリ、ベルギー・ブラッセル渡航(1990年8月7日まで) | | |
| | 61 | | 重症児通園モデル事業（国）<br>福祉関係八法改正 | |
| 1991年<br>(平成3)<br>4月1日 | 62 | | | 都立東大和療育センター開設準備受託 |
| 4月 | 62 | 日本発達障害学会第4代会長（2006年3月まで） | | |
| 5月18日 | 62 | 国際精神薄弱研究協会理事会出席（米・ワシントン）(1991年5月26日まで) | | |
| 9月 | 62 | 日本重症心身障害学会理事長 | | |

| 年 | 年齢 | 有馬正高先生の経歴 | 国・社会の動き | 重症心身障害児（者）を守る会の動き |
|---|---|---|---|---|
| 11月1日 | 62 | 中央薬事審議会臨時委員（1993年10月31日まで） | | |
| 11月12日 | 62 | 先天異常調査会調査委員 | | |
| 1992年（平成4）1月1日 | 62 | 国立精神・神経センター武蔵病院院長 | | |
| 1月1日 | 62 | 同　副院長兼務（1992年7月1日まで） | | |
| | 63 | | 国連・障害者の10年最終年 | |
| 8月1日 | 63 | | | 都立東大和療育センター開設・管理運営受託 |
| 8月2日 | 63 | 国際精神薄弱研究会議役員会・学術集会出席（豪・ゴールドコースト）（1992年8月10日まで） | | |
| 8月 | 63 | 国際知的障害研究協会副会長（1996年7月まで） | | |
| 1993年（平成5） | 64 | | アジア太平洋障害者の10年スタート | |
| 3月7日 | 64 | | 小林提樹先生逝去 | |

| 年 | 年齢 | 有馬正高先生の経歴 | 国・社会の動き | 重症心身障害児(者）を守る会の動き |
|---|---|---|---|---|
| 4月7日 | 64 | | | 天皇皇后両陛下、東大和療育センターを行幸啓 |
| 7月 | 64 | 日本微量元素学会理事(1996年3月まで) | | |
| 10月1日 | 64 | 財団法人東京都神経科学総合研究所評議員(1999年9月30日まで) | | |
| 11月1日 | 64 | 中央薬事審議会臨時委員(1995年10月31日まで) | | |
| 11月8日 | 64 | 先天異常調査会調査委員 | | |
| 11月26日 | 64 | | 障害者基本法成立 | |
| 1994年<br>(平成6)<br>3月31日 | 65 | 国立精神・神経センター武蔵病院院長<br>定年退職 | | |
| 4月1日 | 65 | 国立精神・神経センター武蔵病院名誉院長 | | |
| | 65 | 社会福祉法人鶴風会東京小児療育病院・みどり愛育園総施設長（同年9月30日まで) | | |
| | 65 | 東邦大学医学部客員教授 | | |
| | 65 | 国際小児科学会生涯・リハビリテーション委員長 | | |

| 年 | 年齢 | 有馬正高先生の経歴 | 国・社会の動き | 重症心身障害児（者）を守る会の動き |
|---|---|---|---|---|
| 6月5日 | 65 | | | 創立30周年記念大会（天皇皇后両陛下ご臨席） |
| 10月1日 | 65 | 社会福祉法人全国重症心身障害児（者）を守る会副会長（2014年6月30日まで）<br>東京都立東大和療育センター院長（2004年3月31日まで） | | |
| | 65 | | 初の「障害者白書」刊行（総理府） | |
| | 65 | | 児童の権利に関する条約批准 | |
| 1995年<br>(平成7)<br>1月17日 | 65 | | 阪神淡路大震災 | 阪神淡路大震災被災地への支援・義援金募集 |
| 2月1日 | 65 | 中央児童福祉審議会委員（2001年1月31日まで） | | |
| 4月 | 66 | 社団法人日本知的障害福祉連盟会長 | | |
| 11月 | 66 | アジア精神遅滞連盟副会長 | | |
| 1996年<br>(平成8)<br>8月1日 | 67 | | | 東大和療育センター分園よつぎ療育園開設・管理運営受託 |

| 年 | 年齢 | 有馬正高先生の経歴 | 国・社会の動き | 重症心身障害児（者）を守る会の動き |
|---|---|---|---|---|
| 10月1日 | 67 | | | 都西部訪問看護事業受託 |
| 1997年（平成9）1月29日 | 67 | 東京都重症心身障害児（者）施設入所等選考委員会委員（2015年3月31日まで） | | |
| 11月 | 68 | | | 新・重症心身障害児療育相談センター竣工 |
| 1998年（平成10）2月1日 | 68 | | | |
| 4月1日 | 69 | 日本体育・学校健康センター嘱託専門員（2004年3月31日まで） | | |
| | 69 | | 心身障害児入所施設サービス評価基準策定（都） | 「両親の集い」500号 |
| 1999年（平成11）6月20日 | 70 | | | 創立35周年記念大会 |
| 6月24日 | 70 | | 障害者虐待防止法成立 | |
| 8月17日 | 70 | | 草野熊吉先生逝去 | |

| 年 | 年齢 | 有馬正高先生の経歴 | 国・社会の動き | 重症心身障害児（者）を守る会の動き |
|---|---|---|---|---|
| 12月1日 | 70 | 財団法人東京都医学研究機構東京都神経科学総合研究所研究評価委員（2002年11月30日まで） | 成年後見制度等民法改正法成立 | |
| 2000年（平成12） | 71 | | 社会福祉法、児童虐待防止法、交通バリアフリー法施行 | すべての都道府県に支部組織化 |
| | 71 | | 成年後見制度等民法改正法施行 | 国立療養所足利病院の経営移譲受諾 |
| 2001年（平成13）6月1日 | 72 | | | 保健医療・福祉施設あしかがの森あしかが病院開所 |
| 2002年（平成14）11月3日 | 73 | 勲三等瑞宝章（受章） | | |
| 12月9日 | 73 | | | アジア太平洋障害者の10年記念内閣総理大臣表彰 |
| 2003年（平成15）4月 | 74 | | 障害サービスの措置制度から支援費制度への移行 | |
| 6月5日 | 74 | 財団法人精神・神経科学振興財団選考委員（2006年3月まで） | | |

| 年 | 年齢 | 有馬正高先生の経歴 | 国・社会の動き | 重症心身障害児（者）を守る会の動き |
|---|---|---|---|---|
| 8月21日〜26日 | 74 | 第16回 Asian Conference on Mental Retardation 学術集会会長（筑波市） | | |
| 2004年（平成16）4月1日 | 75 | 社会福祉法人全国重症心身障害児（者）を守る会・東部療育センター開設準備室長（2005年11月30日まで） | | |
| 6月12日 | 75 | | | 創立40周年記念大会（天皇皇后両陛下御臨席） |
| 10月23日 | 75 | | 新潟県中越地震 | 新潟県中越地震被災地への義援金募集 |
| 2005年（平成17）4月 | 76 | | 発達障害者支援法施行 | |
| 11月24日 | 76 | 都立東部療育センター開所式 | | |
| 12月1日 | 76 | 東京都立東部療育センター院長（2014年3月31日まで） | | 都立東部療育センターの運営を指定管理者として受託 |
| 2006年（平成18）4月1日 | 77 | | 障害者自立支援法施行 | |

| 年 | 年齢 | 有馬正高先生の経歴 | 国・社会の動き | 重症心身障害児（者）を守る会の動き |
|---|---|---|---|---|
| 2009年（平成21）7月10日 | 80 | 東京都特別支援教育就学支援委員会委員（2013年3月31日まで） | | |
| 9月23日 | 80 | | | 創立45周年記念大会 |
| 2010年（平成22） | 81 | | | 都重症心身障害児在宅療育支援センター（東部・西部訪問看護事業部）受託 |
| | 81 | | | 中野区立療育センターアポロ園の管理運営受託 |
| 12月3日 | 81 | | つなぎ法成立 | |
| 2011年（平成23）3月11日 | 82 | | 東日本大震災発生 | 東日本大震災被災地への支援・義援金募集 |
| 4月1日 | 82 | 東京都周産期医療協議会委員（2013年3月31日まで） | | |
| 2012年（平成24）4月1日 | 83 | | つなぎ法施行<br>改正障害者基本法施行 | |
| 6月1日 | 83 | | | 品川区立重症心身障害者施設ピッコロの運営受託 |
| 6月20日 | 83 | | 障害者総合支援法成立 | |

| 年 | 年齢 | 有馬正高先生の経歴 | 国・社会の動き | 重症心身障害児（者）を守る会の動き |
|---|---|---|---|---|
| 10月1日 | 83 | | 障害者虐待防止法施行 | 北浦雅子会長、名誉都民を受称 |
| 2013年（平成25）4月1日 | 84 | | 障害者総合支援法施行 | |
| 6月19日 | 84 | | 障害者差別解消法成立 | |
| 2014年（平成26）1月20日 | 84 | | 障害者権利条約批准 | |
| 3月31日 | 85 | 東京都立東部療育センター院長　退職 | | |
| 4月1日 | 85 | 東京都立東部療育センター名誉院長 | | |
| 6月9日 | 85 | | | 創立50周年記念大会（天皇皇后両陛下御臨席） |
| 7月1日 | 85 | 社会福祉法人全国重症心身障害児（者）を守る会会長（同年9月25日まで） | | |
| 9月26日 | 85 | 社会福祉法人全国重症心身障害児（者）を守る会理事長 | | 親の会と社会福祉法人を明確に区分（親の会の会長は北浦雅子） |
| 10月1日 | 85 | | | 中野区子ども発達センターたんぽぽの運営受託 |

| 年 | 年齢 | 有馬正高先生の経歴 | 国・社会の動き | 重症心身障害児（者）を守る会の動き |
|---|---|---|---|---|
| 2016年（平成28）4月1日 | 87 | | 障害者差別解消法施行<br>改正障害者雇用促進法施行 | |
| 4月 | 87 | | 熊本地震 | 熊本地震への支援（義援金） |
| 7月 | 87 | | やまゆり園入所者殺傷事件 | やまゆり園事件にたいする声明 |
| 2017年（平成29）3月2日 | 88 | 米寿祝 | | |
| 4月28日 | 88 | 私家版「有馬正高ものがたり」発行 | | |
| 6月15日 | 88 | 長女：輝逝去 | | |
| 2018年（平成30） | | 社会福祉法人重症心身障害児（者）を守る会理事長退任<br>名誉理事長 | | |
| 9月27日 | 89 | 日本重症心身障害学会理事長退任 | | |
| 9月28日～29日 | 89 | 第44回日本重症心身障害学会学術集会会総会挨拶（28日） | | |
| 2019年（平成31）3月2日 | 90 | 卒寿祝 | | |

| 年 | 年齢 | 有馬正高先生の経歴 | 国・社会の動き | 重症心身障害児（者）を守る会の動き |
|---|---|---|---|---|
| 2020年（令和2年）4月7日 | 91 | | 新型コロナウイルスの感染拡大により緊急事態宣言発令 | |
| 2021年（令和3）2月17日 | 91 | | 新型コロナワクチン接種開始 | |
| 2022年（令和4）2月1日 | 92 | | 石原慎太郎元都知事逝去 | |
| 2月24日 | 92 | | ロシアによるウクライナ侵攻開始 | |
| 7月8日 | 93 | | 安倍首相、街頭演説中に銃撃され死亡 | |
| 11月11日 | 93 | 絶筆遺稿 | | |
| 12月12日 | 93 | 逝去 | | |
| 2023年（令和5）2月16日 | | | | 北浦雅子会長逝去 |
| 5月8日 | | | 新型コロナ2類相当から5類感染症に | |
| 5月26日 | | 有馬正高先生追悼記念講演会（第65回日本小児神経学会学術集会　岡山市） | | |

| 年 | 年齢 | 有馬正高先生の経歴 | 国・社会の動き | 重症心身障害児(者)を守る会の動き |
|---|---|---|---|---|
| 6月24日 | | | | 北浦雅子会長お別れの会 |
| 10月27日 | | 特別企画 追悼シンポジウム「有馬正高先生の足跡と重症心身障害児(者)医療」(第48回日本重症心身障害学会学術集会 千葉市) | | |

# 「有馬正髙ものがたり」後書きに代えて

最期の頁までお付き合いくださった読者の皆様、有馬先生が直接語られた「ものがたり」をどのように受けとられましたでしょうか。

先生は知る人ぞ知る日本の小児神経学、障害児医学のトップランナーとして93歳のご生涯をまっとうされました。お若いころの先生に師事された多くの先生方は、有馬先生がとても厳しくて怖い方だと思いながら、同時にそれぞれが先生の芯にある志を理解し、感じ取って勉強に励み、現在では一家をなしていらっしゃいます。日本の小児神経学のまさにfounderのお一人であった先生は、子どもたちのためにたくさんの後継者を育てるという固い意思がおありで。直接、間接に薫陶を受けた多数の先生方が現在各地で子どもの発達を阻害する可能性のある多くの病気の診断、治療、研究だけでなく、専門性を活かしたサポートを含めた医療に取りくんでくださっています。

鳥取大学脳神経小児科初代教授として、また、現在の国立精神・神経医療研究センター神経研究所部長、同（武蔵）病院副院長・院長として小児神経科の病棟回診やカンファランスでの医師への指導教育は大変に厳しいもので、回診前夜には医局員そろって徹夜で勉強して準備するのが普通だったとうかがっています。「医師の働き方改革」が法的に全うされたらとても実現できない状況の中でつちかわれた医学、医療、医師としての使命観が培われたことは間違いありません。鳥取大学脳神経小児科は日本で初めて開設された小児神経学の講座でしたし、国立精神・神経医療研究センターは、戦時下、戦場で精神疾患を患った傷痍軍人のための精神科療養所であった武蔵病院を組織改編して成立した組織であり、日本で初めての精神・神経・筋・発達障害の臨床と研究のためのナショナルセンターとして発足した施設です。しかし、かつて国立武蔵療養所にはなかった小児神経科の病棟では、当初、週末金曜日の夕方緊急入院した患者さんに急いで点滴しようと指示を出すと、看護師さんから「来週からにしてください。」と言われ、頭部レントゲン撮影をしようとすると「予約は1週間後です。」と言われることが普通だったということです。

何事もすでに出来上がって機能している組織への異動は、現状を維持したうえで、改革し、発展させることが最大のミッションになりますが、新しい組織を作るための異動では、場所の誂え、組織内外との連絡調整、大きいものから小さなものまで、物たとえば機械、器具、家具などの選定購入、消耗品、日用物品の選定調達、何より一緒に仕事をする方々の人事と活動に関わる全てをゼロから作り上げる作業になるなど、必要なブレインとエネルギーは量と質が桁違いです。その中で有馬先生はいくつもの組織の立ち上げと発展をなしとげてこられたわけで、驚異的なパワーをお持ちの方だと思わざるを得ません。そのため、ご自身に対して厳しい自己規制をしておられたと思いますし、臨床、研究にあの質の高い大量のご業績とを生み出しながら、教育にあれほどの力を注がれ、行政的な課題、社会的な課題にも多くの貢献をしてこられました。

12回のインタビューを終え、1年近い編集作業と数か月にわたる本としての製作作業を経て、私家版有馬正高ものがたり発行した2017年4月は、先生の88歳、米寿のお祝いをさせていただいて間もなくの時でした。出来上がった最初の本を先生に差し上げると、先生はこの「ものがたり」をことのほかよろこんでくださり、本書の計画をした私たちがびっくりするほど嬉しそうでした。翌日には「うちに帰ってすぐ仏壇にあげました。」とおっしゃってくださいました。最近、先生の次女である中島邦様にうかがいましたら、お仏壇のご両親に報告なさったのでしょう、とおっしゃってくださいました。

有馬先生へのインタビューを通じて、有馬先生の芯にある生き方、知性と思想の背景に先生のご出自を考えざるを得なくなりました。7歳でご自身が当時は死病だった結核性肋膜炎に罹患されて、何とか生き延びることができ、14歳のお兄様は結核性腹膜炎で亡くなられたこと、大切なご長男を亡くされたご両親の深い嘆きを身近に見聞きし、感じていらしたこと、「親たちは1~2年はめそめそしてましたよね。『(兄と弟が) 逆だったらよかったのに』と言ってたこともあったように思いましたね。」と、深い思いがあったに違いないはずのことを淡々とおっしゃったこともありました。

そしてご両親は「この子 (有馬先生) まで死なせたら大変だ」ということで、お母様が、贅沢なおいしいものを用意して先生に食べさせようとしていらしたこと、「食べろ、食べろと言われると食べたくなくなっちゃって、こっそり猫にうなぎを食べさせたりしてましたね。」といったエピソードを語られましたが、当時の先生やご両親の思いを想像するのも胸が痛みました。先生が小児科医の道に進まれた背景にお母様の思いを大切になさったことも語ってくださいました。

先生がいざ小児科に入局してみると、最初に受け持った小脳腫瘍のお子さん、脳性麻痺のお子さんが立て続けに亡くなられ、この子たちのお母様の嘆きの深さを強く感じ取られ、子どもは親より先に死んではいけない、つまり、小児科医としては、「子どもを親より先に死なせてはいけない」、という強い思いが強化され、治らない病気の子どもを持つお母様たちへのシンパシーを深めてこられた歴史が背景にあると思われました。

お兄様の死から80年の歳月を経て、先生ご自身がご長女に先立たれるという悲劇に見舞われるとは思っていらっしゃらなかったことでしょう。この間の事情は本書の「私家版有馬正高ものがたりの後に」に記載しました。

お父上（有馬正文中将）の最期について、昭和19年10月最高司令官が特攻隊のさきがけのような形でマニラ沖に散ったとの逸話について、菊村到さんの「提督有馬正文」（口絵参照、新潮社1970年刊）という書を、先生が直接私に教えてくださったのは実はインタビュー終了後の事でした。さっそく取り寄せてこの「ものがたり」の編集作業を行いながら熟読いたしました。本書に収録した有馬家の家系図は「提督有馬正文」の内容を参照させて頂き、先生のご家族にもうかがいながら改変を加えたことを申し添えます。

先生には信じられないほどの質と量の学術論文のご業績がありますが、趣の異なる短い名文があります。東大和療育センターの院長でいらしたときの文章で、タイトルは「戦後50年を生きて」であり、日本医事新報（No.３７２０，平成7年8月12日号）に掲載されています。お父上の戦死後、終戦の年となった昭和20年4月海軍兵学校に新設されたばかりの予科に入学され先生は、「自分も国のために従容と死ねる境地に早く達しなければと自省する日々であった。」と、記載され、「それから50年、医師としてのさまざまな体験の後、「情報教育による信念や、手段を択ばぬ戦争を怖れる気持ちは年ごとに強くなってきた。」と記し、「何時とはなしに障害児医療に踏み入り、今は最も弱いものを一人の漏れもなく守るというモットーに共感するのも、飢餓のない平和な時代に生きえた賜物であろう。」と結んでいらっしゃいます

小児神経学を極め、都立東部療育センターの名誉院長である先生はこのモットーをかかげている「重症心身障害児（者）を守る会」の副会長、会長そして理事長として28年を超える長きにわたり活躍なさる以前、理事であった時代から多大なご貢献をなさいました。

本「ものがたり」を通じて。読者の皆様には戦後の医学の進歩の革命ともいえる時代、小児科学、小児神経学、障害児医学の芽生えと成長、進歩を感じ取っていただけるのではないかと思います。

インタビューという形で有馬先生の貴重なお話を伺う機会を頂けた好運に私たちは心から感謝しています。有馬先生には貴重なお時間を頂き、毎回、あらかじめ資料を確認し準備してくださり、ご生涯にわたる大いなることごとを自慢なさることもなく、穏やかにわかりやすく

語ってくださいました。

歴史に寄り掛かることは、ひそやかなうちに将来の危険を招き寄せることになりかねませんし、歴史を軽視し、無視することはどんな領域でも、危うい歴史を具現することにもなりかねません。一人の偉人のご生涯を通じて、戦後医学と医療の歴史を振り返り、今後の小児医学、障害児（者）医学、医療について思いをめぐらすことも必要なように思われます。


本書の完成には多くの皆様方のご協力を頂きました。

稲垣真澄先生、大河原圭子さん、太田玲子さん、益山達雄先生、渡邉佐知子さんに貴重な資料の提供や助言サポートを、片寄美和さんにはインタビューの書下ろしにご尽力いただきました。

私家版有馬正髙物語の出版にご尽力いただいた株式会社トーキョーアート　山田直大社長、太田茉莉瑛さんには私家版の印刷原稿を快く提供いただけたことにも改めてお礼を申し上げます。

本書の出版にあたっては中川栄二先生、稲垣真澄先生、診断と治療社の寺町多恵子さんには特にお世話になりました。改めて御礼申し上げます。

先生への最後のインタビューから7年弱、前著、私家版有馬正髙ものがたり、の発刊から6年弱という先生の人生の終盤となったある意味、短い年月ではありましたが、それでも「ただものでない」先生はやはりただものではありませんでした。医師として、人として多くの人々に尊敬され、敬愛され、静かにノブレス・オブリージュを体現された方でもありました。

2023年8月31日　今年の夏のなごりの猛暑の日に　　加我牧子

有馬《ありま》正高《まさたか》ものがたり
小《しょう》児《に》神経学《しんけいがく》から障害《しょうがい》児《じ》医《い》学《がく》への 66 年《ねん》　ISBN978-4-7878-2646-6

2023 年 11 月 8 日　初版第 1 刷発行

編　　集　加我牧子・岩崎裕治・水野　眞
発 行 者　藤実正太
発 行 所　株式会社 診断と治療社
〒 100-0014　東京都千代田区永田町 2-14-2
山王グランドビル 4 階
TEL：03-3580-2750（編集）　03-3580-2770（営業）
FAX：03-3580-2776
E-mail：hen@shindan.co.jp（編集）
eigyobu@shindan.co.jp（営業）
URL：http://www.shindan.co.jp/
表紙デザイン　株式会社 オセロ
制 作 協 力　株式会社トーキョーアート
印刷・製本　日本ハイコム株式会社